创建国家中等职业教育改革发展示范校校本教材
供护理专业用

人体结构学与护理应用

主　　编　邵忠富　彭厚诚
主　　审　任雅坤　高　林
副 主 编　关明星　屈　丹　回　旭
编　　者　（以姓氏汉语拼音排序）
谷　宇（齐齐哈尔市卫生学校）
李婧瑶（齐齐哈尔市卫生学校）
田　琦（齐齐哈尔市卫生学校）
战　伟（齐齐哈尔市卫生学校）
制　　图　邵忠富　屈　丹

北京大学医学出版社

RENTI JIEGOUXUE YU HULI YINGYONG

图书在版编目（CIP）数据

人体结构学与护理应用/邵忠富，彭厚诚主编．—北京：北京大学医学出版社，2015.5（2017.8 重印）

ISBN 978-7-5659-1058-6

Ⅰ.①人… Ⅱ.①邵…②彭… Ⅲ.①人体结构②护理学 Ⅳ.①R33②R47

中国版本图书馆 CIP 数据核字（2015）第 051179 号

人体结构学与护理应用

主　　编：邵忠富　彭厚诚
出版发行：北京大学医学出版社
地　　址：（100191）北京市海淀区学院路 38 号　北京大学医学部院内
电　　话：发行部 010-82802230；图书邮购 010-82802495
网　　址：http：//www.pumpress.com.cn
E - mail：booksale@bjmu.edu.cn
印　　刷：莱芜市圣龙印务有限责任公司
经　　销：新华书店
责任编辑：王　楠　　**责任校对**：金彤文　　**责任印制**：李　啸
开　　本：787mm×1092mm　1/16　　**印张**：15.25　　**字数**：390 千字
版　　次：2015 年 5 月第 1 版　2017 年 8 月第 2 次印刷
书　　号：ISBN 978-7-5659-1058-6
定　　价：32.00 元

前　言

为适应创建国家中等职业教育改革发展示范学校的需要，进一步深化卫生职业教育改革，突出能力本位，优化教材内容，使其更加具有实用性，更有利于教学质量的全面提高，在学校的大力支持下，我们以卫生部新颁教学大纲为依据，遵循以服务为宗旨、以就业为导向、以岗位需求为标准的指导思想，编写了供护理和农村医学两个专业用的校本教材。

全书包括细胞、基本组织、运动系统、消化系统、呼吸系统、泌尿系统、生殖系统、腹膜、脉管系统、感觉器、神经系统、内分泌系统、胚胎学概要等，共计十三章。

书内每章由学习目标、具体内容、护理应用、一章一练和学习要求等五个部分组成。除此之外，为了便于学生学习，还编写了实验指导和一章一练的参考答案。

本书有以下特色：

1. 紧扣专业目标要求，本着“必需、够用、实用”的基本原则，进行整体优化。体现职业教育贴近社会、贴近岗位、贴近学生的特点。

2. 根据护理专业的职业特点，力求内容精炼，知识点与护士执业考试大纲紧密相扣。书中除正文外，还列出了学习目标、护理应用、一章一练和学习要求，既贯彻了应知应会的宗旨，又点出了与护理专业相对接的应用知识点；既能使人体结构知识与护理专业知识紧密联系，又能使一个阶段所学知识得到有效巩固，突出了实用性。

3. 本书力求文字简练、通俗易懂、图表清晰、表达准确。内容遵循循序渐进、由浅入深的原则。本书共300余幅图，大部分图为手工绘制，实现了图文并茂。

4. 本书每章的“学习要求”中，要求每章进行学、练、考一条龙，最终取平均成绩作为本学科的学习成绩，此种方式改变了教学内容全部结束后考试的旧模式，使所学的知识及时得到巩固。

编写这本校本教材，呈现了全新的学习方式，这是我们的出发点。在本书编写的过程中，得到齐齐哈尔市卫生学校、牡丹江市卫生学校、绥化市卫生学校、黑龙江护理高等专科学校的大力支持和协助，参与编写的主要是从事人体结构学的专业教师，还有部分护理专业教师，在此表示感谢！各位编者虽然在多年的教学中积累了经验，但就编写教材而言难免有不足之处，还请师生们在使用本书的过程当中多提宝贵意见，对于不足之处给予指正，以便使这本教材得到进一步改进，更加适应中等职业教育改革与发展的要求。

编　者

2015 年 2 月

目　录

绪　论

学习目标

掌握： 人体结构的方位、术语，人体的构成。
熟悉： 人体结构学的定义、分科。
了解： 人体结构学的基本观点、方法。

一、人体结构学的定义及其在医学中的地位

人体结构学是一门研究正常人体结构、位置关系及发生发展规律的科学，是一门重要的医学基础课，也是为学习医学专业课奠定基础的一门课程。

二、人体结构学的分科

系统解剖学：是通过肉眼观察的方法，按系统分别叙述各器官的形态、结构、位置的科学。人体按功能分九大系统，即运动系统、消化系统、呼吸系统、泌尿系统、生殖系统、脉管系统、感觉器、神经系统和内分泌系统。

局部解剖学：是按人体各局部由浅入深地描述各结构、毗邻关系等的科学。

组织学：是借助显微镜观察器官微细结构的科学。

细胞学：是借助电子显微镜观察细胞超微细结构的科学。

胚胎学：是研究人体发生、发育规律的科学。

三、学习人体结构学的观点和方法

（一）进化发展的观点

人类是由低等动物进化发展来的，经历了由简单到复杂、由低级到高级的复杂过程，是种系发生的结果。

（二）局部与整体相统一的观点

人体是由许多系统或局部组成的一个有机统一的整体，一个局部的变化会影响到整体。

（三）形态结构与功能相联系的观点

人体的每个器官都有其特定的形态结构，具有一定的生理功能，器官的构造表现一定的功能。当器官的形态结构发生变化时，其功能也相应发生变化；当器官的功能发生变化时，器官的形态结构也相应发生变化。

（四）理论联系实际的观点

人体结构学是直观性、实践性很强的科学，在掌握一定基本理论的基础上必须结合实践观察和实际操作才能使其理论得以巩固。

四、人体的构成

细胞：细胞是人体形态结构和功能的基本单位。

组织：由形态相似、功能相关的细胞借细胞间组织结合在一起而构成。人体组织有四大类：上皮组织、结缔组织、肌组织和神经组织。

器官：几种功能相关的组织结合成的具有一定形态、并能完成一定生理功能的结构。

系统：由一系列形态各异、功能相关的器官构成，如运动系统、消化系统、呼吸系统、泌尿系统、生殖系统、心血管系统、感觉器、神经系统和内分泌系统。

内脏：指大部分位于胸腔、腹腔、盆腔，并借一定的孔（道）直接或间接与外界相通的器官。

人体的分部：人体在外形上分为头、颈、躯干和四肢。头分为颜面部、颅顶部、枕部和颞部；颈分为两部，前部为颈，后部为项；躯干分为胸、腹、盆会阴、背和腰；四肢分为上肢和下肢，上肢又分为肩、臂、前臂和手，下肢分为臀、大腿、小腿和足(图绪-1)。

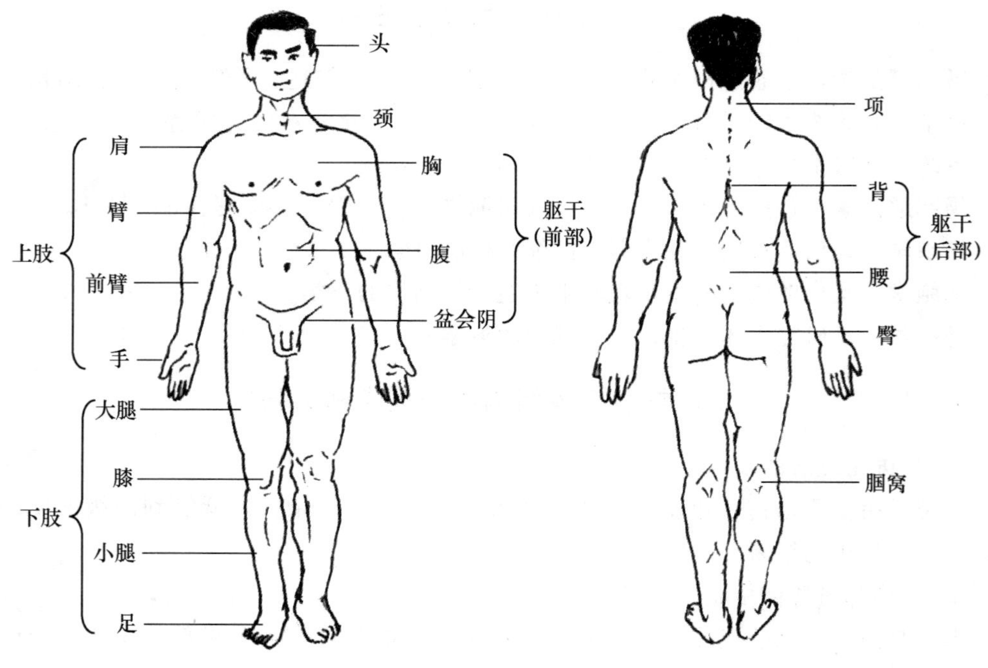

图绪-1　人体的分部

五、人体结构的常用方位、术语

(一) 解剖学姿势

身体直立，双目平视正前方，上肢自然下垂，掌心朝前，两足并拢，足尖朝前。

(二) 常用方位术语

在解剖学姿势的前提下规定下列方位的术语。

1. **上和下** 近头者为上（头侧），近足者为下（尾侧）。

2. **前和后** 近腹者为前（腹侧），近背者为后（背侧）。

3. **内和外** 指中空器官，近腔者为内，远腔者为外。

4. **内侧和外侧** 近人体中线者为内侧，远人体中线者为外侧。

5. **近侧和远侧** 指四肢，近躯干部为近侧，远躯干部为远侧。

6. **浅和深** 近皮或表者为浅，远皮或表者为深。

(三) 轴（图绪-2）

1. **矢状轴** 为前后方向的轴（展、收运动）。

2. **冠状轴** 为左右方向的轴（屈、伸运动）。

3. **垂直轴** 为与人体长轴平行的轴（旋、环转运动）。

(四) 面（图绪-2）

1. **矢状面** 沿人体或器官矢状轴的切面，将人体或器官分为左、右两部分。

2. **冠状面** 沿人体或器官冠状轴的切面，将人体或器官分为前、后两部分。

3. **水平面** 即人体或器官的横切面，将人体或器官分为上、下两部分。

对器官来说，沿器官长轴的切面称纵切面，与纵切面垂直的切面为横切面。

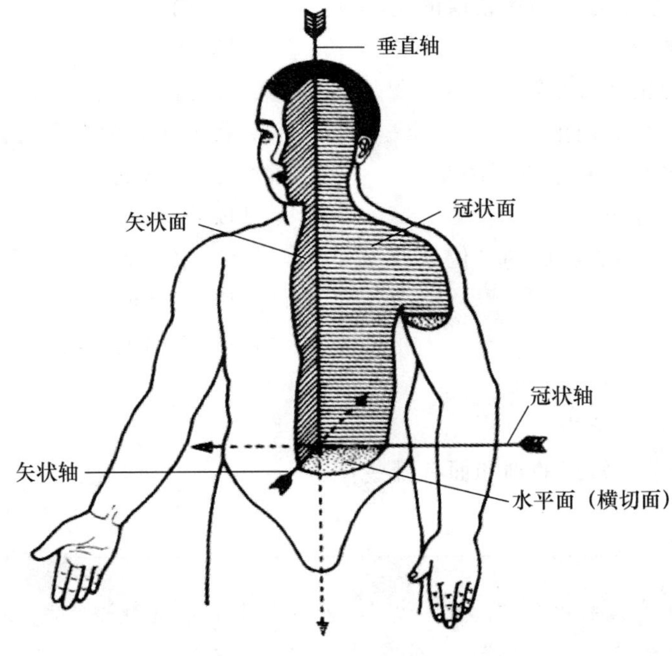

图绪-2 人体的轴和面

护理应用

护理专业学生需掌握绪论中人体结构的方位、术语以及人体的构成、分部等内容。

【一章一练】

一、名词解释

1. 组织　2. 器官　3. 系统　4. 内脏　5. 解剖学姿势

二、填空题

1. 人体基本组织有________、________、________和________。
2. 人体外形可分为________、________、________和________。
3. 人体的运动是沿轴运动的包括________、________和________。

三、选择题

1. 人体结构和功能的最基本单位是
   A. 细胞
   B. 组织
   C. 器官
   D. 系统
   E. 内脏
2. 关于解剖学姿势的描述错误的是
   A. 身体直立
   B. 两眼向正前方平视
   C. 手掌和足尖向前
   D. 上肢自然下垂于躯干两侧
   E. 即立正姿势
3. 靠近人体正中矢状面的方位是
   A. 前
   B. 内
   C. 内侧
   D. 近侧
   E. 上
4. 描述空腔的方位术语常用
   A. 内
   B. 内侧
   C. 内面
   D. 腹侧
   E. 近侧
5. 将人体分为左右对称两部分的面为
   A. 矢状面
   B. 冠状面
   C. 水平面
   D. 颜状面
   E. 正中矢状面

四、简答题

1. 人体有哪些系统?
2. 人体解剖学中常用的轴和面有哪些?

学习要求

1. 结合教材认真做好“一章一练”，内容结束后，进行随堂测试。

2. 深刻理解“学习目标”，认真阅读“护理应用”，认真观察书中插图并在自己身体上确认。

（邵忠富　屈　丹）

第一章　细　胞

学习目标

熟悉： 细胞的结构，细胞周期。
了解： 细胞的形态，细胞的运动性。

细胞是人体形态结构、生理功能和生长发育的基本单位。人体细胞大小不一、形态各异、功能多样。

第一节　细胞的结构

细胞的基本结构：由细胞膜、细胞质和细胞核构成（图 1-1）。

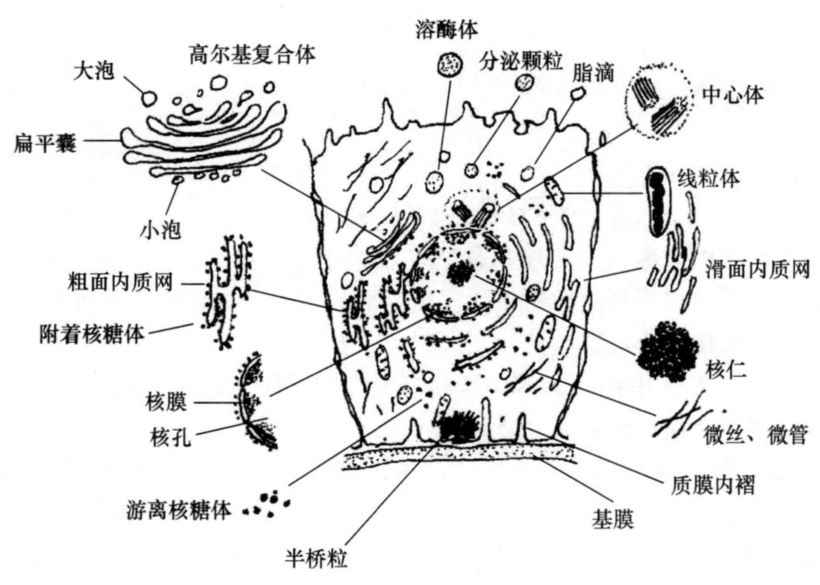

图 1-1　细胞结构图

一、细胞膜

细胞膜指的是细胞外表面的膜状结构。电镜下观察为两暗夹一明的三层结构：内、外两层电子密度高，为暗层；中间层电子密度低，是明层。每层厚约 2.5 nm，全层厚约 7.5 nm。凡具有这三层结构的膜均称为**生物膜（单位膜）**。

其结构是以液态的脂质双分子层为基础，其内镶嵌着各种不同生理功能的蛋白质（图 1-2）。这些蛋白质的功能是：①转运膜内、外物质；②药物受体；③具有催化作用的酶；④具有特异性的抗原；⑤能量转换器。另外，在膜表面具有与脂分子或蛋白质以共价键相连的多糖分子，其中与脂分子相连的称为**糖脂**，与蛋白质相连的称为**糖蛋白**（图 1-2）。

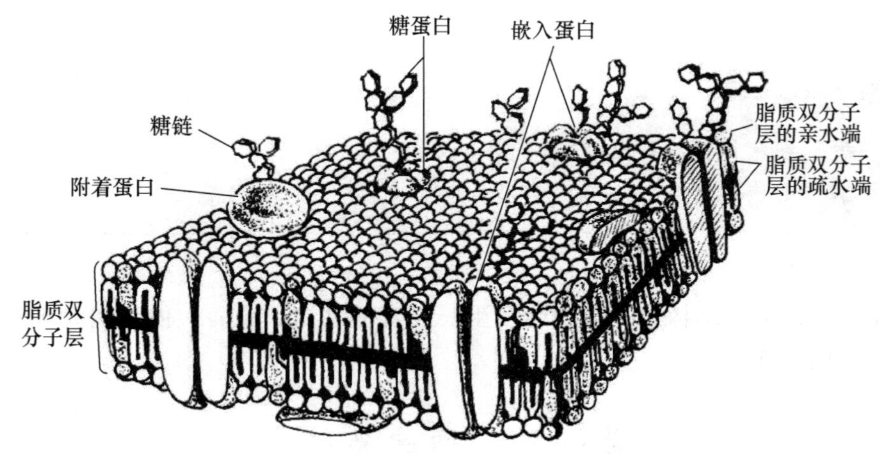

图 1-2　细胞膜电镜下结构模式图

二、细胞质

细胞质：在细胞膜内，由细胞器、内含物和基质构成。

（一）细胞器

细胞器是指在细胞基质中具有一定形态、执行特定生理功能的亚细胞结构（图 1-1）。

1. **核糖体**　是由 RNA 和蛋白质构成的颗粒状小体，是装备蛋白质的原料，其中游离于基质中的核糖体称为游离核糖体，它合成细胞本身所需的蛋白质，称为“内销性”结构蛋白质；附着于核膜和粗面内质网表面的核糖体，合成细胞外所需的蛋白质，称为“外销性”结构蛋白质。

2. **内质网**　是基质中存在的多功能的扁平囊状、网状系统，根据表面有无核糖体分为粗面内质网和滑面内质网。

3. **线粒体**　是存在于基质中的线状或颗粒状小体，其功能是为细胞本身的生理功能提供能量（供能站）。

4. **高尔基复合体**　由扁平囊、生成面的小泡和成熟面的大泡三部分组成。大泡以芽生脱落而成，有两个去向：一是形成细胞内的分泌颗粒；二是形成初级溶酶体（细胞内加工厂）。

5. **溶酶体**　是存在于基质中的泡状小体，来自于高尔基复合体的大泡，内含多种酸性水解酶，包括初级溶酶体、次级溶酶体和残余体（细胞内消化器）。

6. **微体**　是存在于基质中的泡状小体，内含过氧化氢酶和氧化酶，可破坏对细胞有毒性的过氧化氢（防毒小体）。

7. **微丝、微管、中间丝**　微丝、中间丝是实心的，由肌动蛋白组成，与细胞运动、细胞分裂和细胞弹性有关；微管是中空的，与细胞内大分子移动、细胞分裂有关。

（二）内含物

内含物不属于细胞器，是细胞内的代谢产物或细胞内的贮存物。

（三）基质

基质是无定形的胶状物质，主要由水和基质蛋白构成。

三、细胞核

细胞核可以看成是细胞质内最大的细胞器，是细胞遗传和代谢的控制中心，在细胞生命活动中起着决定性作用。它在细胞质中，由核膜、核仁、染色质（染色体）和核基质构成（图 1-1）。

（一）核膜

核膜为单位膜，膜上有核孔，是核内外物质交换的通道。

（二）核仁

核仁呈球形，无膜，但界限明显，由 RNA 和蛋白质构成，是合成核糖体的场所。

（三）染色质

染色质不均匀地散在于核基质中，光镜下较稀疏、染色较淡的为常染色质，较浓缩、染色较深的为异染色质。在细胞分裂时，染色质变粗、变浓，呈棒状，称为染色体。

第二节 细胞增殖

细胞增殖是机体生长发育的基础，它是指细胞通过分裂，使其数量增加，以更新和补充细胞。细胞增殖具有复杂的周期性变化过程，称为**细胞周期**，即从上一次细胞分裂结束到下一次细胞分裂结束的过程，包括细胞间期和分裂期（图 1-3）。

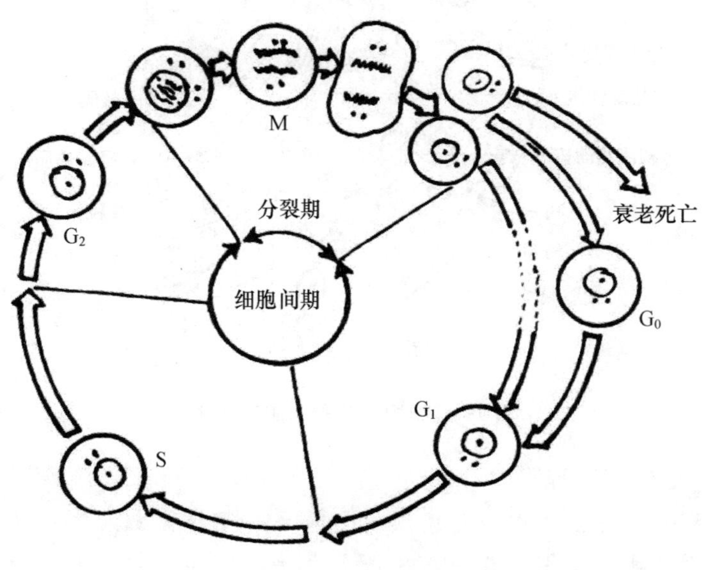

图 1-3 细胞周期

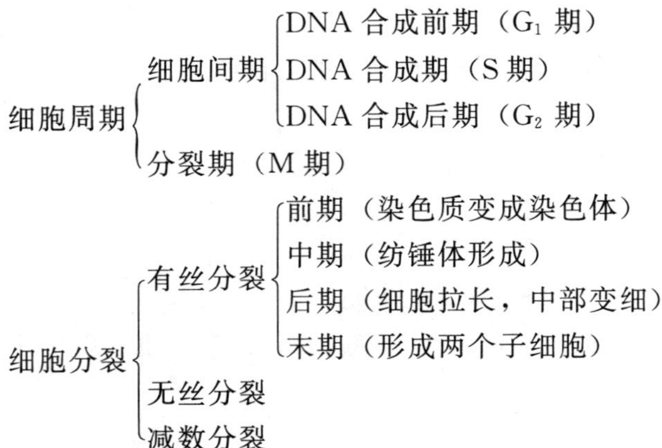

第三节　细胞的运动

细胞的运动表现在很多方面，例如细胞的增殖；具吞噬能力的细胞可变形、游走运动；机体局部损伤时，组织细胞加以修复；在细胞与外环境进行物质交换时，通过胞吞和胞吐形式进行。

胞吞（入胞）作用，吞入大分子物质或颗粒物质称为吞噬，吞入液体物质称为吞饮。

胞吐（出胞）作用，是将细胞内由膜包裹的小泡或由高尔基复合体芽生的大泡（分泌颗粒）与细胞膜融合形成小孔，并将泡内物质排至细胞外，如许多具分泌作用的腺细胞（图 1-4）。

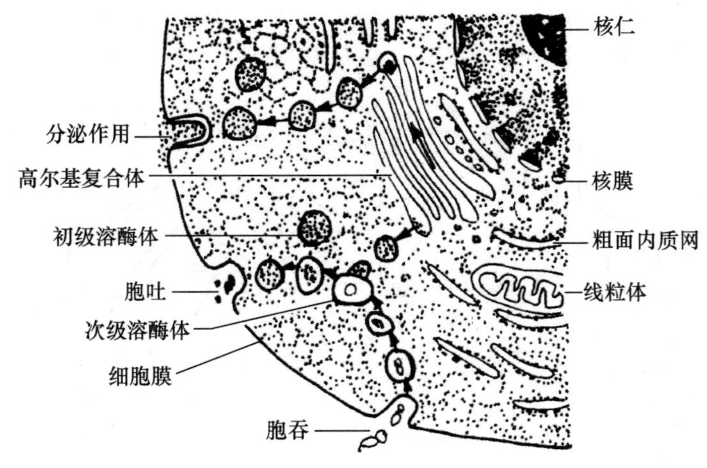

图 1-4　细胞的胞吞和胞吐作用

护理应用

掌握细胞的形态、结构。使每位学生都深刻理解构成人体的基本结构是细胞，人体之所以具有如此复杂的功能，是由于人体具有如此多的功能复杂的细胞。为护理学生学习其他医学基础课和各护理专业课奠定基础。

【一章一练】

一、名词解释

1. 单位膜 2. 细胞器 3. 染色体 4. 细胞周期

二、填空题

1. 细胞生物膜主要由________、________和________组成。
2. 细胞核的结构包括________、________、________与________。
3. 细胞增殖周期称________，包括________和________。

三、选择题

1. 下列关于细胞的说法正确的是
   A. 细胞是人体的形态结构、生理功能和生长发育的基本单位
   B. 细胞的形态结构与其生理功能没有关系
   C. 人体所有细胞肉眼均可以见到
   D. 人体所有细胞的形态、结构、功能都是一样的
   E. 光镜下即可看清细胞内所有结构
2. 为细胞本身提供能量的细胞器是
   A. 核糖体
   B. 高尔基复合体
   C. 线粒体
   D. 溶酶体
   E. 中心体
3. 下面不属于细胞膜结构的是
   A. 双层脂质
   B. 多糖
   C. 附着蛋白
   D. 镶嵌蛋白
   E. 游离核糖体
4. 细胞内具有消化分解能力的细胞器是
   A. 线粒体
   B. 溶酶体
   C. 核糖体
   D. 高尔基复合体
   E. 内质网
5. 细胞内合成蛋白质的细胞器是
   A. 核糖体
   B. 高尔基复合体
   C. 溶酶体
   D. 微体
   E. 滑面内质网
6. 与细胞分裂有关的细胞器是
   A. 溶酶体
   B. 高尔基复合体
   C. 微体
   D. 线粒体
   E. 中心体
7. 下列关于细胞核的说法，错误的是
   A. 可看成是细胞内最大的细胞器
   B. 是细胞遗传和代谢的控制中心
   C. 核膜是双层的单位膜
   D. 人体所有细胞都有核
   E. 细胞核由核膜、核仁、染色体和核基质构成
8. 下列关于细胞增殖的说法正确的是
   A. 细胞周期就是分裂期
   B. 细胞周期包括细胞间期和分裂期
   C. 细胞分裂期持续时间最长
   D. 细胞分裂间期持续时间最短
   E. 细胞间期中 G_2 期是 DNA 合成前期
9. 关于细胞分裂的说法错误的是
   A. 分裂间期中 G_2 期完成后进入分裂期
   B. 细胞分裂期分为前期、中期、后期、末期
   C. 细胞进入分裂前期时核内的染

色质变成染色体

D. 细胞进入分裂中期时核膜、核仁消失，染色体移至细胞中央赤道平面上

E. 在细胞分裂后期形成两个子细胞

10. 关于细胞运动的说法错误的是

A. 细胞分裂就是一种细胞运动

B. 结缔组织中的细胞能游走变形是细胞的运动

C. 上皮细胞损伤修复是细胞运动

D. 物质出入细胞是细胞的运动

E. 只有游走和变形运动才是细胞运动

四、简答题

1. 简述细胞质中各细胞器的名称和主要功能。
2. 简述细胞核的主要结构和功能。
3. 何谓细胞周期?

学习要求

1. 结合教材认真做好“一章一练”，本章课程结束后考试，进行学习效果检测，使阶段性学习效果得以巩固。

2. 要认真对照书中插图，深刻理解“学习目标”规定的内容，并认真理解“护理应用”的内容，把人体结构知识与护理专业知识有机联系起来。

3. 描绘插图，并加以深刻理解。

（关明星）

第二章 基本组织

学习目标

掌握：血液的组成，血浆、血清的概念，各种血细胞的正常值、形态结构及功能；神经元的形态结构及分类。

熟悉：上皮组织的特点，被覆上皮的分类、分布及主要功能；疏松结缔组织的构成，各构成成分的功能；骨骼肌细胞光镜下及电镜下的结构。

了解：腺上皮和腺的概念，上皮组织的特殊结构，致密结缔组织、网状组织、脂肪组织、软骨组织和软骨、骨组织和骨、心肌、平滑肌、神经胶质细胞、神经末梢等的结构及功能。

人体各器官的结构很复杂，但归纳起来都是由上皮组织、结缔组织、肌组织和神经组织有机结合而成，称为基本组织。

第一节 上皮组织

上皮组织简称上皮，包括被覆上皮和腺上皮。上皮组织的功能是保护、吸收、分泌和排泄。

被覆上皮：指被覆于体表、某些器官表面，或衬于体腔内面、管腔器官内面的上皮组织。

腺上皮：是以分泌功能为主的上皮，是构成腺的主要成分。

一、被覆上皮

被覆上皮具有的共同特征是：细胞多，细胞间质少，细胞排列紧密，多呈层或膜状，被覆于体表和某些器官表面，或衬于体内体腔和管腔器官的内表面；上皮细胞呈极性分布，即朝向腔面或体表的一面称**游离面**，与之相对的另一面称**基底面**，并借结缔组织与深部组织相连接；上皮组织无血管和淋巴管，其营养靠深部组织中的毛细血管经基膜提供；上皮组织内富有神经末梢，具有感受环境刺激并将刺激转换成神经冲动的作用；在上皮细胞的游离面、侧面和基底面上有适应细胞生理功能的特殊结构。

- 被覆上皮
  - 单层上皮
    - 单层扁平上皮
    - 单层立方上皮
    - 单层柱状上皮
    - 假复层纤毛柱状上皮
  - 复层上皮
    - 复层扁平上皮
    - 变移上皮

表 2-1　被覆上皮的类型、分布及功能

细胞层数	类　型	分　布	功　能
单层	单层扁平上皮	心血管及淋巴管的内面（内皮），体腔内面，某些器官表面（间皮），肺泡上皮	保护、润滑
	单层立方上皮	肾小管、甲状腺和腺体中的导管	分泌、吸收
	单层柱状上皮	胃肠道、胆囊、子宫和大的腺导管的黏膜	保护、吸收、分泌
	假复层纤毛柱状上皮	呼吸道	保护、分泌、吸收
复层	复层扁平上皮	角化型：表皮 非角化型：口腔、食管、阴道等处	保护、吸收
	变移上皮	肾盂、输尿管、膀胱等处	保护、吸收

以下为各类型上皮组织示意图（图 2-1～图 2-6）。

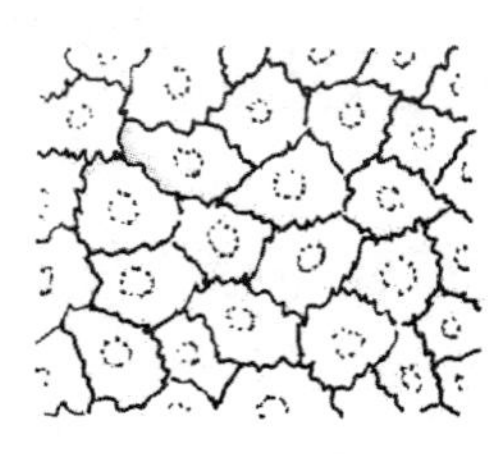

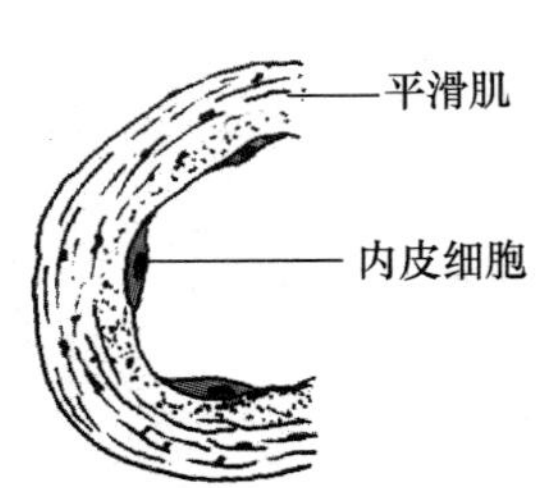

图 2-1　单层扁平上皮

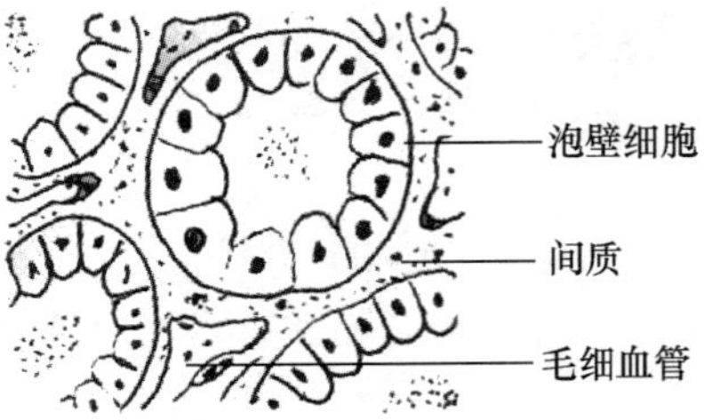

图 2-2　单层立方上皮

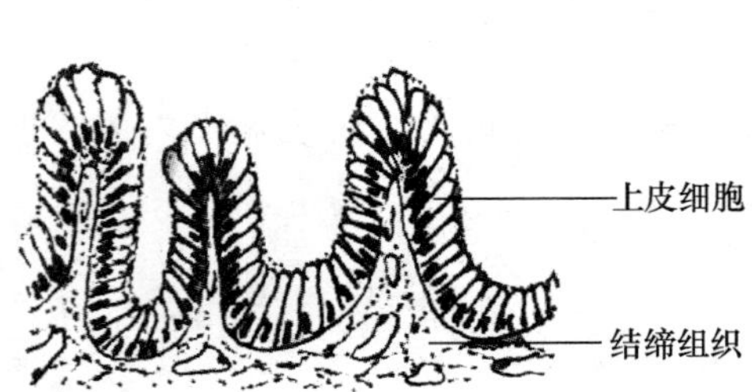

图 2-3　单层柱状上皮

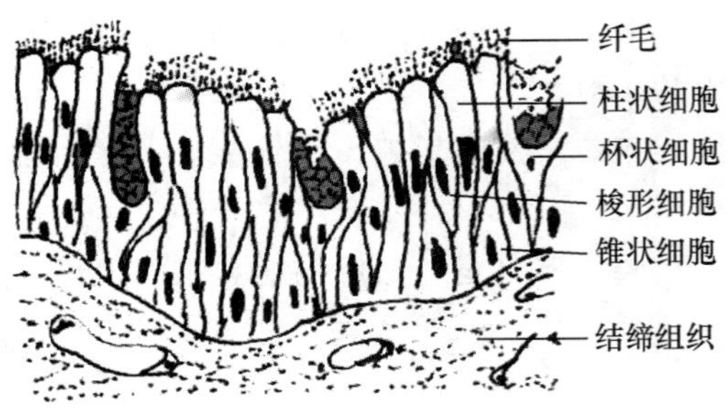

图 2-4　假复层纤毛柱状上皮

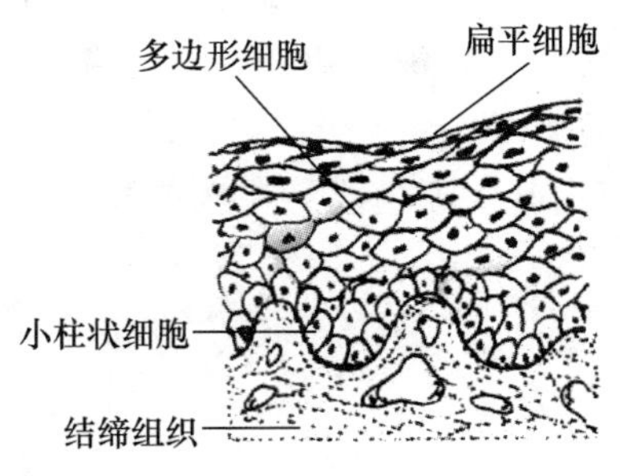

图 2-5　复层扁平上皮

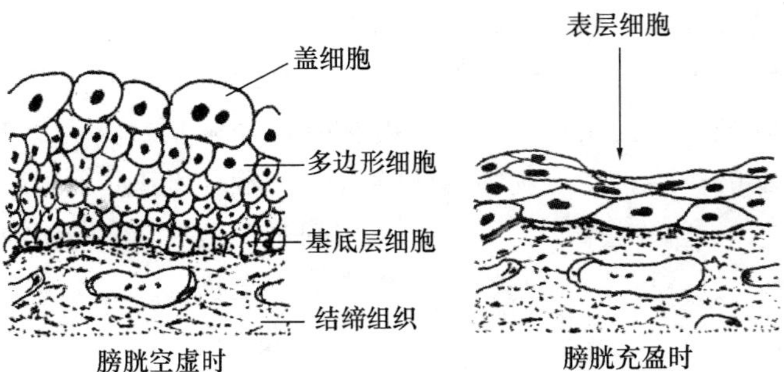

图 2-6　变移上皮

被覆上皮组织的特殊结构

1. **上皮细胞的游离面**

(1) **微绒毛**：是细胞质顶着细胞膜向细胞游离面伸出的指状突起，其增大了细胞游离面的面积，有利于增强细胞的吸收功能（图 2-7）。

(2) **纤毛**：是细胞质顶着细胞膜向细胞游离面伸出的较粗而长的突起，纤毛中央有纵行排列的微管，纤毛能节律地定向摆动，将其表面物质向前推动。

2. **上皮细胞的侧面** 指的是上皮细胞侧面细胞与细胞的连接，常见有四种方式，即紧密连接、中间连接、桥粒和缝隙连接，如其中的两种或三种同时存在，称为连接复合体（图 2-7）。

3. **上皮细胞的基底面** 有基膜和质膜内褶两种形式。**基膜**是上皮细胞基底面与深部组织间呈厚薄不一的薄膜；**质膜内褶**是基膜顶着细胞膜向细胞质方向形成的内褶，以扩大细胞与基膜间接触面积。半桥粒结构相当于桥粒的一半（图 2-8）。

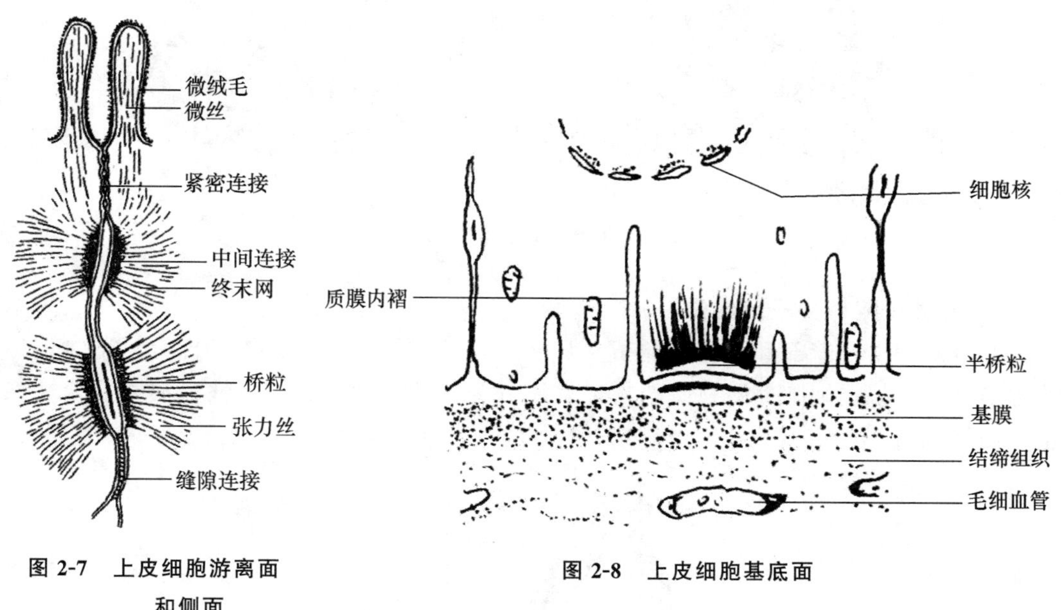

图 2-7 上皮细胞游离面和侧面

图 2-8 上皮细胞基底面

二、腺上皮和腺

由具有分泌功能的腺细胞构成的上皮称为腺上皮。以腺上皮为主构成的器官称为腺。

(一) 腺上皮的发生及分类

腺上皮来自于被覆上皮，被覆上皮向深部组织陷入形成细胞索，进一步分化、发育成腺。如与被覆上皮失去连续，形成独立的腺细胞群，同时血管长入，其分泌物直接入血，称为**内分泌腺**；如深入的细胞索演化成导管和腺泡，其腺泡产生的分泌物通过导管排出到腺外，称为**外分泌腺**（图 2-9）。

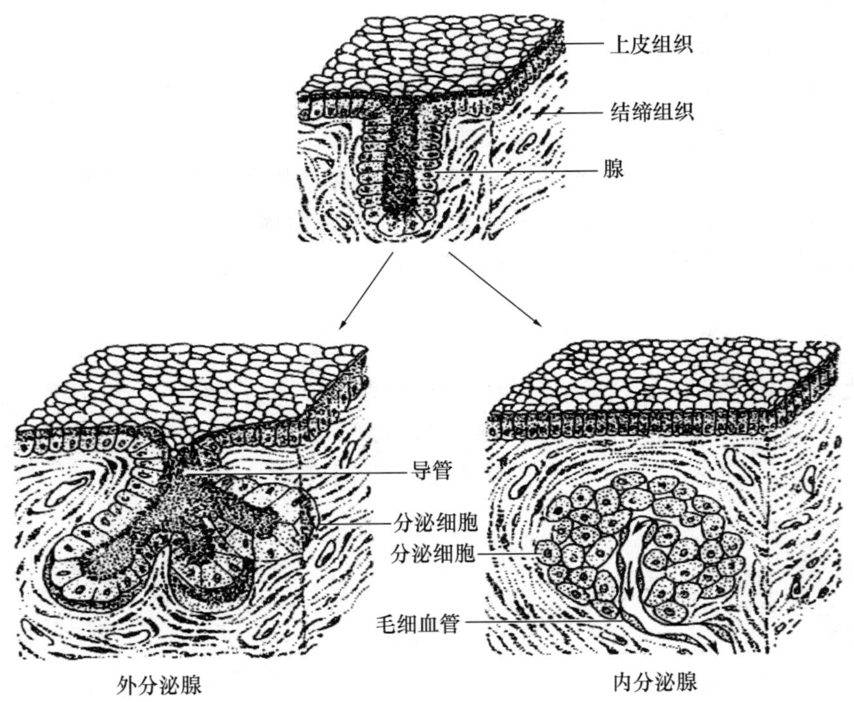

图 2-9　腺上皮和腺

（二）外分泌腺的一般结构

外分泌腺由导管部和分泌部构成，导管部即腺的排泄管，其末端即分泌部，也称为腺泡。腺泡根据细胞分泌物质的物理性质分为浆液性腺泡、黏液性腺泡和混合性腺泡（图 2-10）。

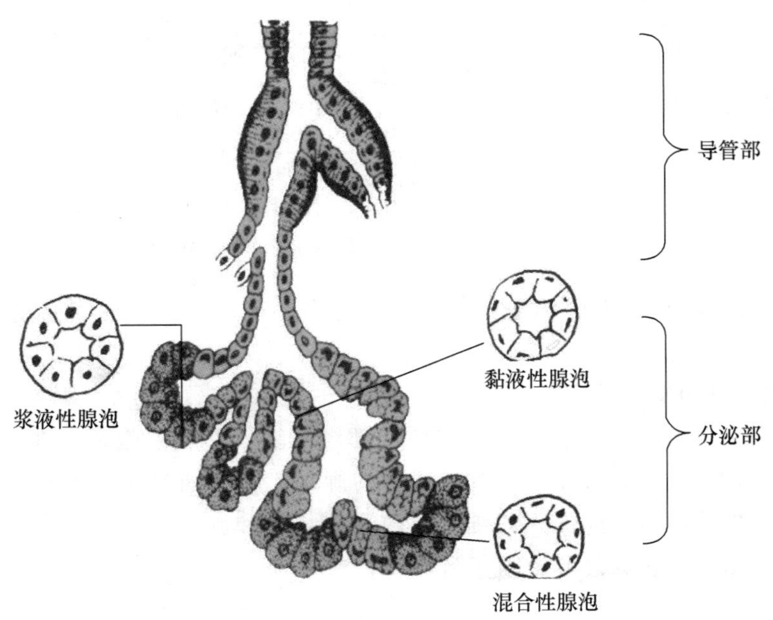

图 2-10　外分泌腺的分类

第二节 结缔组织

结缔组织由细胞和大量的细胞间质构成，细胞间质由基质和纤维构成。结缔组织的特点是：细胞少，间质多，富有血管和淋巴管。结缔组织包括一般结缔组织和特殊结缔组织。

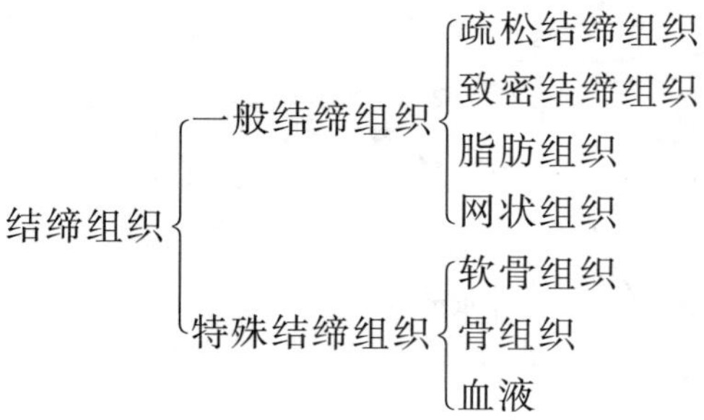

一、疏松结缔组织

疏松结缔组织：细胞和细胞间质结构疏松，类似蜂窝，又称**蜂窝组织**。一般位于细胞、组织和器官之间，起连接、支持、营养、防御、保护等作用（图 2-11）。

（一）间质成分

间质成分主要包括纤维和基质。

1. **纤维** 主要有胶原纤维、弹性纤维和网状纤维。

（1）**胶原纤维**：由胶原蛋白构成，数量较多，新鲜时呈乳白色，又称**白纤维**。特点是韧性大，抗拉力强。

（2）**弹性纤维**：由弹性蛋白构成，较细，新鲜时呈黄色，又称**黄纤维**。特点是弹性强、易老化，其弹性往往随年龄增长而减弱。

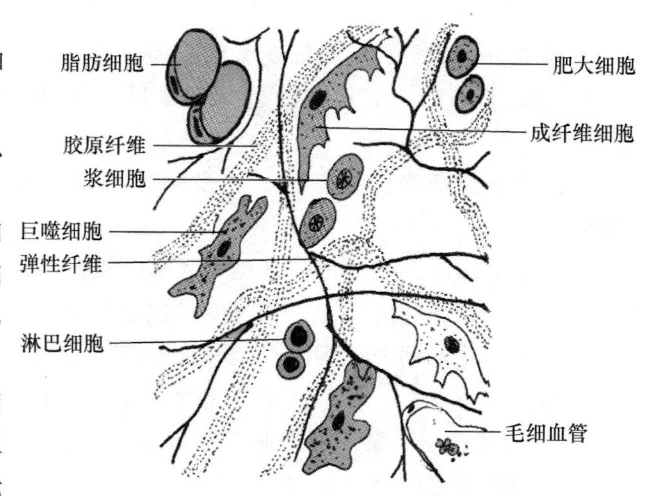

图 2-11 疏松结缔组织示意图

（3）**网状纤维**：由胶原蛋白构成，细而短，有分叉，其分支交织成网状，用银染法可使它呈黑色，又称**嗜银纤维**。

2. **基质** 基质呈胶体状，充于细胞和纤维之间，其化学成分主要为蛋白多糖和水。

（1）**蛋白多糖**：是蛋白质和多糖结合成的大分子复合物。多糖主要成分是透明质酸、硫酸软骨素、硫酸角质素及肝素等，它们之间连接成网状，称为**分子筛**。分子筛具屏障作用，小分子物质如水、O_2、CO_2 及营养物质可自由通过，大分子物质如细菌等则不能通过。透明质酸结合许多亲水基团，易与水分子结合，使基质呈均质状，起到细胞外**“储水库”**的作用。

（2）**组织液**：毛细血管动脉端渗出的血浆成分称为组织液，是组织细胞与血液之间进行物质交换的基础（图 2-12）。

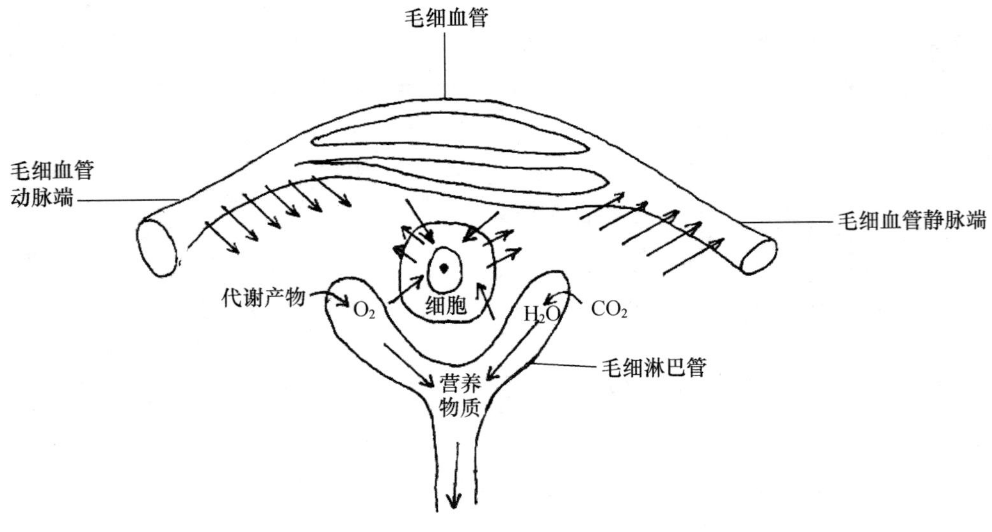

图 2-12 组织液产生示意图

（二）细胞成分

细胞成分有两类，包括固定型细胞和游走型细胞。

1. **固定型细胞** 固定型细胞包括成纤维细胞、脂肪细胞和未分化的间充质细胞（图 2-11）。

（1）**成纤维细胞**：形态扁平、多突起，当机体需要时产生基质和基质中的各种纤维。

（2）**脂肪细胞**：呈球形，细胞中大部分被脂滴占据，细胞质和细胞核被挤到边缘。具有合成和贮存脂肪的功能，参与能量代谢和脂肪代谢。

（3）**未分化的间充质细胞**：是一种分化程度较低的干细胞（原始细胞）。一般分布于毛细血管周围，在一定条件下分化为成纤维细胞、脂肪细胞和平滑肌细胞。

2. **游走型细胞** 游走型细胞包括巨噬细胞、肥大细胞和浆细胞，这些细胞游走于结缔组织与血液之间（图 2-11）。

（1）**巨噬细胞**：来自于血液中的单核细胞，细胞较大，表面有伪足，核小而圆，胞质丰富，含各种细胞器，尤其以溶酶体最为发达。具有趋向性变形运动，其功能为：①吞噬自身衰老、死亡、变性的细胞，肿瘤细胞和各种外来的抗原异物；②将已处理过的抗原信息传递给淋巴细胞，引起淋巴细胞的免疫应答，参与免疫应答的调节；③合成与分泌溶菌酶、干扰素、补体、粒细胞生成素、白细胞介素等生物活性物质。

（2）**肥大细胞**：来自于血液中的嗜碱性粒细胞，细胞呈圆形，核小而圆，胞质内有粗大的嗜碱性颗粒，颗粒内含肝素、组胺、嗜酸性粒细胞趋化因子。在过敏反应中具有抗凝血、扩张毛细血管并使其通透性增强、使支气管平滑肌收缩等作用。

（3）**浆细胞**：来自于血液中的淋巴细胞，细胞呈圆形或卵圆形，核圆，常偏于细胞的一侧，核内染色质呈放射状排列，细胞质呈碱性。其功能是产生免疫球蛋白，或称抗体，参与机体的体液免疫。

二、致密结缔组织

致密结缔组织：以粗大的纤维为主，其间有少量的细胞和基质（图 2-13）。

三、脂肪组织

脂肪组织：由大量脂肪细胞聚集而成，被疏松结缔组织分隔成许多脂肪小叶。脂肪组织具有贮存脂肪，参与能量代谢，维持体温和支持、保护、缓冲外来压力的作用（图 2-14）。

四、网状组织

网状组织：由网状细胞、网状纤维和基质构成。网状细胞是多突起细胞，其突起互连成网，并产生网状纤维。分布于造血器官、淋巴组织等处，构成血细胞发生和淋巴细胞发育所需的微环境（图 2-15）。

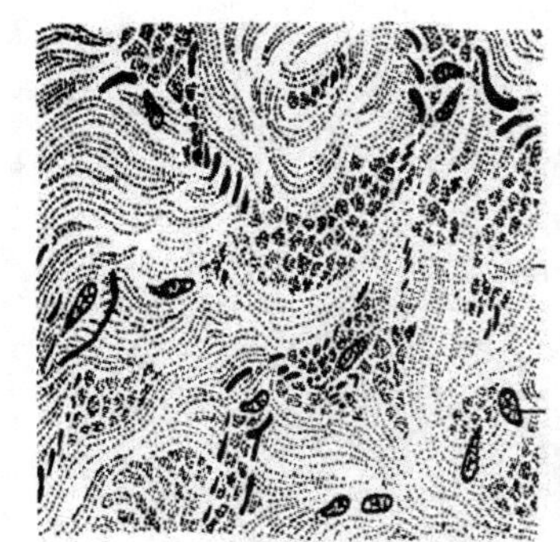

图 2-13　致密结缔组织

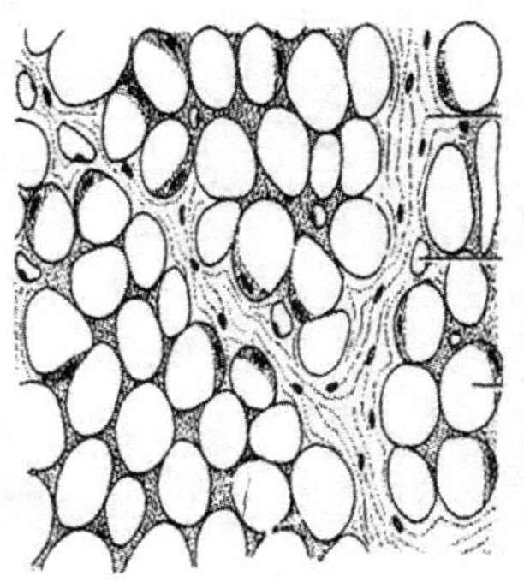

图 2-14　脂肪组织

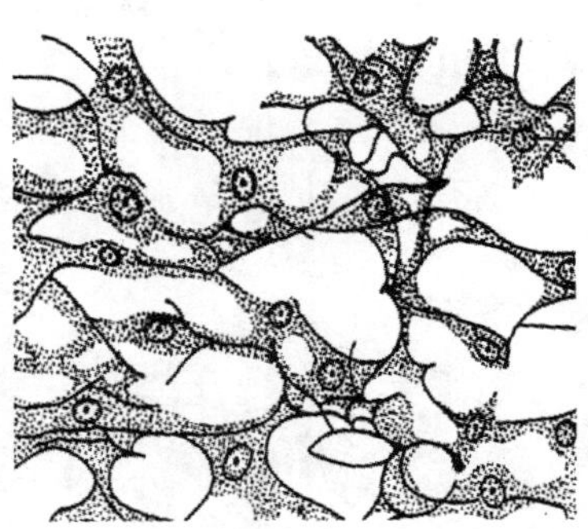

图 2-15　网状组织

五、软骨组织和软骨

（一）软骨组织

由软骨细胞、基质和纤维构成，该组织内无血管、淋巴管，其营养靠软骨膜的血管渗透供给。

（二）软骨

由软骨组织构成，根据软骨组织中的纤维种类可将软骨分为透明软骨、弹性软骨和纤维软骨（图 2-16）。

1. **透明软骨**　软骨基质中的纤维比较细，为折光率与基质相似的胶原原纤维，分布于呼吸道、肋软骨和关节软骨等处。

2. **弹性软骨**　软骨基质中的纤维是弹性纤维，分布于会厌、耳郭等处。

3. **纤维软骨**　软骨基质中有大量的胶原纤维，呈平行交织排列，软骨细胞较少，排列于纤维束之间，分布于关节唇、耻骨联合、椎间盘等处。

六、骨组织

骨组织是一种坚硬的结缔组织，由骨细胞和钙化的间质构成。

（一）骨组织的基本结构

1. **细胞** 包括成骨细胞、破骨细胞和骨细胞。

2. **间质** 又称骨质，由有机成分和无机成分构成，有机成分是成骨细胞分泌的胶原和基质，约占骨重的35%，使骨具有韧性；无机成分主要为骨盐，即钙、磷等，约占骨重的65%，使骨具有坚硬度。

（二）骨质

骨质包括骨密质和骨松质。

1. **骨密质** 分布于长骨的骨干和骨骺及其他骨的外表面，由规则排列的骨板及分布于骨板间、骨板内的骨细胞构成（图2-17）。骨板包括**外环骨板**（位于骨干外层）和**内环骨板**（位于骨髓腔面）。在内、外环骨板间有数个由同心圆围成的筒状结构，即**哈弗斯系统**（骨单位）。哈弗斯系统（骨单位）由哈弗斯管及周围的哈弗斯骨板构成。在哈弗斯系统之间有间骨板。骨细胞存在于骨板间的骨陷窝内，骨板内细胞突起通过骨小管相互连接。

2. **骨松质** 位于骨密质和骨髓腔隙之间，骨质形成小梁并交织呈海绵状，内含红骨髓（有造血功能）、血管、淋巴管和神经。

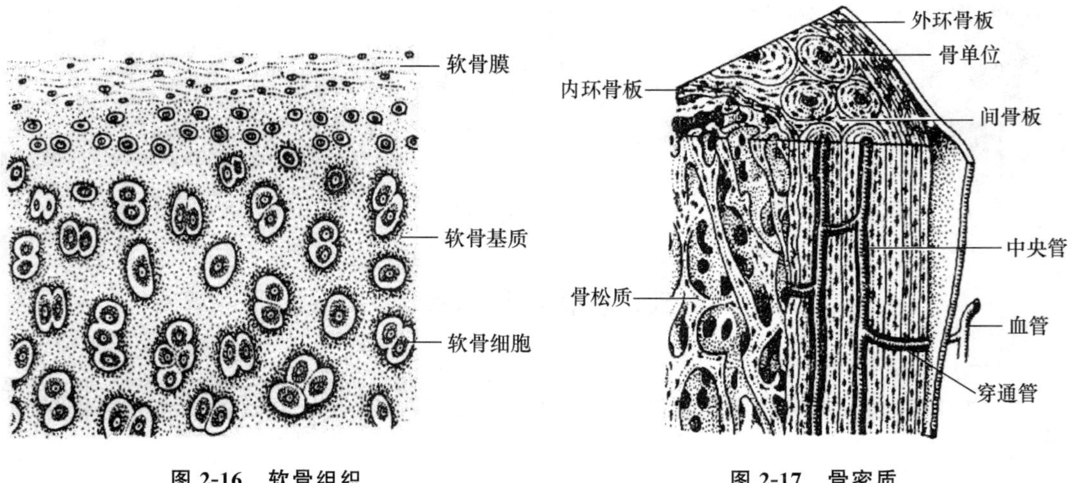

图2-16 软骨组织

图2-17 骨密质

七、血液和血细胞的发生

（一）血液

血液是一种呈液态的结缔组织，又称外周血。血液由血细胞和血浆组成。健康成人血液总量约5L，约占体重的7%。

1. **血浆** 是血液的液体部分（细胞间质），约占血液容积的55%。血浆中90%是水，其余为血浆蛋白（包括白蛋白、球蛋白、纤维蛋白原）。血液从血管流出后，其内的纤维蛋白原转变为纤维蛋白，血液发生凝固，血液凝固后析出淡黄色透明液体，称为**血清**。

2. **血细胞**　在盛有血液（全血）的试管内加入抗凝剂（肝素、枸橼酸纳），静止或离心待血细胞沉降后，可明显分出三层：上层浅黄色液体为血浆（55%），下层暗红色为红细胞（44%），两层之间为乳白色的白细胞（1%）（图 2-18）。

血液有形成分正常值：

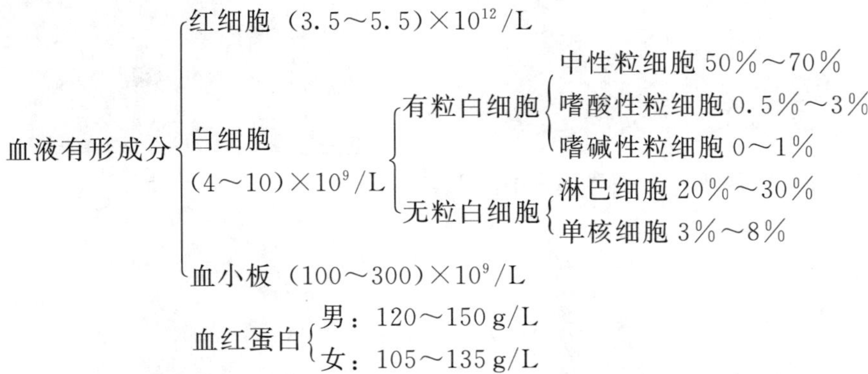

（1）**红细胞（RBC）**：扫描电镜下观察呈双凹圆盘状，直径为 7～9 μm，细胞中央薄，故在普通显微镜下观察细胞中央染色较浅（淡染区），周缘较深。细胞无核、无细胞器，胞质内充满**血红蛋白（Hb）**，它是一种含铁蛋白，故红细胞呈红色，血红蛋白能结合并运输氧气和二氧化碳。细胞可改变形状，可顺利通过小于自身直径的毛细血管。红细胞渗透压与血浆渗透压相等，当血浆渗透压过低时，过量的水分进入细胞可导致细胞膨胀、破裂，血红蛋白溢出，称为**溶血**；当血浆渗透压过高时，红细胞内水分析出导致红细胞皱缩。红细胞膜上有 ABO 血型抗原。红细胞平均寿命在 120 天左右，所以骨髓每天都有大量的新生红细胞入血。刚进入血液的新生红细胞胞质内还有残留的核糖体，用煌焦油蓝染色，呈现出细网状，故称为**网织红细胞**。后细胞逐渐成熟，细胞内核糖体逐渐消失，成为成熟的红细胞（图 2-18）。

（2）**白细胞（WBC）**：是有核球形细胞，白细胞可做变形运动，自由穿过毛细血管壁，进入周围组织，具防御和免疫功能。根据其胞质内有无特殊颗粒，分为有粒白细胞（粒细胞）和无粒白细胞。有粒白细胞又根据颗粒的染色性质分为中性粒细胞、嗜酸性粒细胞和嗜碱性粒细胞三种；无粒白细胞包括淋巴细胞和单核细胞两种（图 2-18）。

中性粒细胞呈圆球形，直径 10～12 μm，核染色深，有的呈弯曲的杆状，称为杆状核，有的呈分叶状，称为分叶核（一般分 2～5 叶），核分叶越多，说明细胞越衰老。细胞内的颗粒中含有吞噬素（杀菌）和溶菌酶（溶解细菌表面的糖蛋白）。当中性粒细胞吞噬、处理细菌后，自身也死亡，称为**脓细胞**。

嗜酸性粒细胞呈圆球形，直径 12～15 μm，核常分为两叶，胞质内充满粗大均匀的嗜酸性颗粒，颗粒内含酸性磷酸酶和组胺酶。细胞可做变形运动，能吞噬抗原抗体复合物，释放组胺酶，灭活组胺，从而减轻过敏反应。当机体有过敏性疾病时，该细胞增多。

嗜碱性粒细胞呈圆球形，直径 10～12 μm，核分叶呈 S 形，胞质内颗粒大小不等，分布不均，染成紫蓝色。颗粒内含肝素、组胺和过敏性慢反应物质，它进入组织中形成肥大细胞。

淋巴细胞呈圆形或卵圆形，直径 6～20 μm，根据来源和功能可分为 T 淋巴细胞、

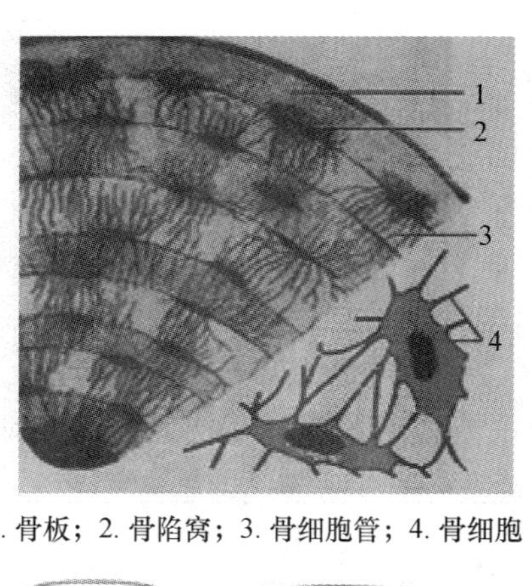

1. 骨板；2. 骨陷窝；3. 骨细胞管；4. 骨细胞

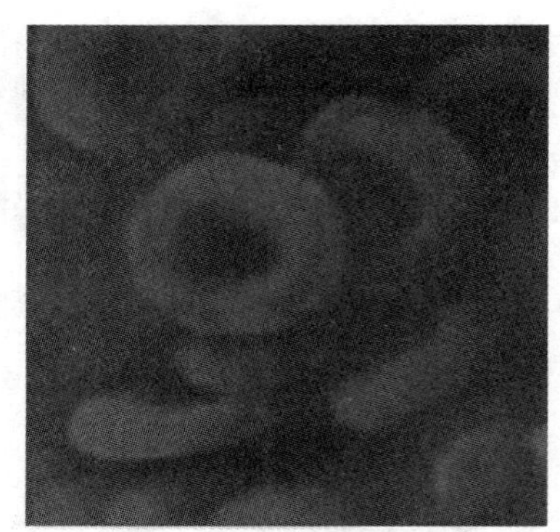
红细胞扫描电镜图

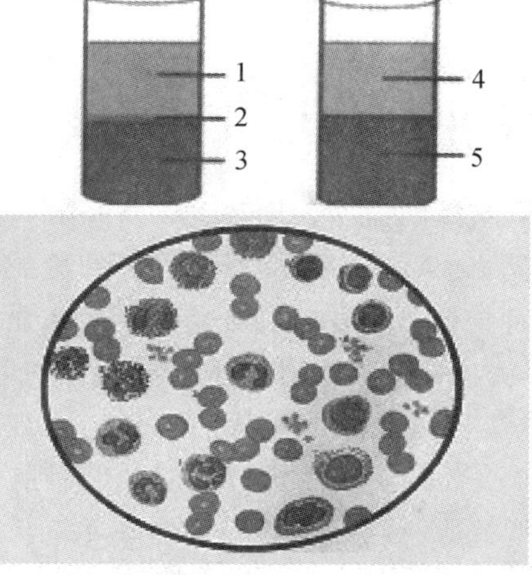

1. 血浆；2. 白细胞及血小板；3. 红细胞；4. 血清；5. 血凝块

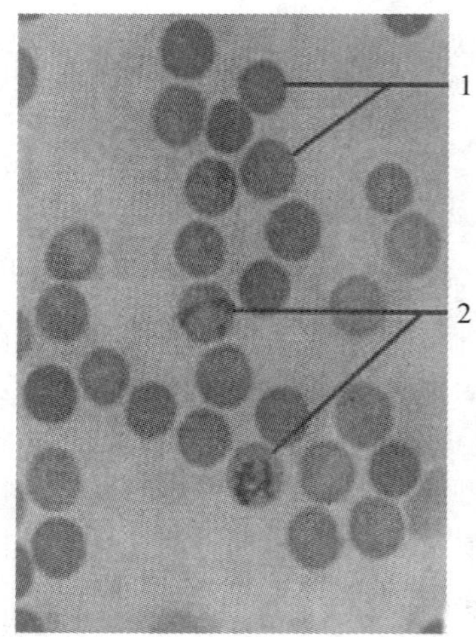

1. 红细胞；2. 网织红细胞

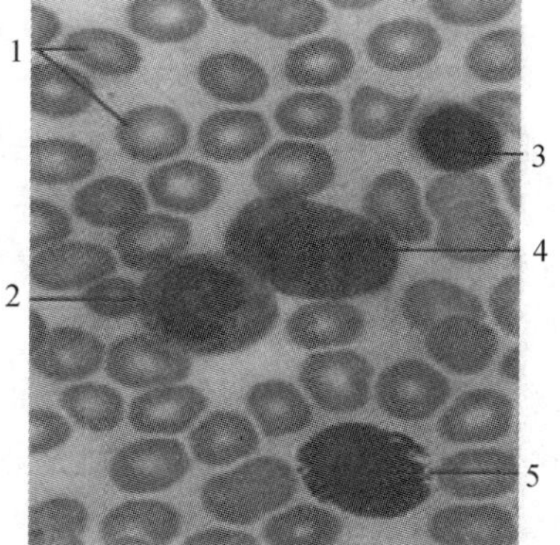

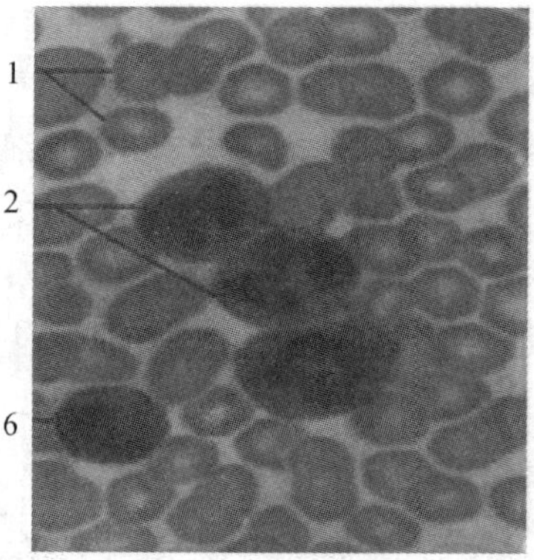

1. 红细胞；2. 中性粒细胞；3. 淋巴细胞；4. 单核细胞；5. 嗜碱性粒细胞；6. 嗜酸性粒细胞

图 2-18　骨和血液

B淋巴细胞、K（杀伤）细胞和NK（自然杀伤）细胞四类。

单核细胞呈圆形或卵圆形，直径14～20 μm，核呈肾形或马蹄铁形，染色较浅，胞质呈嗜碱性，其内含有细小而分散的嗜天青颗粒，颗粒内含有过氧化物酶、酸性磷酸酶和溶菌酶。细胞具有活跃的变形运动和吞噬能力，出血管进入组织后分化为**巨噬细胞**。

（3）**血小板**：血小板是骨髓中巨核细胞脱落的胞质碎块，呈双凸扁盘状，大小不一，直径 2～4 μm，中央部为颗粒区，周边部为透明区。血小板在止血和凝血过程中起重要作用。

3. **血细胞的发生**（图 2-19）

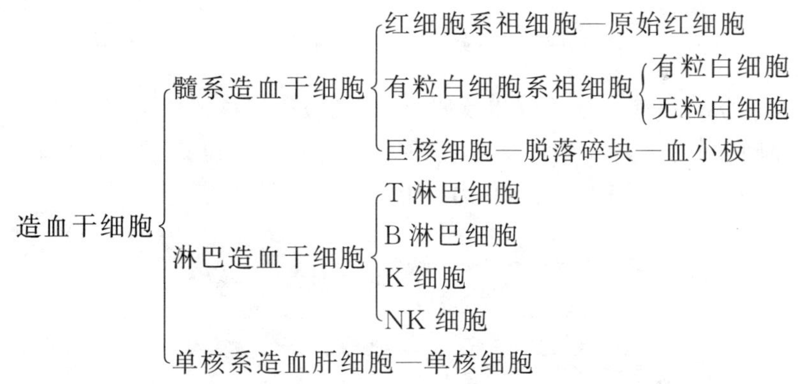

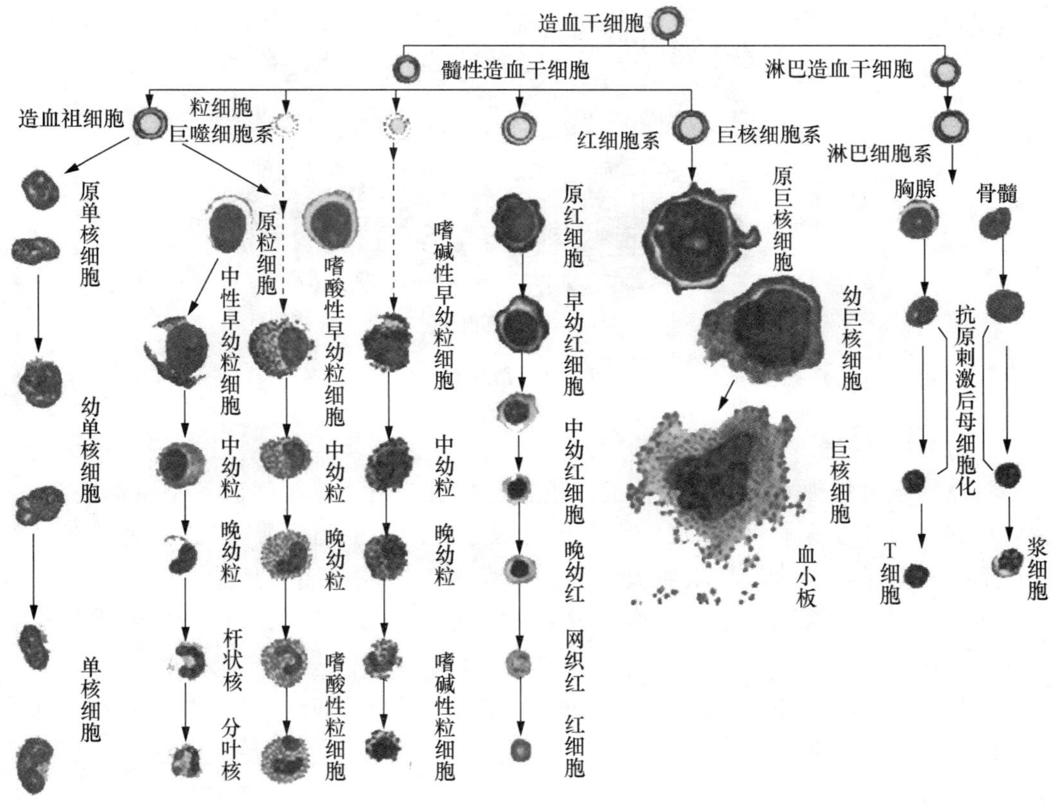

图 2-19　各系血细胞发生

第三节　肌组织

肌组织由肌细胞（肌纤维）和细胞间结缔组织构成，肌细胞（肌纤维）包括细胞膜（肌膜）、细胞质（肌浆）和细胞核。

肌组织分类{骨骼肌 平滑肌 心肌}

一、骨骼肌

骨骼肌纤维呈长柱状，表面有横纹（横纹肌、随意肌），多核，位于细胞膜下，肌浆中富有线粒体和糖原，主要是大量的肌原纤维，每个肌原纤维周围是肌浆网（图2-20）。骨骼肌纤维受躯体神经支配，收缩有力，但不持久，易疲劳。

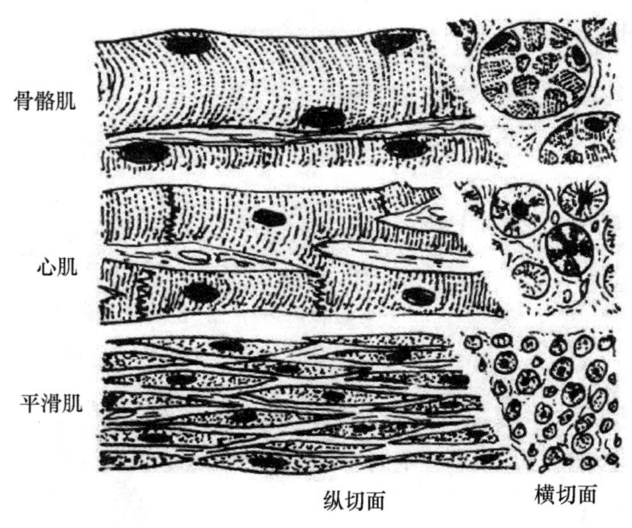

图 2-20　肌组织

（一）肌原纤维

肌原纤维由粗细不等的肌丝构成。粗肌丝是肌球蛋白丝，细肌丝是肌动蛋白丝，它们排列整齐相互穿插（图 2-22）。肌原纤维超微结构中的明带（I 带）是细肌丝的存在部位，暗带（A 带）是粗肌丝和粗肌丝的穿插重叠部位。明带中央的一条线，称为 Z 线；暗带中央的一条线，称为 M 线。两相邻 Z 线之间的一段肌原纤维称为肌节（图 2-22）。

肌节是肌原纤维结构和功能的基本单位。当肌细胞收缩时，细肌丝向 M 线方向滑动，使明带变窄，肌节缩短。

（二）横小管

横小管是肌细胞膜在相应部位向肌浆内凹陷形成的小管，又称 T 小管。神经冲动即沿细胞膜和 T 小管传导到每条肌原纤维，使之收缩。

（三）肌浆网

肌浆网是肌浆中的滑面内质网，位于肌原纤维周围和 T 小管之间，网膜上有钙泵和钙通道，可调节肌浆中的钙浓度（图 2-21）。

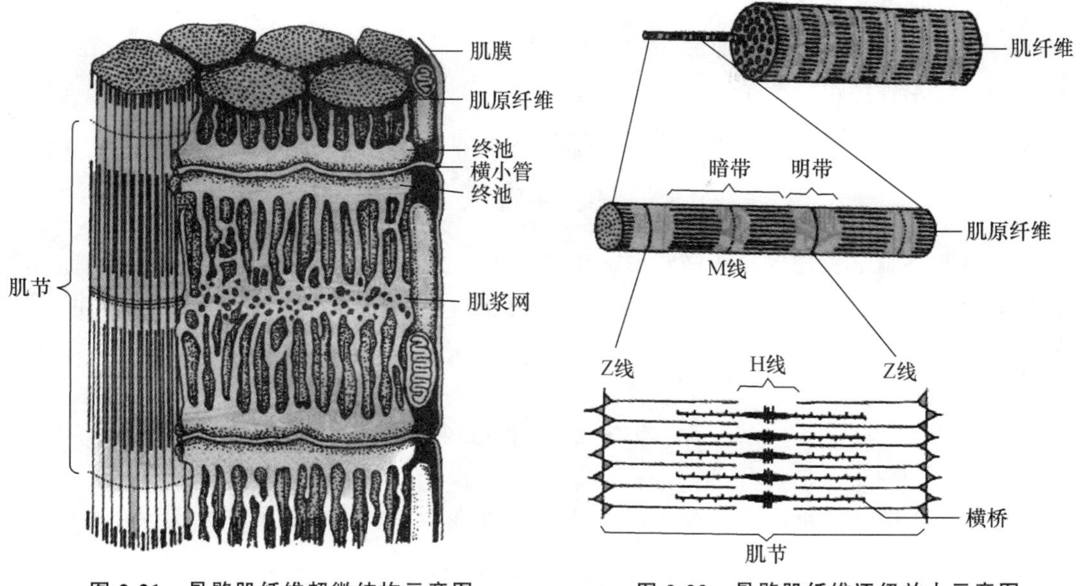

图 2-21　骨骼肌纤维超微结构示意图

图 2-22　骨骼肌纤维逐级放大示意图

二、心肌

心肌纤维呈短柱形，有分支并互联成网，一般有 1～2 个核，位于细胞中央，细胞表面有横纹，相邻细胞间连接处称为**闰盘**，该处染色较深（图 2-20）。细胞质内有肌原纤维、肌浆网和线粒体（图 2-23）。心肌纤维受内脏神经支配，收缩有节律，持久不易疲劳。

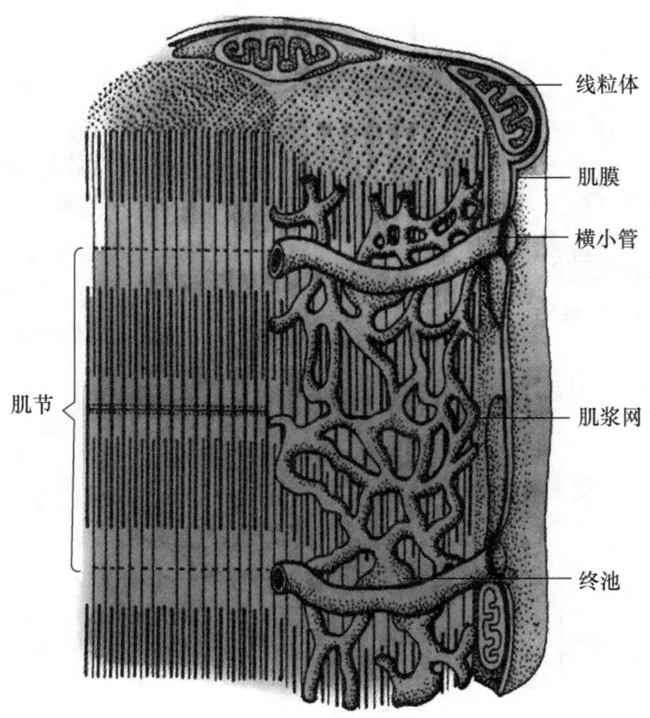

图 2-23　心肌纤维超微结构模式图

心肌纤维电镜结构的特点：

(1) 肌原纤维没有骨骼肌明显。

(2) 横小管较粗，位于Z线水平。

(3) 肌浆网稀疏，没有骨骼肌肌浆网发达。

三、平滑肌

平滑肌纤维呈长梭形，核椭圆形，位于细胞中央（图2-20）。广泛分布于血管、淋巴管壁和许多内脏器官。平滑肌纤维属不随意肌，受内脏神经支配，收缩有节律，不易疲劳。

第四节 神经组织

神经组织由神经细胞（神经元）、神经胶质细胞及基质（细胞间质）构成。

一、神经细胞（神经元）

神经细胞与其他细胞一样，具有细胞膜、细胞质和细胞核，其形态不规则，有突起。神经细胞（神经元）的结构包括两部分：一是胞体，二是突起（图2-24）。

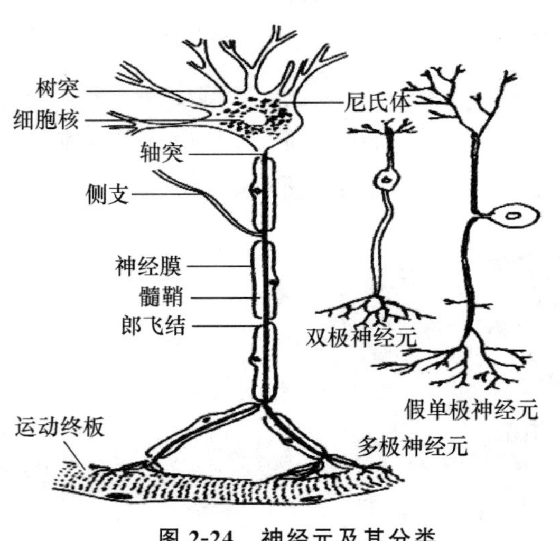

图2-24 神经元及其分类

（一）细胞体

外有细胞膜，具有感受和传导冲动的功能，细胞质由尼氏体（粗面内质网＋游离核糖体）、神经原纤维和基质构成。细胞核大而圆，位于细胞中央。

（二）突起

突起是从胞体向外伸出的结构，可分为树突和轴突。树突短粗，呈树枝状，功能主要是接受刺激。轴突细而长，一个神经细胞只有一个轴突，功能是传递由胞体发出的神经冲动。

（三）神经细胞（神经元）的分类

1. **按神经元突起数量分**
   - 单极神经元
   - 假单极神经元
   - 双极神经元
   - 多极神经元

2. **按神经元功能分**
   - 感觉神经元
   - 中间（联络）神经元
   - 运动神经元

3. **按神经元释放的递质分**{胆碱能神经元
肾上腺素能神经元
肽能神经元

通常一个神经元只能释放一种递质。

二、神经细胞（神经元）间的联系

神经细胞（神经元）之间借**突触**形成联系，其结构是一个神经元末端与另一个神经元的树突、轴突或胞体接触，形成轴-树突触、轴-轴突触，轴-体突触，其超微结构包括突触前膜、突触后膜和突触间隙（图 2-25）。

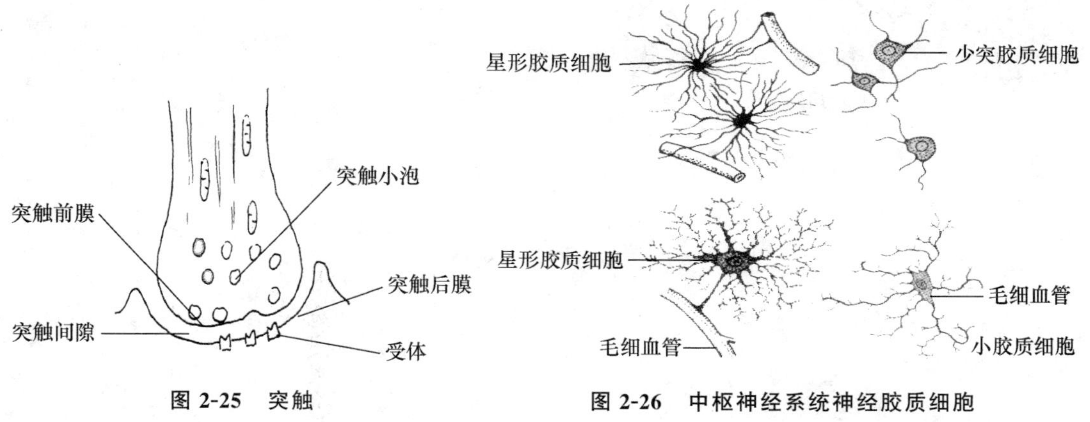

图 2-25 突触

图 2-26 中枢神经系统神经胶质细胞

三、神经胶质

神经胶质，又称为神经胶质细胞，它与基质共同构成神经组织的细胞间质。

（一）神经胶质细胞的结构

由胞体和突起构成，但不具神经元的功能，对神经元有支持、营养和保护的功能。

（二）神经胶质细胞的分类

包括星形胶质细胞、少突胶质细胞、小胶质细胞、室管膜细胞、施万细胞和卫星细胞。前四种在中枢神经系统内，后两种在周围神经系统内（图 2-26）。

四、神经纤维和神经

（一）神经纤维

由神经元长的突起（轴突和轴索）以及包在外面的神经胶质细胞（髓鞘）组成（图 2-27）。

（二）神经

许多神经纤维被结缔组织包裹形成神经束，该结缔组织称为神经束膜；许多神经束被结缔组织包裹构成神经干，即神经，该结缔组织称为神经外膜（图 2-28）。

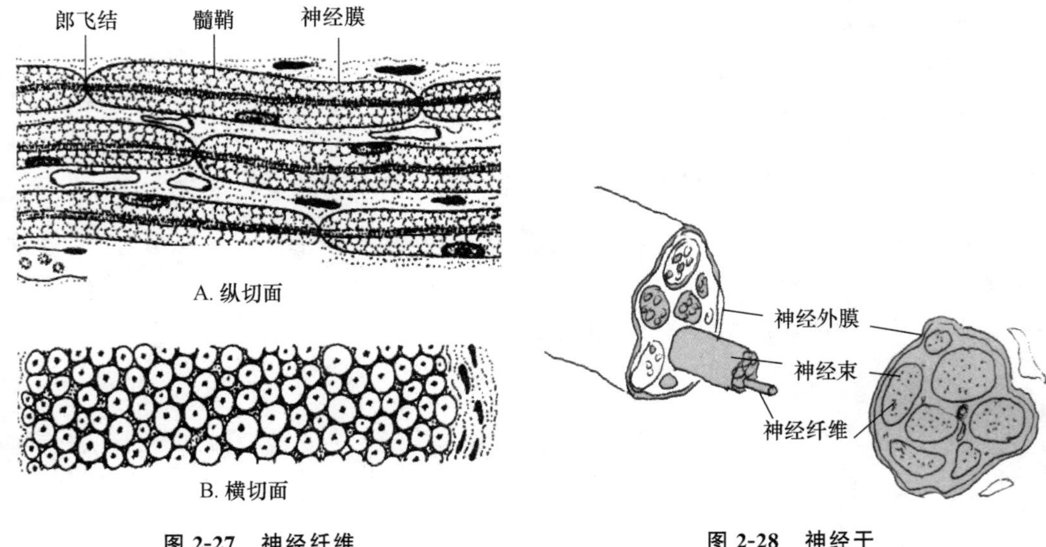

图 2-27　神经纤维

图 2-28　神经干

五、神经末梢

神经末梢是周围神经纤维的终末部分，遍布于全身。神经末梢分两大类，即感觉神经末梢和运动神经末梢。

（一）感觉神经末梢

感觉神经末梢是感觉神经元末端在组织器官内构成的末端装置，接受来自体内、外各种刺激，并把刺激转化成神经冲动，通过感觉神经将冲动传至中枢从而产生感觉，在神经纤维末端形成末端结构时，有的神经纤维末端裸露于组织中，称为**游离神经末梢**；有的神经纤维末端在组织中被周围组织包裹，称为**有被囊神经末梢**。

1. **游离神经末梢**　感觉神经纤维末端裸露的细支广泛分布于表皮、黏膜、角膜上皮细胞之间、真皮、骨髓、血管外膜、细胞膜、关节囊、韧带、肌腱、胸膜、牙髓等处，感受温度和病变的刺激（图 2-29）。

2. **有被囊神经末梢**　形式多样，大小不等，神经纤维末端外面有结缔组织被囊包裹，如触觉小体（感受触觉）、环层小体（感受压觉和振动觉）、肌梭（感受肌纤维的伸、缩、牵引变化）（图 2-29）。

（二）运动神经末梢

运动神经末梢是运动神经元的轴突末端与肌组织、腺体形成的终末结构，支配肌纤维的运动和调节腺体的分泌，也称为效应器和运动终板（图 2-30）。

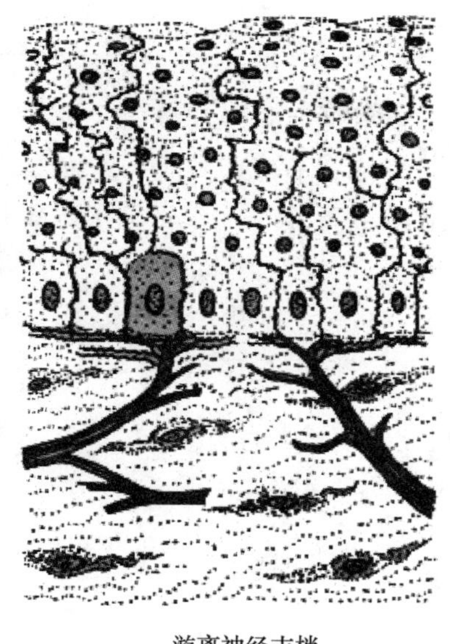

游离神经末梢

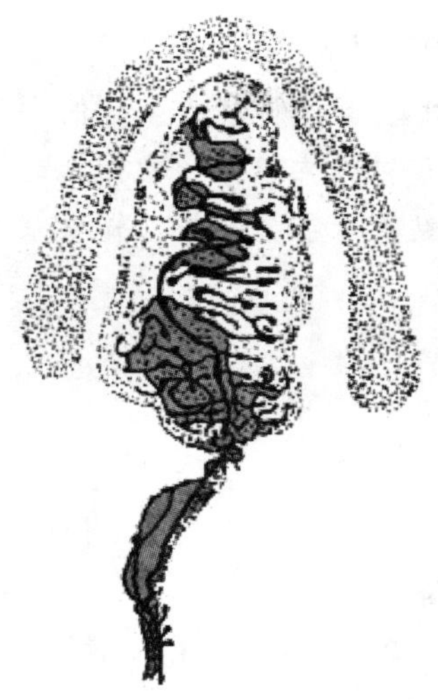

触觉小体

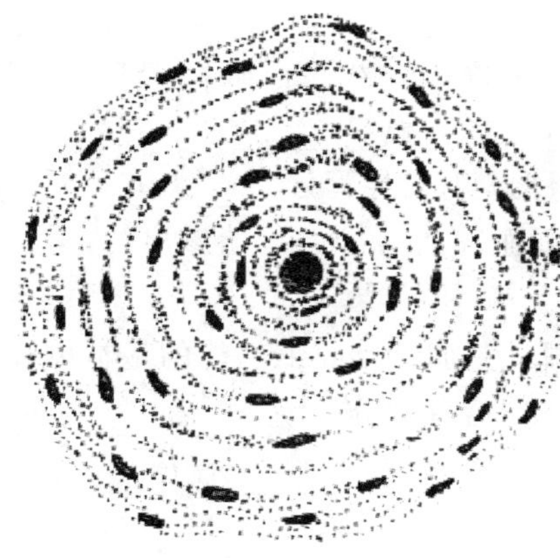

环层小体

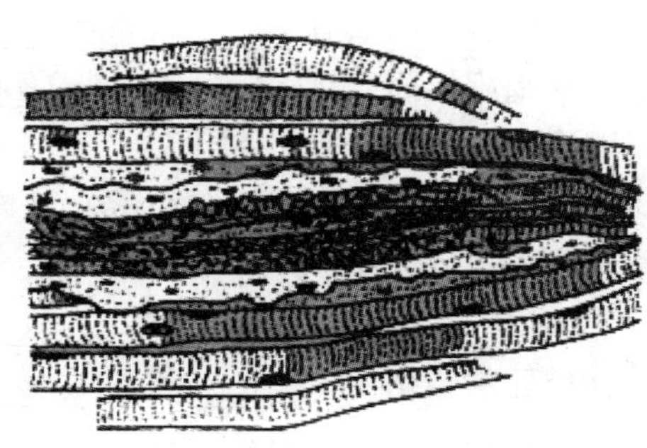

肌梭

图 2-29 感觉神经末梢

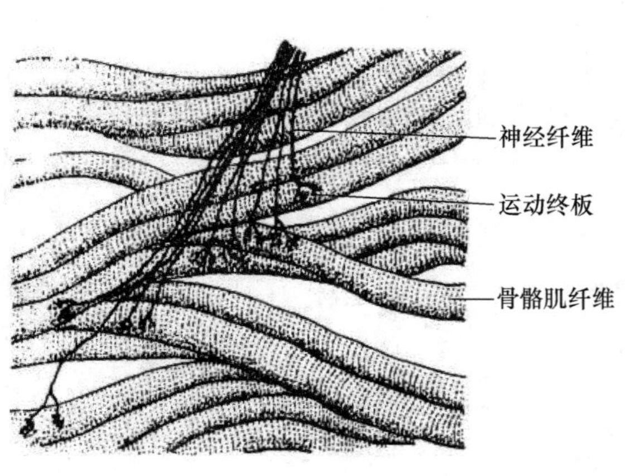

图 2-30 运动神经末梢

护理应用

本章内容是为后续课程打基础的十分重要的基础知识，其中最重要的是结缔组织中血液一节中的内容，作为护士要熟记血液组成及各有形成分的正常值及功能，为及时了解患者病情和护理提供基本理论保证。另外，护士也需掌握组织液部分中的内容，在静脉输液中，临床输液与组织液的关系是应知应会的基础知识。

【一章一练】

一、名词解释

1. 组织液　2. 血浆　3. 血清　4. 内皮　5. 间皮

二、填空题

1. 构成人体的基本组织有________、________、________和________。
2. 上皮组织按功能和分布不同分为________和________。
3. 上皮细胞游离面有________和________两类特殊结构。
4. 上皮细胞侧面有________、________、________和________。
5. 以腺上皮为主构成的器官称______，又根据其有无导管分______和______两类。
6. 组织的基质中的水分（组织液）是由毛细血管的________端渗出的，是血液和细胞间进行________的场所。
7. 肌节由________之间这一段________构成，是肌纤维收缩功能的基本单位。
8. 神经元的结构由________和________构成，后者又分________和________。
9. 中枢神经系统内胶质细胞有________、________、________和________。
10. 神经末梢按功能分为________和________两种。

三、选择题

1. 单层柱状上皮分布于
   A. 皮肤
   B. 内皮
   C. 膀胱
   D. 胃
   E. 气管
2. 复层扁平上皮分布于
   A. 血管
   B. 小肠
   C. 子宫
   D. 输尿管
   E. 阴道
3. 变移上皮分布于
   A. 膀胱
   B. 食管
   C. 甲状腺
   D. 口腔
   E. 腹膜
4. 假复层纤毛柱状上皮分布于
   A. 食管
   B. 小肠
   C. 气管
   D. 输尿管
   E. 血管
5. 下列属间皮的是
   A. 血管内膜
   B. 呼吸道内膜
   C. 腹膜

D. 脑膜
E. 视网膜

6. 能扩大细胞与外界接触面积的是
A. 纤毛、微绒毛
B. 基膜
C. 连接复合体
D. 细胞器
E. 细胞核

7. 不属结缔组织特点的是
A. 细胞少，间质多
B. 间质中有纤维
C. 间质中有游走型细胞
D. 间质中有固定型细胞
E. 无血管和淋巴管

8. 能合成免疫球蛋白的细胞是
A. 巨噬细胞
B. 肥大细胞
C. 浆细胞
D. 脂肪细胞
E. 成纤维细胞

9. 不属红细胞功能的是
A. 吞噬作用
B. 可变形通过狭窄的毛细血管
C. 携带 O_2
D. 携带 CO_2
E. 其数量在血液中保持动态恒定状态

10. 血液中数量最多的白细胞是
A. 嗜酸性粒细胞
B. 中性粒细胞
C. 单核细胞
D. 嗜碱性粒细胞
E. 淋巴细胞

11. 在血液中不具防御、免疫功能的细胞是
A. 中性粒细胞
B. 单核细胞
C. 淋巴细胞
D. 嗜碱性粒细胞
E. 红细胞

12. 血液中与凝血有关的细胞是
A. 红细胞
B. 单核细胞
C. 血小板
D. 淋巴细胞
E. 嗜碱性粒细胞

13. 下列不属透明软骨的器官是
A. 关节面软骨
B. 气管软骨
C. 椎间盘
D. 肋软骨
E. 喉软骨

14. 不属骨骼肌细胞的特点是
A. 细胞呈长柱状，表面有横纹
B. 胞质内肌浆网发达
C. 细胞多核，位于细胞膜下
D. 由细胞膜下陷形成的T小管明显
E. 细胞的功能受内脏神经调节

15. 不属神经元结构的是
A. 胞体
B. 轴突和树突
C. 胞质内有尼氏体
D. T 小管
E. 胞质内有神经原纤维

16. 不属中枢神经内神经胶质的是
A. 施万细胞
B. 小胶质细胞
C. 少突胶质细胞
D. 星形胶质细胞
E. 室管膜细胞

17. 没有血管的组织是
A. 肌组织
B. 腺体
C. 神经组织
D. 被覆上皮
E. 结缔组织

18. 关于肌节的说法正确的是
A. 肌节就是指一段肌纤维

B. 是指一段粗肌丝
C. 是指一条肌原纤维
D. 是指肌原纤维上两Z线之间的一段结构
E. 是指两M线之间的一段结构

19. 神经元按功能分类正确的是
A. 分运动、感觉和联络神经元
B. 分传出神经元、传入神经元、中间神经元
C. 分假单极神经元、双极神经元和多极神经元
D. 分胆碱能神经元和肾上腺素能神经元
E. 分内脏运动神经元和躯体运动神经元

20. 下列哪种纤维本身是细胞
A. 胶原纤维
B. 肌纤维
C. 神经元纤维
D. 网状纤维
E. 弹性纤维

四、简答题

1. 结缔组织中含哪些细胞？功能如何？
2. 说出肌组织的分类、分布及功能。
3. 简述血液的构成，各有形成分的正常值。
4. 简述神经元的分类。
5. 简述上皮组织的分类、分布及功能。

学习要求

1. 结合教材认真做好“一章一练”，及时进行实验，每章课程结束后即进行测试，以检测学习效果，使所学知识得以巩固。

2. 要认真对照书中插图，深刻理解“学习目标”规定的内容，上好实验课，使理论与实际有机地结合，认真理解“护理应用”的提示，把人体结构知识与护理专业有机联系起来。

3. 描绘插图。

（邵忠富　战　伟）

第三章 运动系统

学习目标

掌握： 运动系统的组成，各组成部分在运动中所起的作用，骨的构造、关节的构造、肌的构造，主要骨性标志和肌性标志，肌的辅助结构。

熟悉： 全身骨的分部，各部骨的名称，骨连结，骨连结中肩、肘、腕、髋、膝、踝的构成及运动，胸廓、脊柱的构成及运动，全身主要肌的名称，呼吸肌的主要功能。

了解： 颅的整体观及颅骨的连结。

运动系统由骨、骨连结和骨骼肌组成。在运动中骨起杠杆作用，骨连结起枢纽作用，骨骼肌起动力作用，肌肉牵引骨围绕连结而产生运动。

第一节 骨

一、概述

骨是具有一定形态和结构的器官，全身计 206 块，经骨连结构成骨骼。

1. **骨的构造** 骨由骨膜、骨质和骨髓构成（图 3-1）。

（1）**骨膜**：除关节面外，骨的外表面及骨髓腔内面都被覆骨膜（即骨外膜和骨内膜）。骨外膜是致密结缔组织，内含丰富的血管、神经以及大量的成骨细胞（当骨损伤时可修复再生），骨内膜衬于骨髓腔和松质骨的骨小梁表面。

（2）**骨质**：即骨外膜与骨内膜间的骨密质和骨松质。

（3）**骨髓**：充于骨髓腔和骨松质间隙内，5 岁以后长骨骨髓腔内为**黄骨髓**（无造血功能），骨松质间隙内终身存在**红骨髓**（有造血功能）。临床进行骨髓检查常在髂嵴上进行。

2. **骨的形态及分类** 全身骨根据外形骨的形态分为长骨、短骨、扁骨和不规则骨；全身骨根据所在各部位分颅骨、躯干骨和四肢骨。

3. **骨的理化性质** 骨由无机物和有机物构成。无机物主要是钙盐，使骨质坚硬；有机物主要是骨胶原物质（胶原蛋白），使骨具有韧性和弹性。二者一生都在变化之中，幼儿时期无机物占 1/3，有机物占 2/3，成人时期无机物占 2/3，有机物占 1/3。故一生中骨的硬度、脆性、韧性和弹性都在不断变化。

4. **骨的发生和发育** 有两种方式：膜化骨和软骨化骨。

（1）**膜化骨**：如颅骨，成胚时由间充质先形成膜状（如气球），然后在膜的不同部位形成**骨化中心**，并向四周成骨，出生后仍有未骨化的膜称**囟**（图 3-2）。

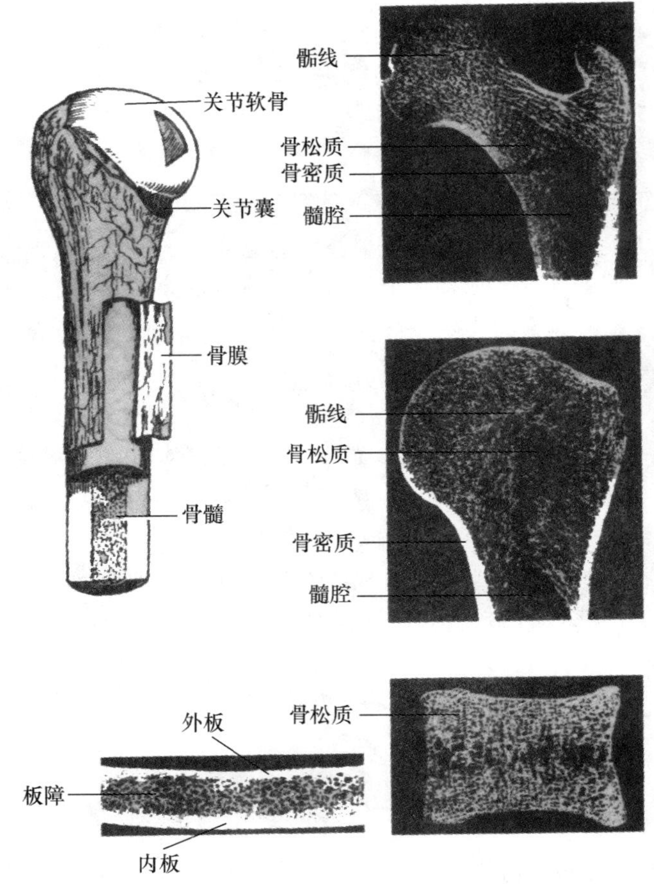

图 3-1 骨的构造

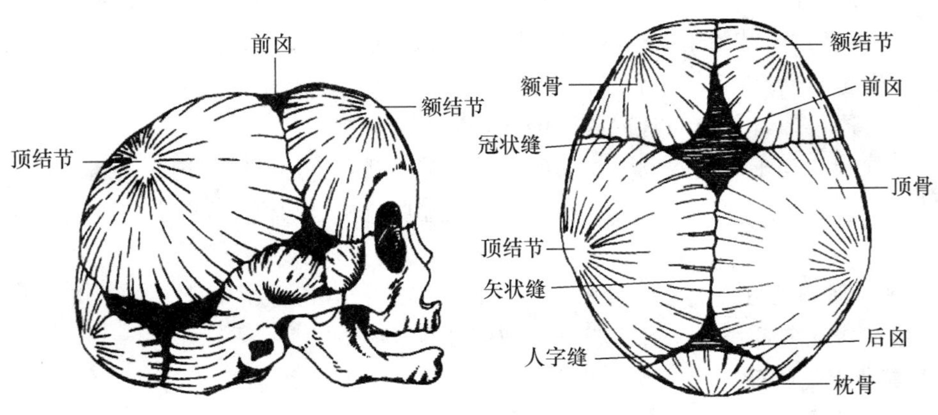

图 3-2 膜化骨（新生儿的颅）

（2）**软骨化骨**：如各长骨，成胚时首先由间充质形成软骨块，然后在中部中央形成**初级骨化中心**，再由两端（骺）形成**次级骨化中心**。二骨化中心向纵横成骨以至干骺之间形成骺软骨。此后，骺软骨不断成骨，使骨不断增长。而骨膜下成骨则使骨不断增粗。在此过程中，钙盐不断沉积，使其逐渐变硬。与此同时二骨化中心

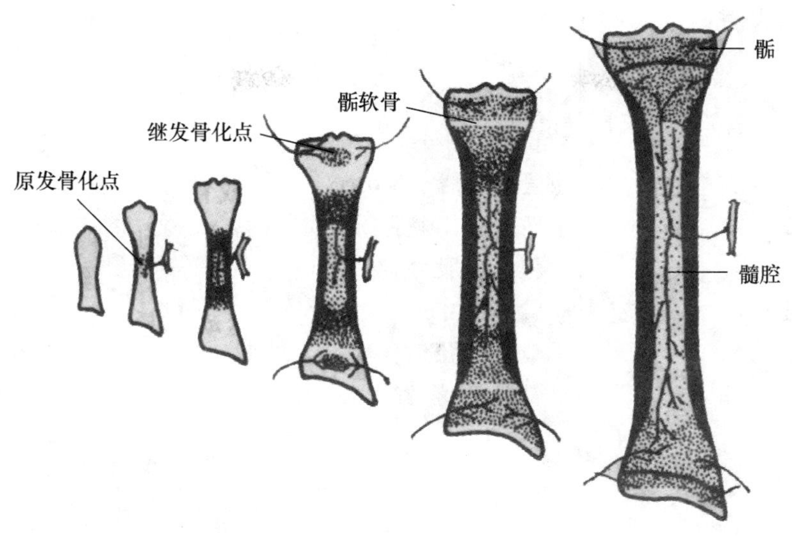

图 3-3 长骨的发生

血管长入，一是促进成骨，二是血液中巨噬细胞（破骨细胞）进入，对骨化中心内部已成的骨进行破坏、改建，故逐渐形成了长骨内的骨髓腔，骺端形成了骨松质（图 3-3）。17～25 岁骺软骨消失，干骺融合成一条 X 线下可见到的痕迹称**骺线**，身体即停止了生长。

二、全身骨

全身骨包括躯干骨、四肢骨和颅骨，计 206 块。

(一) 躯干骨

包括椎骨（26 块）、肋骨（12 对）和胸骨（1 块），它们经骨连结形成脊柱和胸廓（图 3-4～图 3-7）。

1. **椎骨（26 块）** 包括颈椎（7 块）、胸椎（12 块）、腰椎（5 块）、骶椎（5 块融合成 1 块）、尾椎（3～4 块融合成 1 块）。

(1) 共同特征：1 个椎体、7 个突起（1 对上关节突、1 对下关节突、1 对横突、1 个棘突）、1 个椎弓（分椎弓根、椎弓板）。椎弓与椎体间形成椎孔，所有的椎孔连续起来形成椎管，容纳脊髓。

(2) 特殊椎骨：第 1 颈椎呈环状，称**寰椎**；第 2 颈椎的椎体上有一齿突，称**枢椎**；第 7 颈椎的棘突最长，末端呈结节状，称**隆椎**。

(3) 各部椎骨的比较：颈椎都有横突孔、棘突分叉（第 7 颈椎除外）；胸椎棘突长、并向后下方倾斜，横突和椎体上有与肋相关节的关节面；腰椎椎体大，棘突短，呈板状；骶骨上宽下窄、前凹后凸；尾椎呈三角形（图 3-6）。

2. **胸骨** 由胸骨柄、胸骨体和剑突组成，胸骨柄、体之间向前突，称**胸骨角**，与第 2 肋相对，为重要骨性标志（图 3-7）。

3. **肋骨** 椎骨端有肋小头、肋颈和肋结节，肋体下缘内面有**肋沟**，另一端是胸骨端（图 3-7）。

（二）四肢骨（图 3-4、图 3-5）

1. **上肢骨（32×2 块）**
   - 上肢带骨：肩胛骨（1 块）、锁骨（1 块）
   - 臂骨：肱骨（1 块）
   - 前臂骨：桡骨（1 块）、尺骨（1 块）
   - 手骨：腕骨（8 块）、掌骨（5 块）、指骨（14 块）

2. **下肢骨（31×2 块）**
   - 下肢带骨：髋骨（1 块）（髂骨、耻骨、坐骨）
   - 大腿骨：股骨（1 块）
   - 髌骨（1 块）
   - 小腿骨：胫骨（1 块）、腓骨（1 块）
   - 足骨：跗骨（7 块）、跖骨（5 块）、趾骨（14 块）

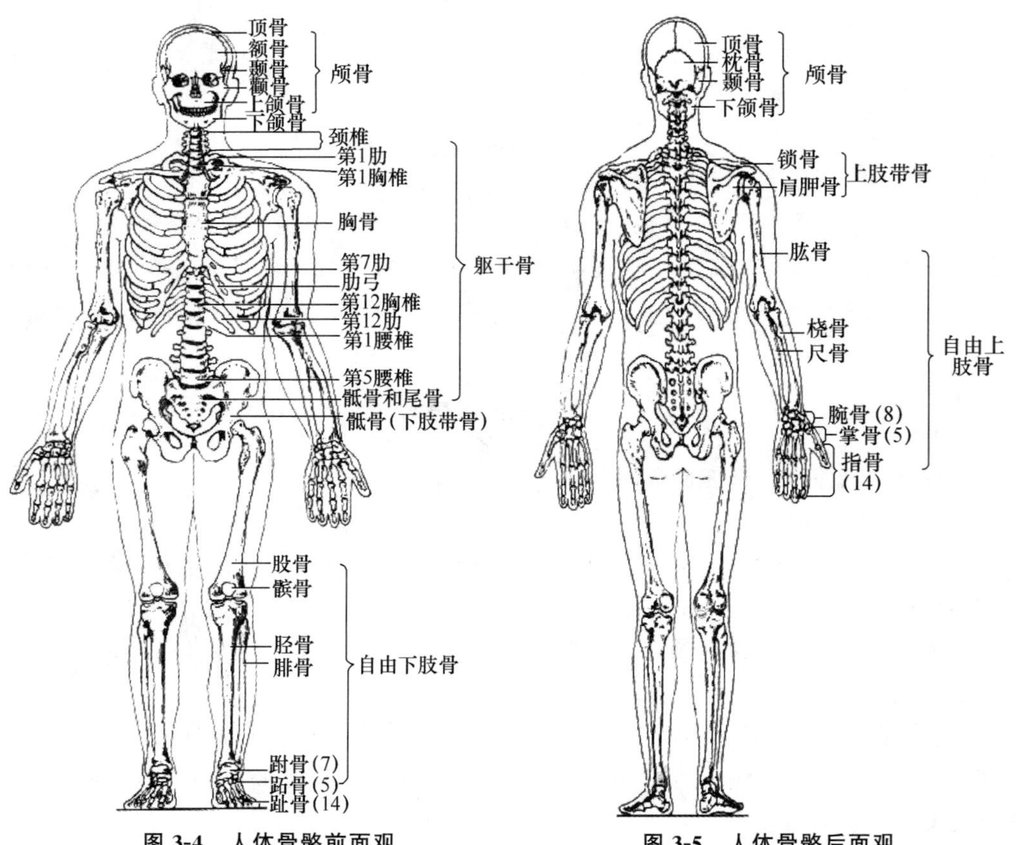

图 3-4　人体骨骼前面观　　**图 3-5　人体骨骼后面观**

（三）颅骨（23 块，6 块听小骨未计）

1. **脑颅（8 块）**
   - 成对的：顶骨、颞骨
   - 单个的：额骨、筛骨、蝶骨、枕骨

2. **面颅（15 块）**
   - 成对的：鼻骨、泪骨、上颌骨、下鼻甲、腭骨、颧骨
   - 单个的：下颌骨、舌骨、犁骨（图 3-8）

3. **颅的整体观**

前面观：有两个眶和其下方的骨性鼻腔，鼻腔下方是上、下颌骨及牙齿，鼻腔两侧是颧骨（图 3-8）。

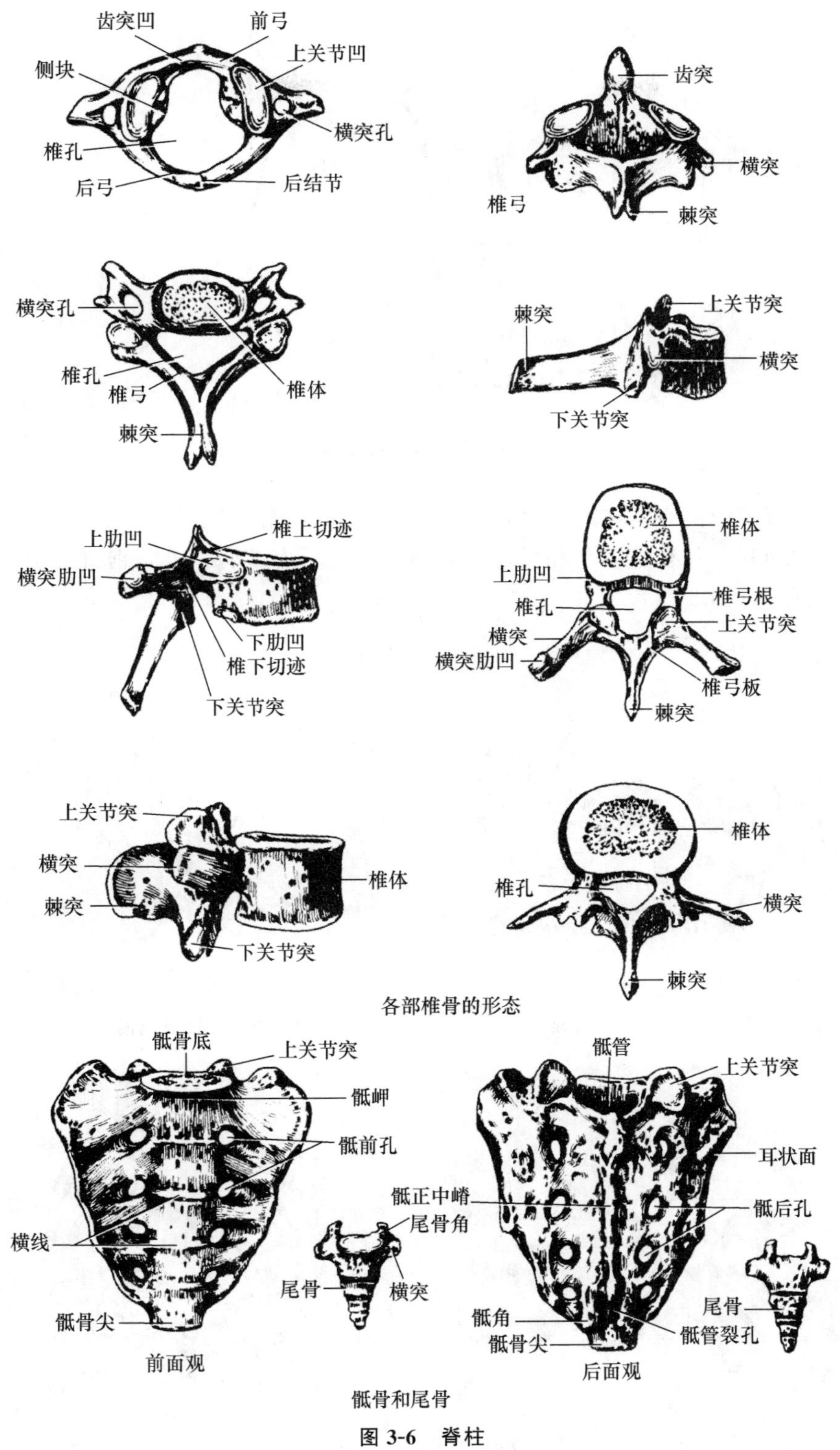

图 3-6　脊柱

侧面观：可见冠状缝、人字缝、翼点、外耳门、乳突和茎突（图 3-9）。

颅底内面观：可见颅前窝、颅中窝和颅后窝，它们由前向后呈阶梯式排列，前窝

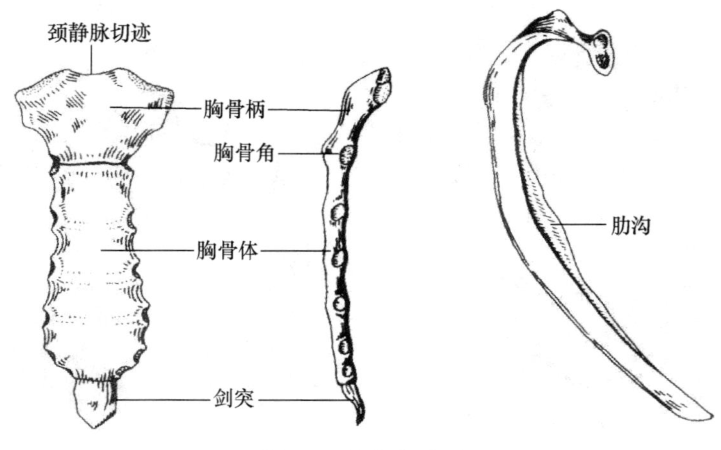

图 3-7　胸骨和肋骨

有鸡冠和筛板，中窝有垂体窝，后窝有枕骨大孔、颈静脉孔（图 3-10）。

颅底外面观：前有上颌牙和腭，中有鼻后孔，后有枕骨大孔，前外有颧弓，后有下颌关节窝等（图 3-11）。

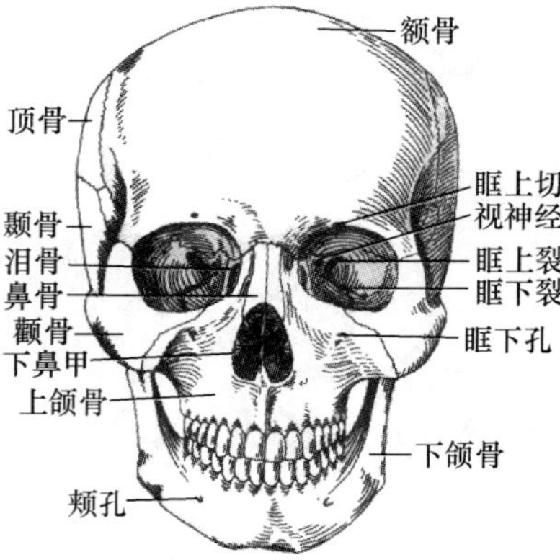

图 3-8　颅骨（前面观）

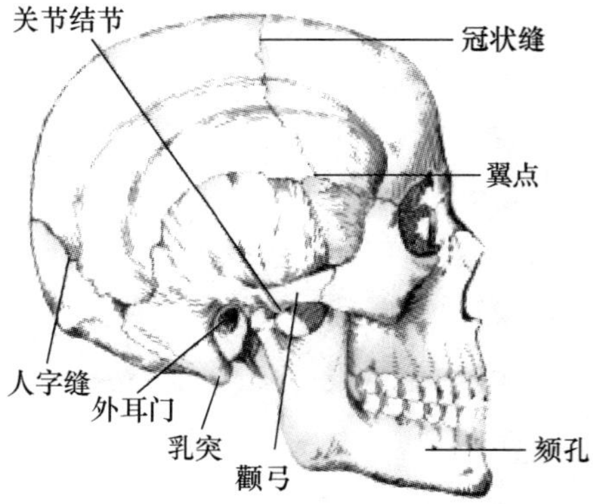

图 3-9　颅骨（侧面观）

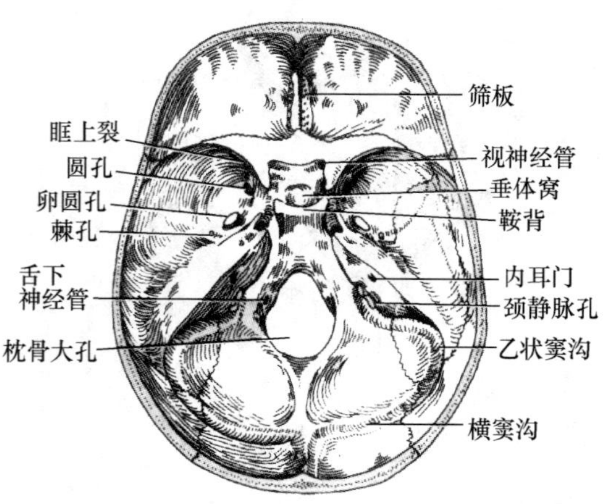

图 3-10　颅底（内面观）

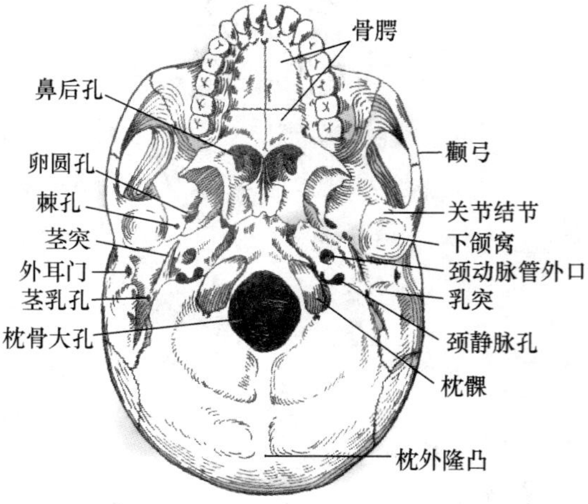

图 3-11　颅底（外面观）

第二节 骨连结

骨与骨之间的连接结构称为骨连结，有两种连结方式：直接连结和间接连结（关节）。

一、概述

1. **直接连结** 即骨与骨之间借结缔组织（缝连接）、软骨性或骨性融合，此种连结运动幅度小，以运动为辅而以保护器官为主（如颅骨、胸廓、脊柱和盆骨）（图 3-12）。

2. **间接连结（关节）** 骨与骨之间有腔隙，内有滑膜和滑液，故称滑膜关节（图 3-12）。

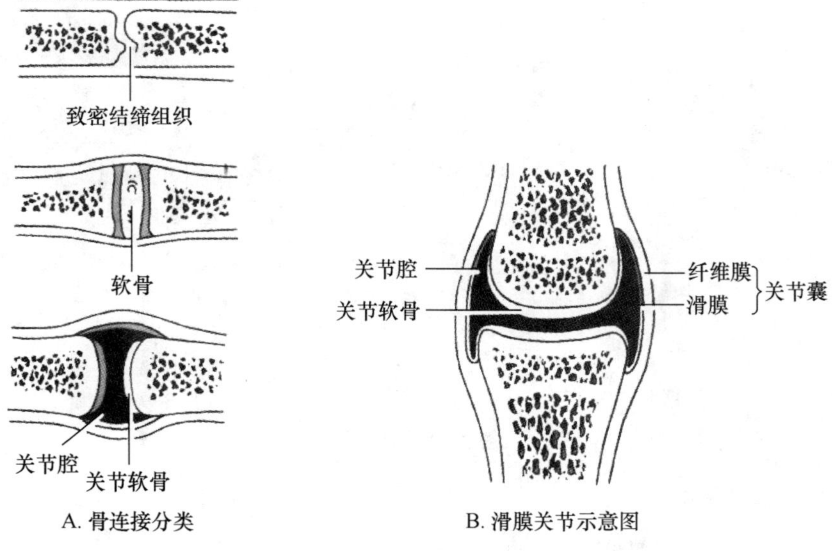

图 3-12 骨连结模式图

二、四肢骨连结

（一）上肢骨的骨连结

有上肢带骨与胸廓之间的结缔组织连结、肩关节、肘关节、腕关节、掌指关节、指间关节等。

1. **肩关节（单关节）** 由肩胛骨关节盂、肱骨头和周围的关节囊及韧带构成（图 3-13）。

2. **肘关节（复合关节）** 由肱骨下端，桡、尺骨上端及囊内环状韧带和周围的关节囊和韧带构成（图 3-14）。

3. **腕关节（复合关节）** 由近侧腕骨构成的关节头与桡骨远端构成的关节窝和周围关节囊及韧带所组成（图 3-15、图 3-16）。

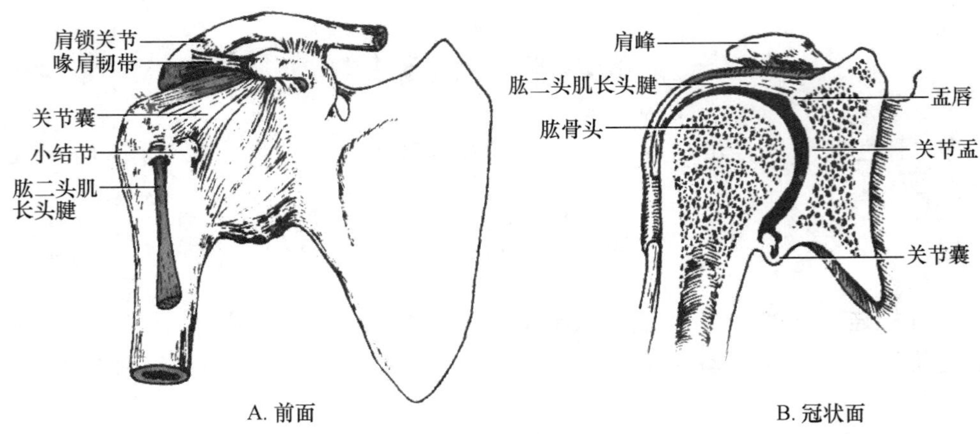

图 3-13　肩关节

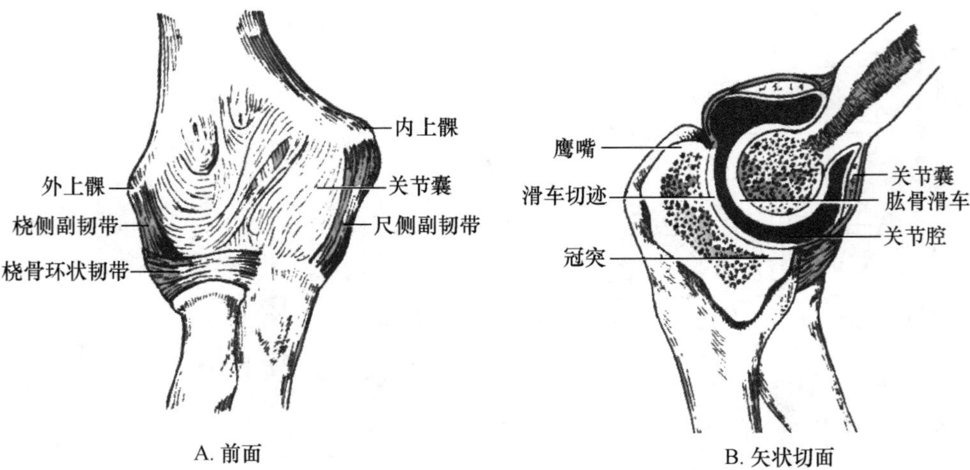

图 3-14　肘关节

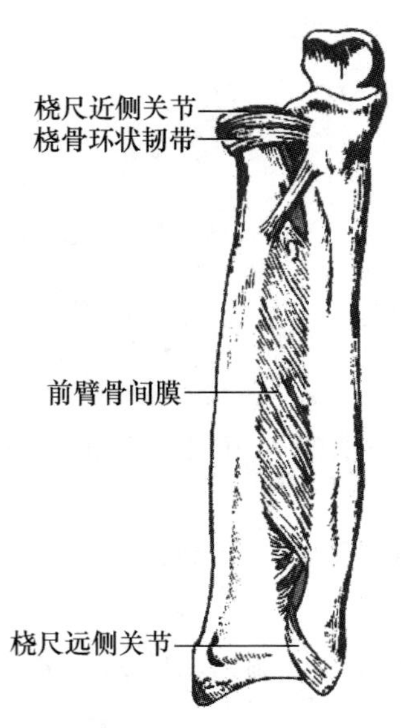

图 3-15　前臂骨间膜

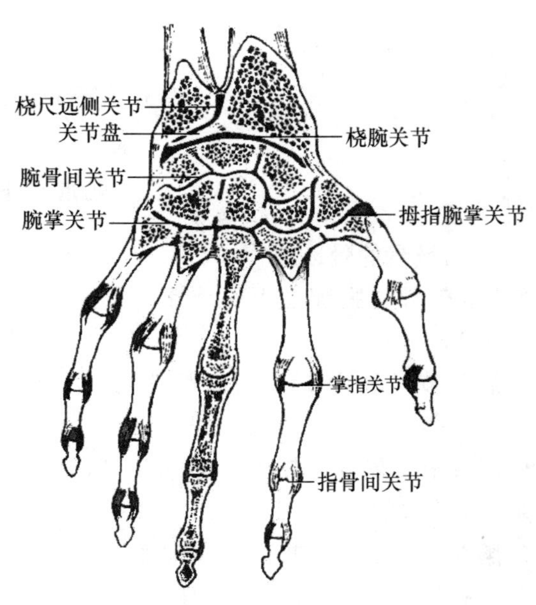

图 3-16　腕、手的骨连结

（二）下肢骨的连结

有骶髂关节、髋关节、膝关节、踝关节及跗跖关节、跖趾关节和趾骨间关节等。

1. **骶髂关节** 由骶骨的耳状面和髂骨的耳状面借韧带（骶髂前、后韧带）连结而成（图 3-17）。

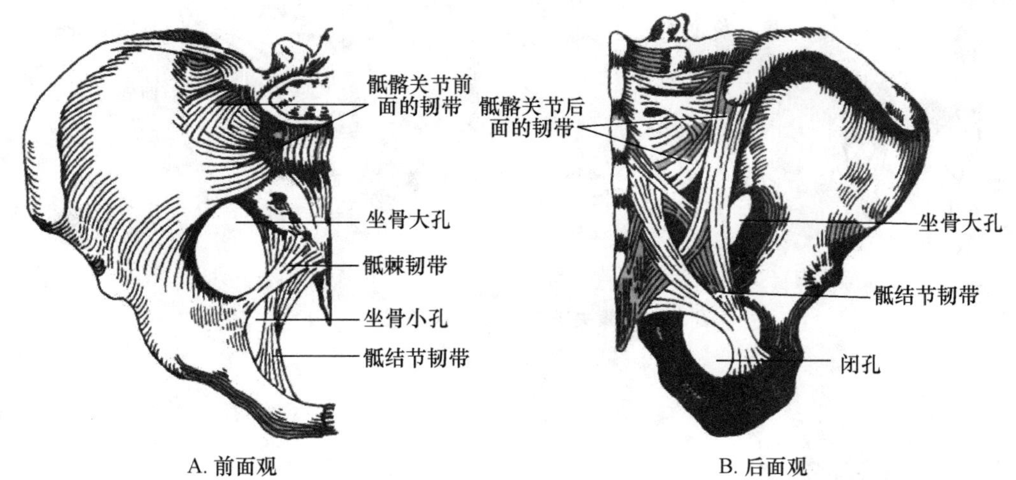

图 3-17 骶髂关节

2. **髋关节（单关节）** 由股骨头与髋臼窝及周围的关节囊和韧带（囊内、外韧带）构成（图 3-18）。

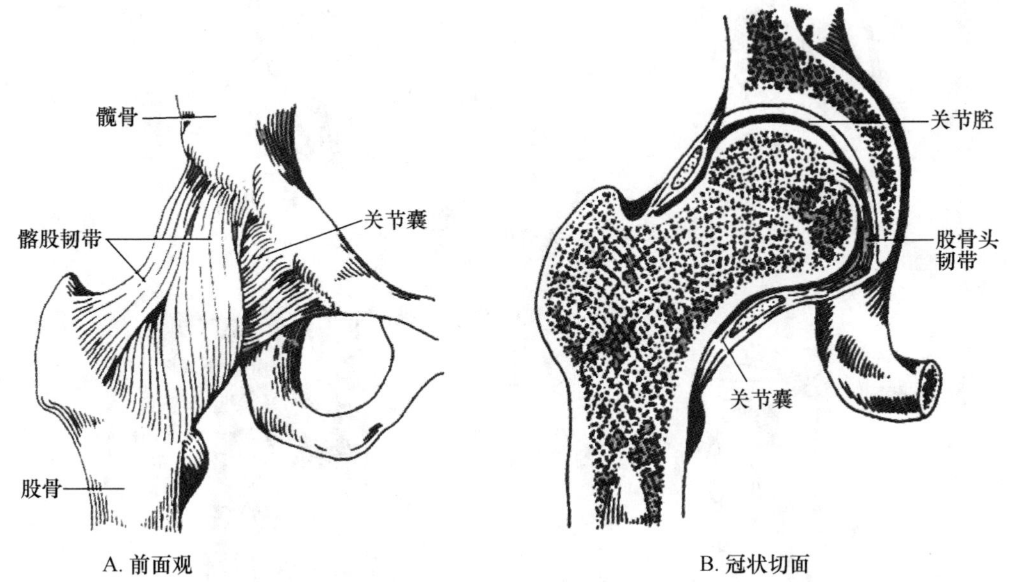

图 3-18 髋关节

3. **膝关节（单关节）** 由股骨下端，胫骨上端，髌骨及周围的关节囊，囊内（前、后交叉韧带）、外韧带和半月板构成（图 3-19、图 3-20）。

4. **踝关节（复合关节）** 由胫骨、腓骨下端，距骨及周围的关节囊和韧带构成（图 3-21）。

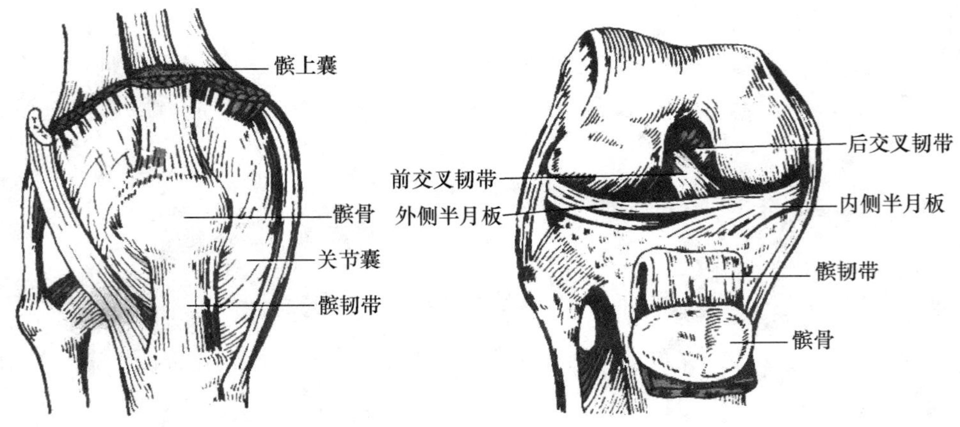

A. 前面观　　B. 关节腔内结构

图 3-19　膝关节前面观与关节腔内结构

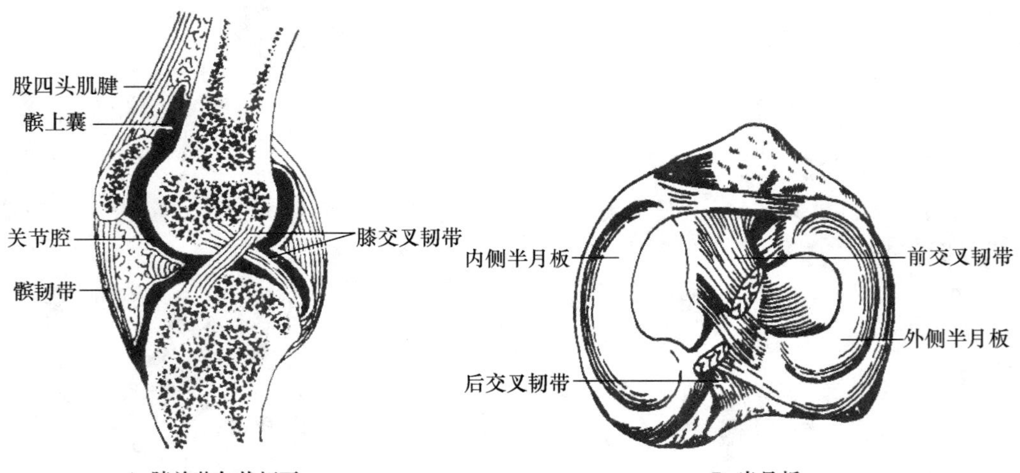

A. 膝关节矢状切面　　B. 半月板

图 3-20　膝关节矢状切面、半月板

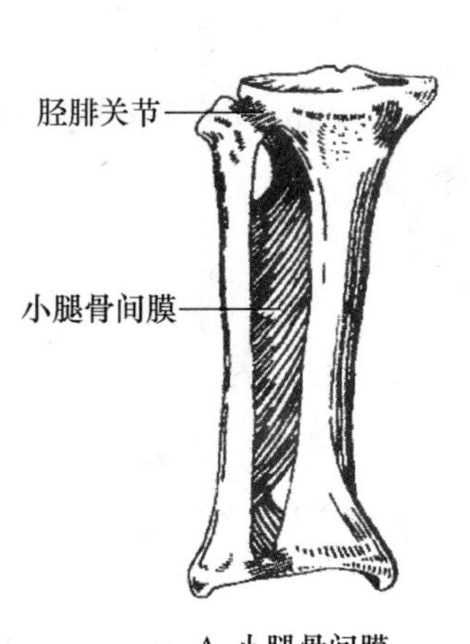

A. 小腿骨间膜

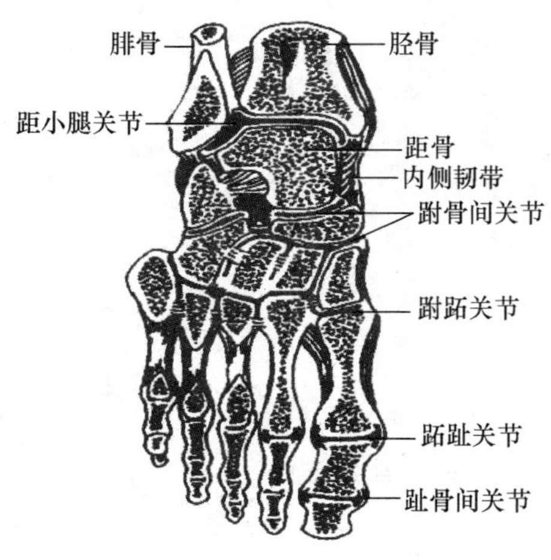

B. 踝、足关节

图 3-21　踝关节

5. **足弓**　是由跗骨和跖骨借韧带紧密连接而成，以维持足底呈足弓状（纵弓和横弓），主要是保护足底通过的血管和神经（图 3-22）。

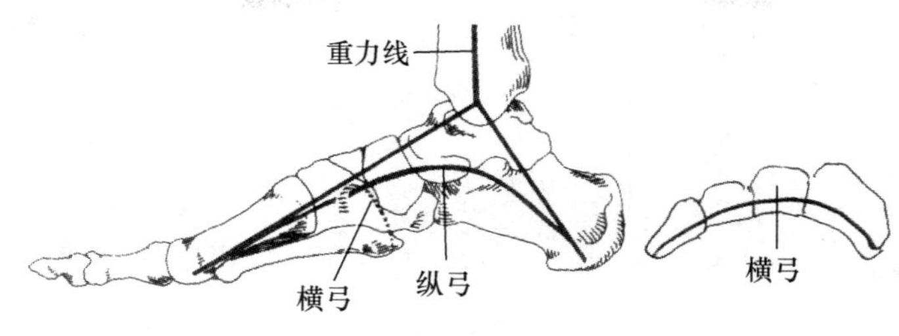

图 3-22　足弓

三、躯干骨连结

躯干骨通过连结形成两个结构，即脊柱和胸廓，与下肢带骨间构成盆骨。

（一）脊柱

1. **连结各部椎骨的结构**　①韧带：包括前纵韧带、后纵韧带、棘上韧带、棘间韧带和黄韧带（图 3-23、图 3-24）；②椎间盘（纤维环和髓核）；③椎间关节（上、下关节突和关节囊）（图 3-23）。

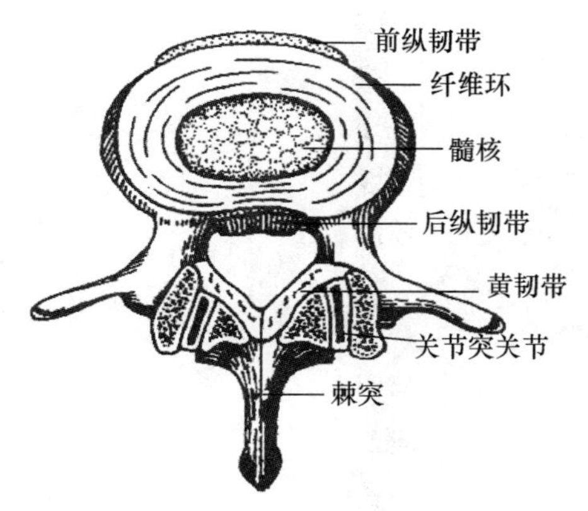

图 3-23　椎间盘和椎间关节

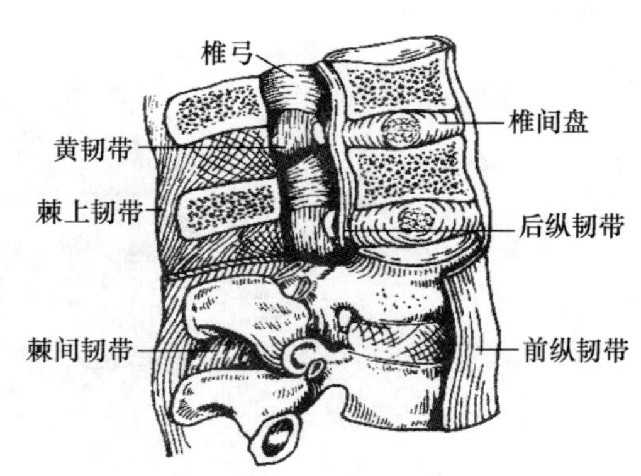

图 3-24　椎骨间的连接

2. **脊柱整体观**（图 3-25）

（1）前面观：自上而下是直的，椎体先由小到大，再由大到小。

（2）后面观：同前面观。

（3）侧面观：自上而下依次为向前凸的颈曲、向后凸的胸曲、向前凸的腰曲和向后凸的骶曲。

（二）胸廓

由 12 对肋骨、12 块胸椎、1 块胸骨及由软骨形成的肋弓构成（图 3-26）。

胸廓的整体观：成人胸廓呈现前后略扁、横径大于前后径的圆锥形，上口小、下口大而不整齐，相邻肋间称肋间隙，第 11～12 肋前端游离于腹肌内，称游离肋。

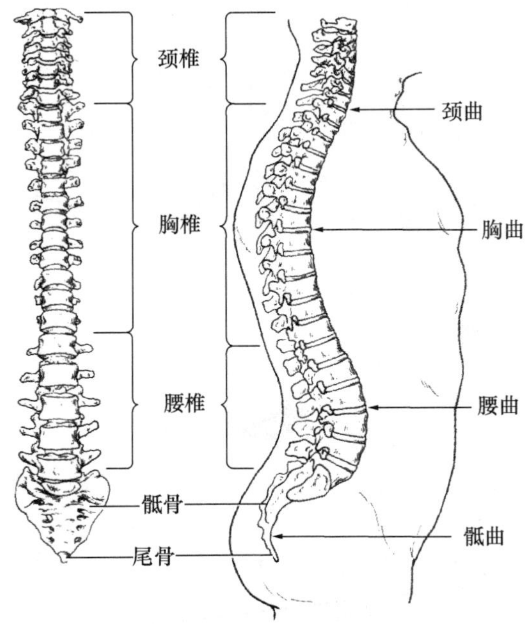

图 3-25　脊柱

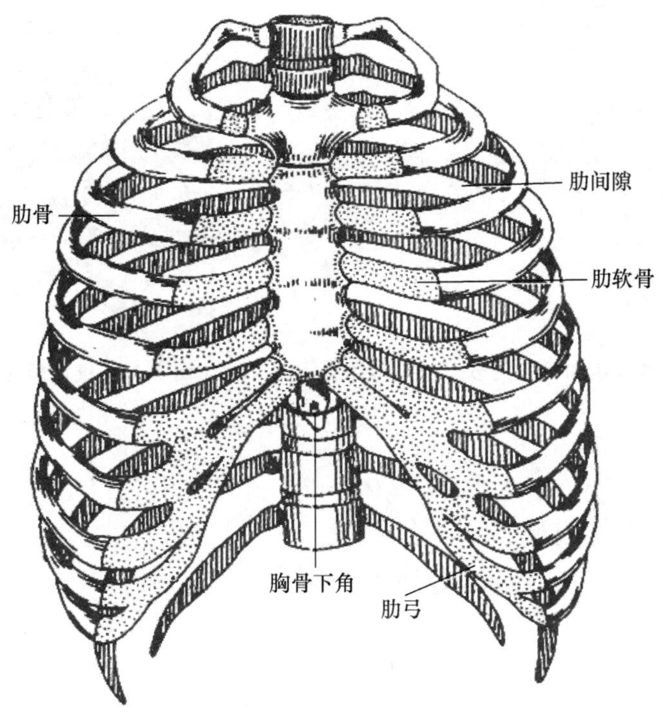

图 3-26　胸廓

（三）骨盆

由骶、尾椎和两侧的髋骨连结而成。自骶岬、弓状线、耻骨梳和耻骨联合上缘形成的环状连线，连线以上是开放性的大骨盆，连线以下是小骨盆，两坐骨结节及前方的耻骨联合下缘至尾骨尖，为骨盆下口（图 3-27）。

1. **骶髂关节** 由骶骨侧面耳状面和髋骨耳状面及前后形成的骶髂前、后韧带，骶棘韧带，骶结节韧带及关节囊构成（属微动关节）（图 3-17）。

2. **耻骨结节和耻骨联合** 耻骨结节是耻骨体上方的突起，耻骨联合是两侧耻骨体相对面之间的纤维软骨。

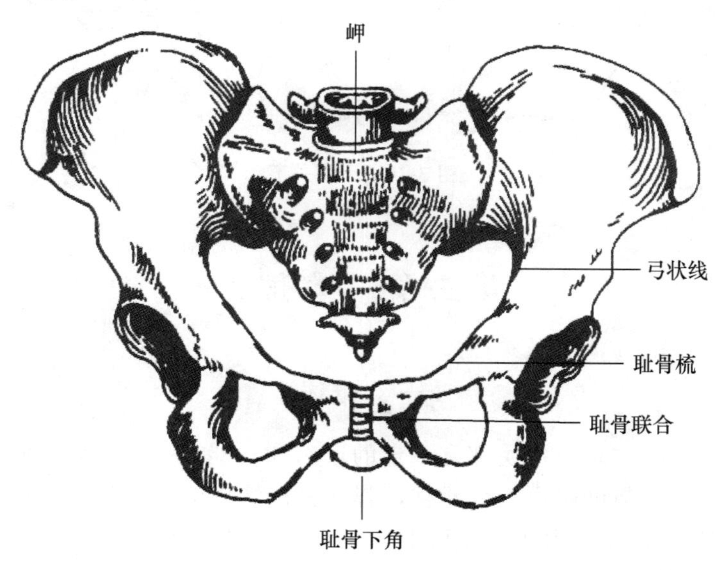

图 3-27 骨盆

（四）颅骨连结

颅骨连结有两种形式，一是缝连结（矢状缝、冠状缝、人字缝、颞鳞缝）；二是唯一的一对关节即**下颌关节**。下颌关节由下颌关节突与颞骨下方的下颌关节窝及其周围的关节囊和囊内、外韧带构成（图 3-28）。

注：全身重要的骨性标志

（一）头部

眉弓、颧弓、枕外隆凸、乳突。

（二）胸部

颈静脉切迹、胸骨角、胸骨下角、剑突、锁骨、肋骨。

（三）背部

第 7 颈椎棘突及全部胸、腰椎棘突，肩胛下角，肩胛冈，肩峰。

（四）四肢部

1. **上肢** 肱骨内、外上髁，尺骨鹰嘴，桡、尺骨茎突。

2. **下肢** 髂嵴，髂前上棘，髂后上棘，骶角，骶岬，耻骨结节，耻骨联合上、下缘，坐骨结节，股骨头，股骨内、外侧髁，髌骨，胫骨粗隆，胫骨前嵴，腓骨头，内、外踝，跟结节。

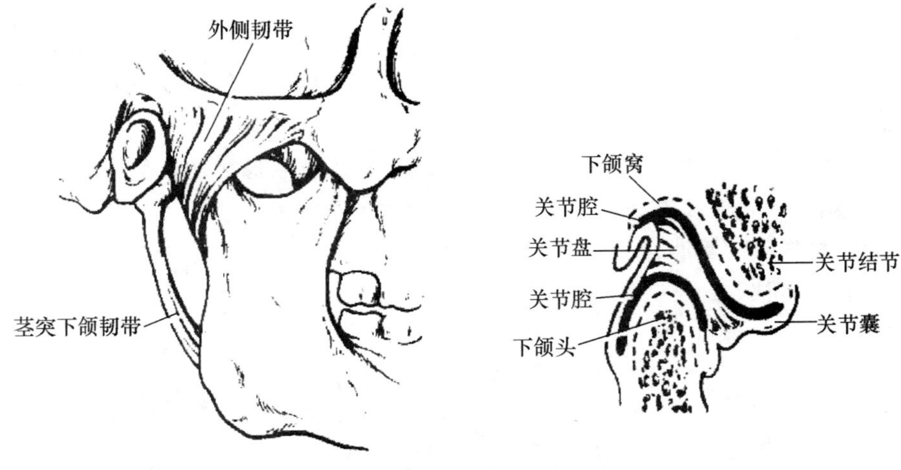

图 3-28　下颌关节

第三节　骨骼肌

一、概述

全身肌约有 600 多块，每块都有一定的形态和功能，都有血管、淋巴分布，并有神经支配，故每块肌肉可视为一个器官，若失去血液供应会导致肌坏死（其他器官也如此），失去神经支配则导致肌萎缩和瘫痪。

（一）肌的形态

全身肌根据形态可分为四种，即长肌、短肌、扁肌和轮匝肌（图 3-29）。

（二）肌的结构

肌由肌腹和肌腱构成。肌腹位于中部，由骨骼肌组织构成，具收缩功能，是肌的动力部分；肌腱位于两端，是附着于骨的部分，起牵引作用。长肌肌腱呈圆索状，扁（阔）肌肌腱呈扁膜状，亦称**腱膜**（图 3-29）。

（三）肌的辅助结构

1. **筋膜**　筋膜分浅筋膜和深筋膜两类（图 3-30）。

（1）**浅筋膜**：位于皮下，与皮肤共同包被人体外面，是疏松结缔组织，含脂肪（皮下脂肪）、血管（皮下浅静脉）、淋巴管、神经等。临床静脉输液即选择肢体皮下浅静脉（图 3-27）。

（2）**深筋膜**：由致密结缔组织构成，形成肌间隔和血管神经鞘，向深部固定于骨（图 3-30）。

2. **滑膜囊**　是双层密闭的结缔组织囊状垫，双层间为滑膜腔，滑膜腔内有滑液。滑膜囊位于大关节肌腱与骨面之间，其作用是减少摩擦。

3. **腱鞘**　是包绕肌腱远端的鞘状结构（位于手和足部）。其结构由外纤维层和其内的滑膜层构成，滑膜层形成双层套管状包于腱的外面。双层滑膜间隙中有滑膜产生的滑液，肌运动时肌腱在套管内滑动（图 3-31）。

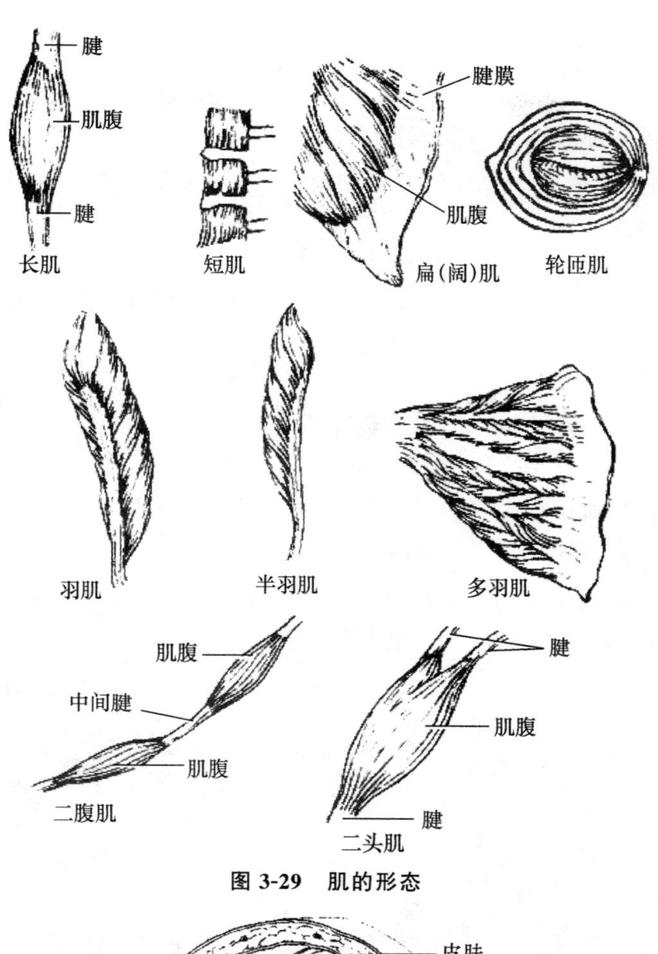

图 3-29 肌的形态

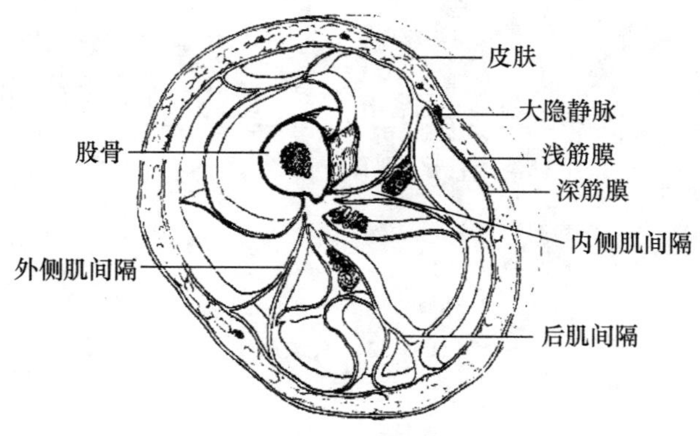

图 3-30 筋膜

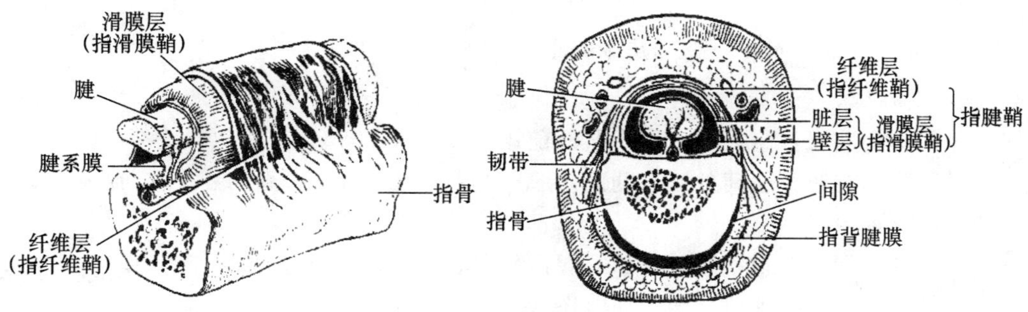

图 3-31 腱鞘

二、头肌

由咀嚼肌和表情肌构成（图 3-32）。

头肌
- **咀嚼肌**：颞肌，咬肌，翼内、外肌（受三叉神经支配）
- **表情肌**（受面神经支配）
  - 眼轮匝肌、口轮匝肌
  - 额肌、枕肌
  - 提上唇肌、颧肌、颊肌、颈阔肌
  - 降下唇肌、颏肌

三、颈肌

（一）浅群

有颈阔肌，胸锁乳突肌，舌骨上、下肌群。

（二）深群

有前、中、后斜角肌（前、中斜角肌与第 1 肋之间的三角形间隙称斜角肌间隙，有锁骨下动脉和臂丛神经通过）和肩胛提肌（图 3-32）。

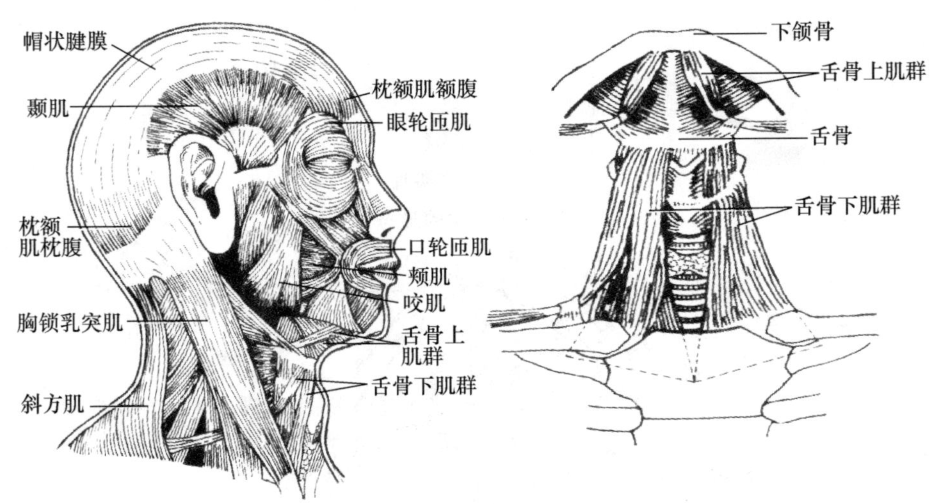

图 3-32　头颈肌

四、躯干肌

由胸肌、腹肌、背肌、膈肌和盆底肌等构成。

（一）胸肌

胸肌
- 胸上肢肌：胸大肌、胸小肌、前锯肌
- 胸固有肌：肋间外肌、肋间内肌、膈肌（图 3-33）

（二）腹肌

腹肌
- 前外侧群：包括腹外斜肌、腹内斜肌、腹横肌、腹直肌
- 后群：有腰大肌和腰方肌（图 3-34、图 3-35）

腹直肌鞘：为包裹腹直肌的纤维性鞘。它由腹前外侧三层扁肌的腱膜构成（图3-34、

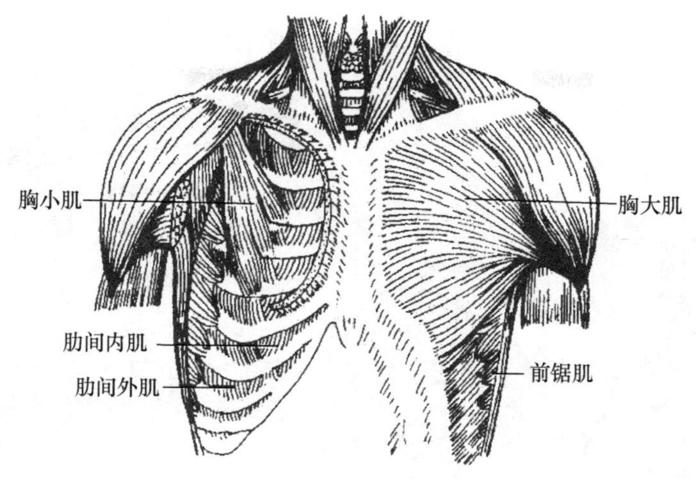

图 3-33 胸肌

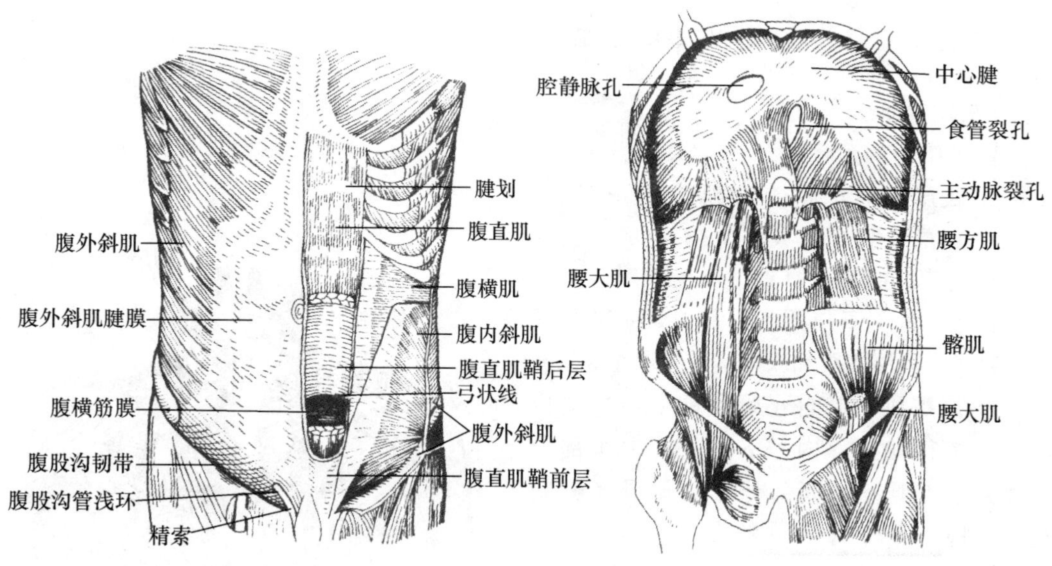

图 3-34 腹肌

图 3-35）。腹直肌鞘分前、后两层，前层完整，并与腹直肌的腱划紧密结合；后层不完整，在脐与耻骨联合连线的上、中 1/3 交界平面附近，形成一条凹向下的弧形游离缘，称**弓状线**。自弓状线以下，腹直肌的后面直接与腹横筋膜相贴。

腹股沟管：位于腹股沟韧带内侧半的稍上方，是腹前外侧壁下部肌和腱膜之间的斜行间隙，长 4～5 cm。腹股沟管由内、外两口和内、外、上、下四壁组成；内口称腹股沟管**深环**（腹股沟管腹环），位于腹股沟韧带中点上方约 1.5 cm 处，由腹横筋膜形成；外口即腹股沟管**浅环**。男性的腹股沟管有精索通过，女性则有子宫圆韧带通过。腹股沟管是腹壁结构的薄弱区，在特殊情况下，腹腔内容物可由此突出，形成腹股沟疝（图 3-34）。

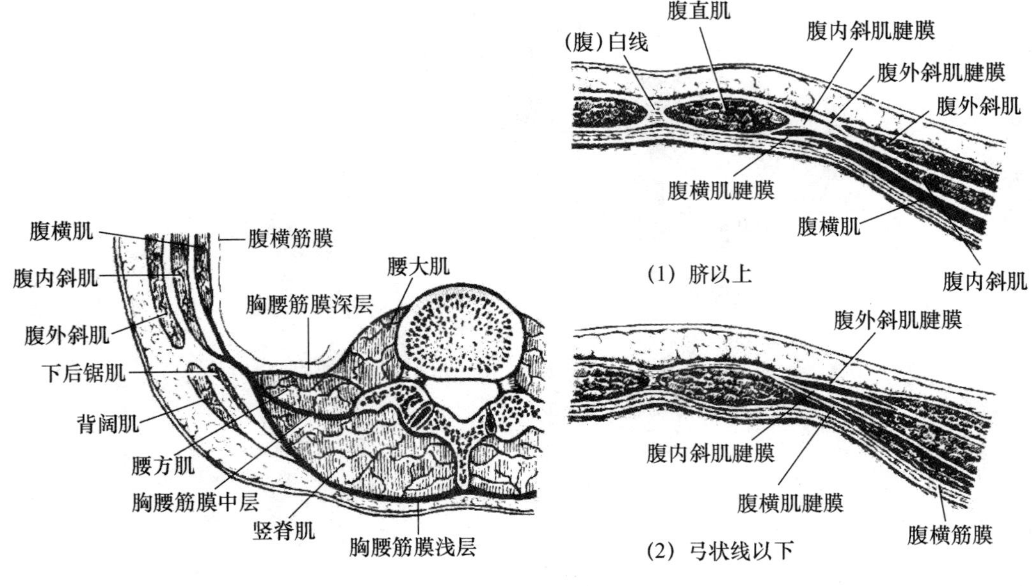

图 3-35 腹肌横切面（示腹直肌鞘）

（三）背肌

位于躯干的后面，分浅、深两层。

1. **浅层** 斜方肌、背阔肌、菱形肌

2. **深层** 竖脊肌（图 3-36）

（四）盆底肌

位于小骨盆下口附近，其中最重要的是肛提肌、会阴深横肌和尿道括约肌（图 3-37）。

1. **肛提肌** 起自小骨盆前外侧壁的内面，肌束行向后、内、下方，其中小部分肌束到达直肠壁，大部分止于尾骨及其附近的结构，并与对侧同名肌在中线相互汇合，封闭小骨盆下口的大部分（图 3-37）。肛提肌有承托盆腔器官和协助肛门括约肌紧缩肛门的作用。

2. **会阴深横肌** 位于小骨盆下口的前下部（图 3-37），肌束横行，两侧附着于坐骨支。

3. **尿道括约肌** 位于会阴深横肌的前方（图 3-37），肌束围绕尿道膜部，在女性则围绕尿道和阴道，此肌有紧缩尿道和阴道的作用。

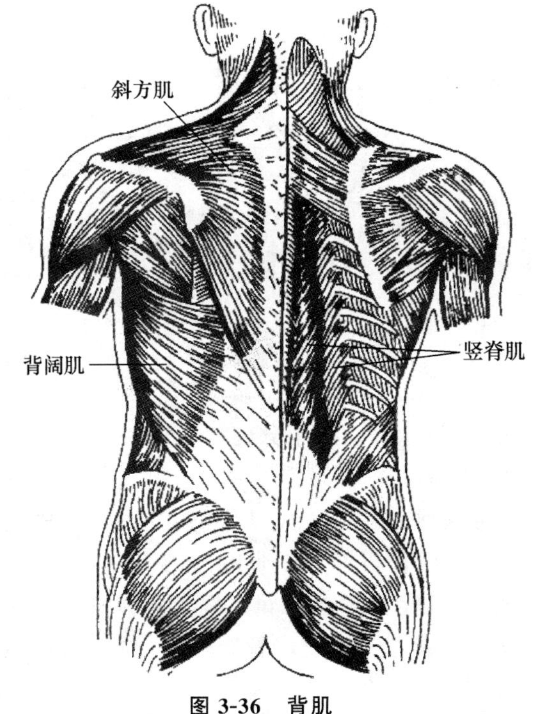

图 3-36 背肌

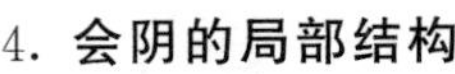

4. **会阴的局部结构**

（1）**盆膈**：由两侧肛提肌以及覆盖在它们上、下面的筋膜构成。

（2）**尿生殖膈**：由会阴深横肌，尿道括约肌，以及覆盖在它们上、下面的筋膜共同组成。尿生殖膈呈三角形，在前下方封闭小骨盆下口，其中部有尿道穿过。在女性尿道的后方，尚有阴道穿过。

盆膈和尿生殖膈共同封闭小骨盆下口，都具有承托盆腔器官的功能。

坐骨窝：旧称坐骨直肠窝，是盆膈外下方、尖向上的楔形凹窝，其内充满脂肪，并有血管和神经等通过，是肛门周围脓肿的易发部位。

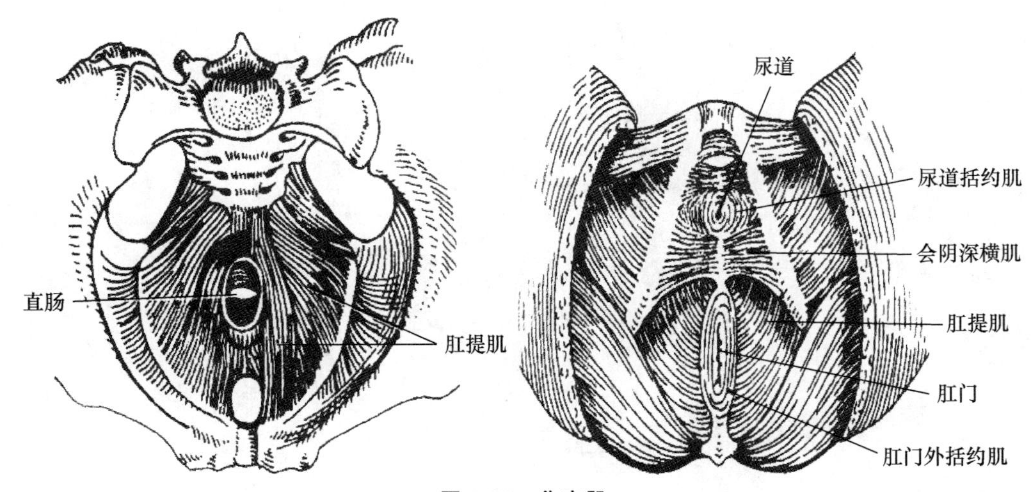

图 3-37　盆底肌

五、四肢肌

（一）上肢肌

包括肩肌、臂肌、前臂肌和手肌。

1. **肩肌**　包括三角肌（肌内注射部位），冈上、下肌，大、小圆肌，肩胛下肌（图 3-38）。

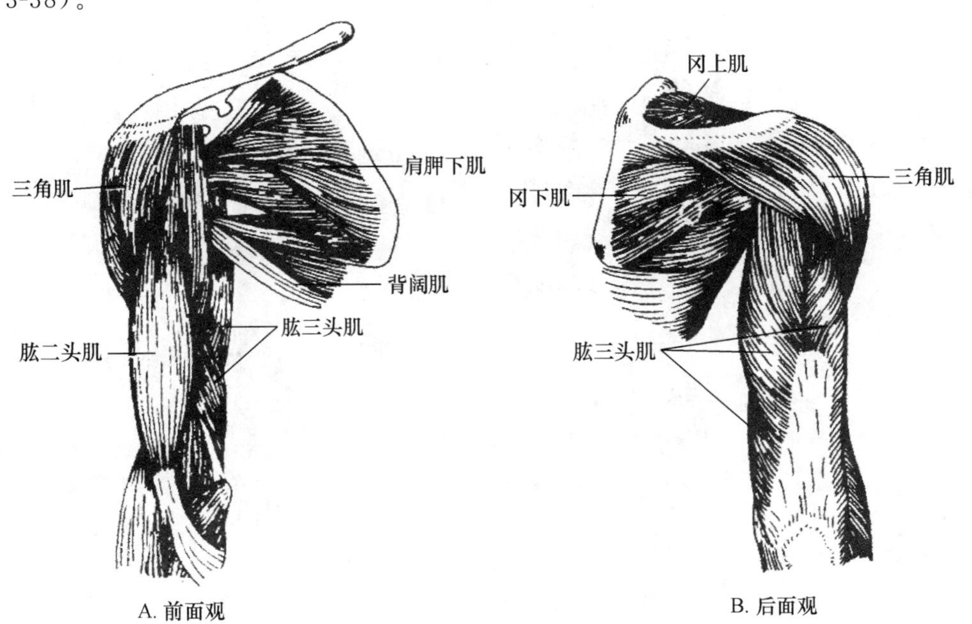

图 3-38　肩、臂肌

2. **臂肌** 分前群和后群（图 3-38）。

（1）**前群**：包括肱二头肌、喙肱肌和肱肌。

（2）**后群**：即肱三头肌。

3. **前臂肌** 位于桡骨、尺骨周围，分前群和后群，主要是运动关节。前群是屈腕关节、屈掌指关节和指间关节。后群是伸腕关节、伸掌指关节和指间关节（图 3-39、图 3-40）。

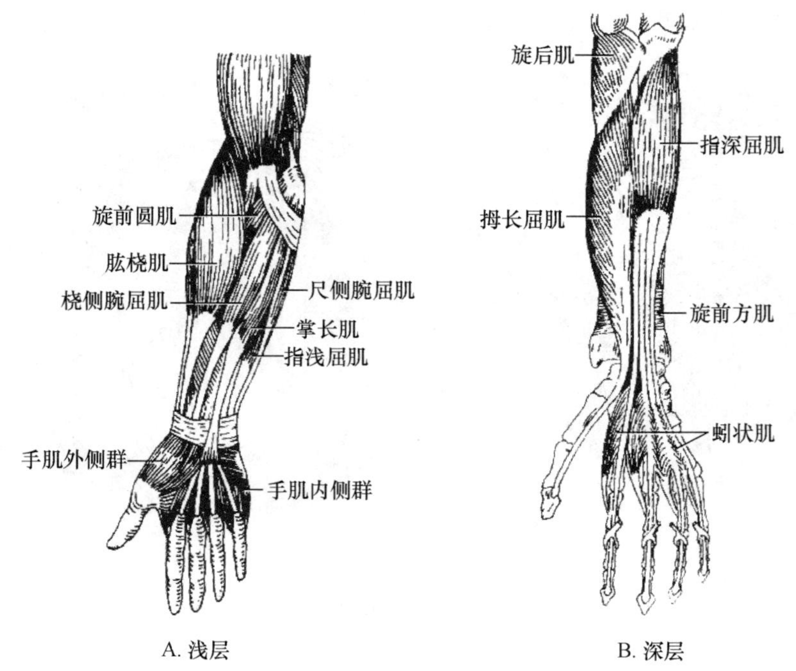

A. 浅层 B. 深层

图 3-39 前臂肌和手肌

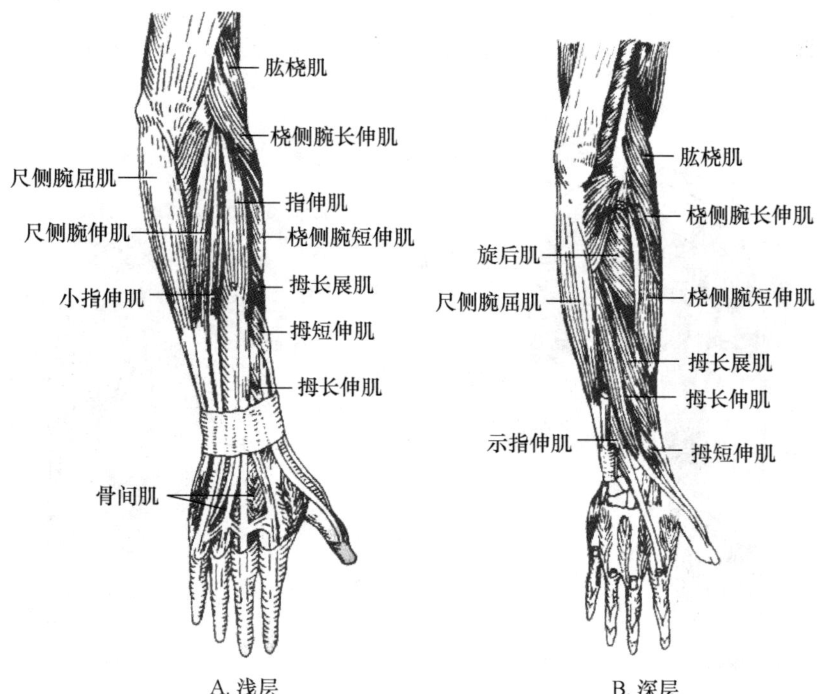

A. 浅层 B. 深层

图 3-40 前臂后群肌

(二) 下肢肌

包括髋肌、大腿肌、小腿肌和足肌。

1. 髋肌

前群：主要包括髂腰肌、阔筋膜张肌和闭孔肌。

后群：主要包括臀大、中、小肌和梨状肌（图 3-41、图 3-42）。

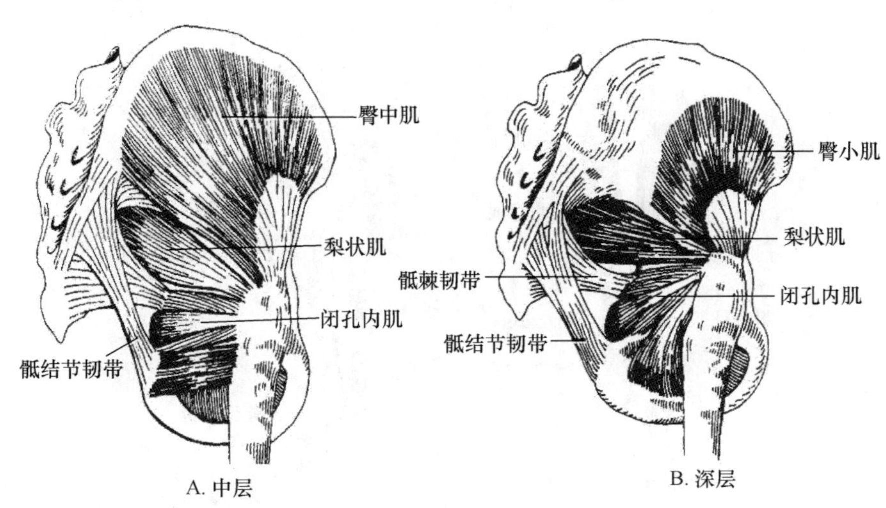

图 3-41 髋肌后群

2. 大腿肌

前群：主要包括缝匠肌和股四头肌。

内侧群（内收肌群）：主要包括大收肌、小收肌、长收肌、短收肌、股薄肌、耻骨肌和髌肌。

后群：主要包括半膜肌、半腱肌、股二头肌（图 3-42）。

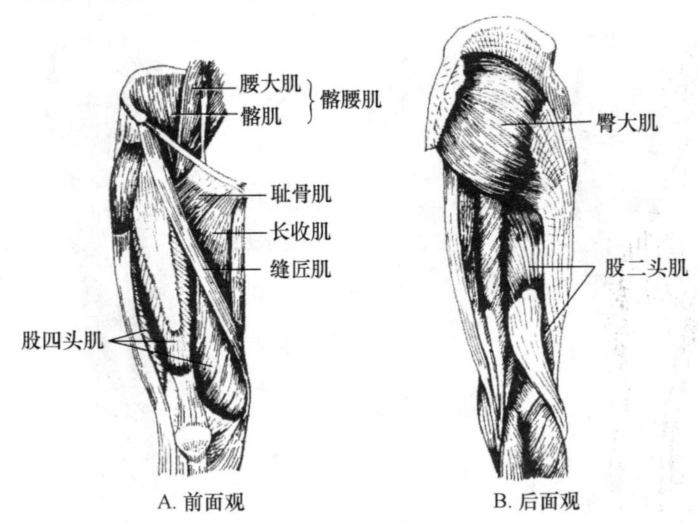

图 3-42 髋肌和大腿肌

3. 小腿肌

前群：包括胫骨前肌、拇长伸肌、趾长伸肌。

外侧群：包括腓骨长肌、腓骨短肌。

后群{浅层：小腿三头肌（腓肠肌、比目鱼肌）。
深层：拇长屈肌、胫骨后肌和趾长屈肌（图 3-43、图 3-44）。

4. **足肌**　分背肌和足底肌（图 3-43、图 3-44）。

足背肌作用是伸趾；足底肌分内侧群、中间群和外侧群，作用是屈趾。

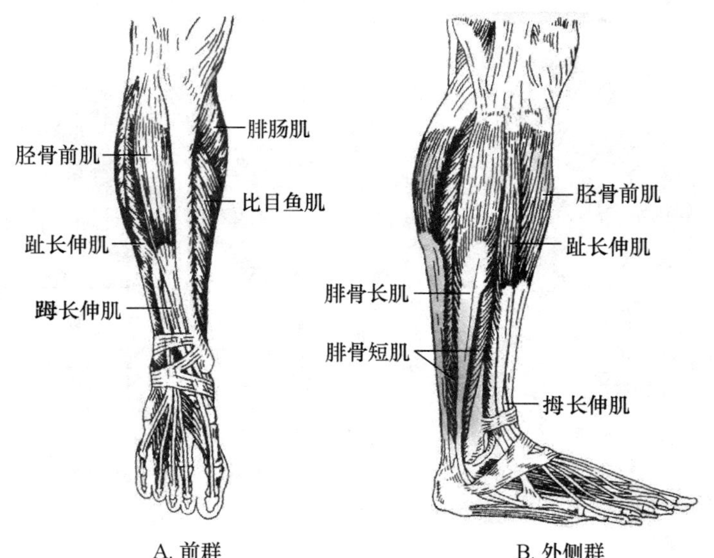

A. 前群　　B. 外侧群

图 3-43　小腿肌前群和外侧群

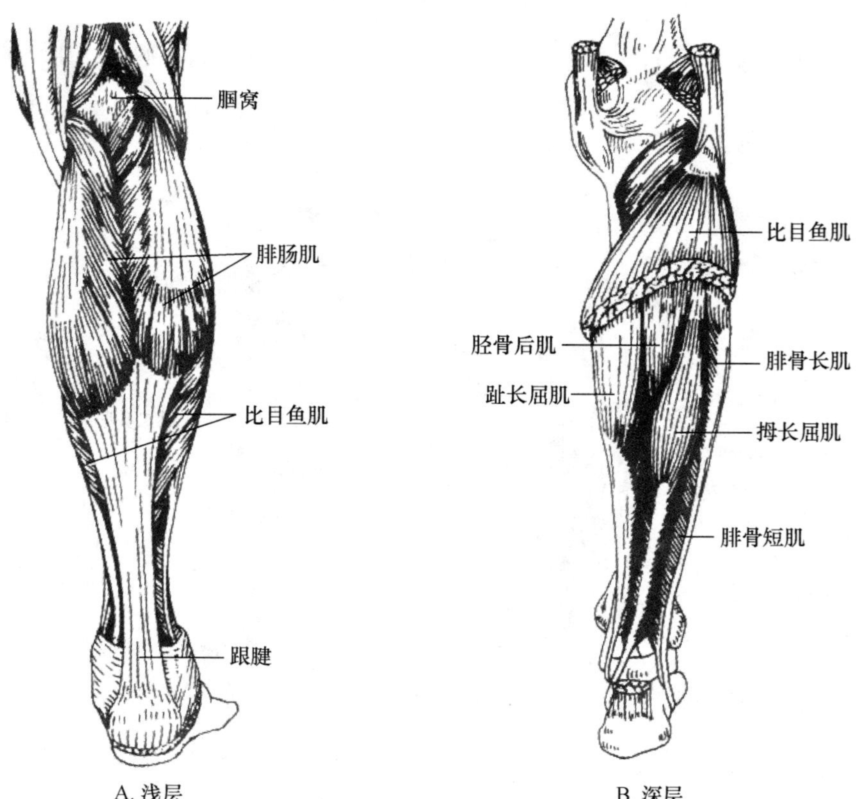

A. 浅层　　B. 深层

图 3-44　小腿后群肌

附：全身肌性标志

（一）头颈部

胸锁乳突肌、咬肌。

（二）躯干

胸大肌、竖脊肌。

（三）上肢

三角肌、肱桡肌肌腱、肱二头肌肌腱、桡侧腕屈肌肌腱、掌长肌肌腱、大鱼际、小鱼际。

（四）下肢

臀大肌、股二头肌（内、外侧头）、腓肠肌（内、外侧头）、小腿三头肌及肌腱（跟腱）。

护理应用

1. 借骨性标志确定临床操作应用点。数脉搏的触脉点位于桡骨远端与桡侧腕屈肌肌腱近侧；颈动脉搏动点位于胸锁乳突肌中点平下颌角处；股动脉搏动位于腹股沟中点下方；根据胸骨角平对第 2 肋可进行肋骨计数；腰椎穿刺部位位于第 3～4 腰椎之间，可根据第 7 颈椎棘突为标志确定位置；骨髓穿刺部位位于髂前上棘或髂后上棘；颈静脉穿刺点位于锁骨上切迹与乳突前方凹陷顶点的连线与甲状软骨水平线的交点。

2. 借肌性标志测血压时，于臂部将听诊器听头置于肱二头肌腱的稍内侧，听到肱动脉的搏动；肩部肌内注射选择三角肌外侧区；臀部注射选择臀大肌外上区（图 3-45)。

3. 压疮多发部位：肩胛冈区、髂后上棘区、骶中嵴区。

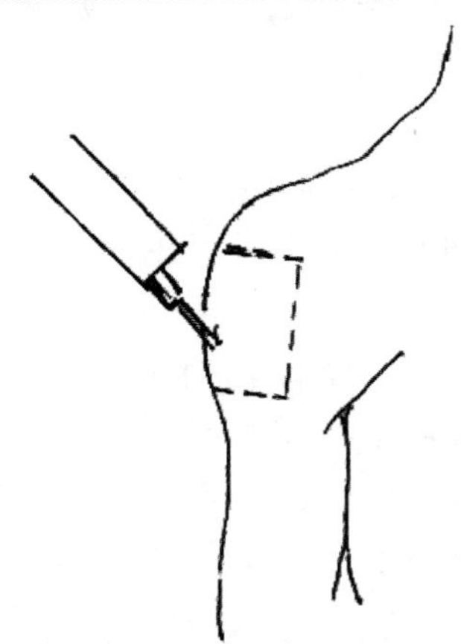

A. 三角肌注射部位

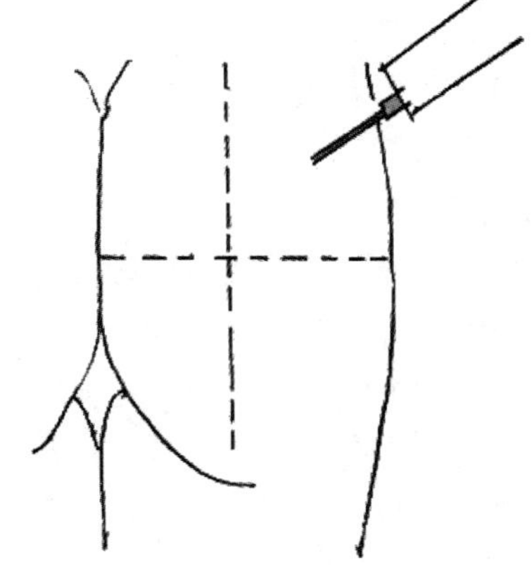

B. 臀大肌注射部位

图 3-45 临床肌内注射部位

【一章一练】

一、名词解释

1. 胸骨角　2. 鼻旁窦　3. 腹股沟管　4. 颅囟　5. 骶角

6. 椎间孔　7. 翼点　8. 椎间盘　9. 耻骨联合　10. 腹股沟韧带

二、填空题

1. 运动系统由________、________和________构成。
2. 骨主要由________、________和________构成。
3. 根据骨的外形可分为________、________、________和________。
4. 关节的基本结构由________、________和________构成。
5. 脊柱的四个生理弯曲是________、________、________和________。
6. 骨的发生中有两种形式，即________和________。
7. 膈肌上有________、________和________等三个裂孔。
8. 腹股沟管中男性有________通过，女性有________通过。
9. 两侧肩胛下角的连线平对________肋；两侧髋岬最高点的连线平对________腰椎棘突。
10. 肌内注射部位常选择________区和________区。

三、选择题

1. 运动系统包括
   A. 骨、关节与骨骼肌
   B. 骨与肌
   C. 骨连结与肌
   D. 骨、骨连结与骨骼肌
   E. 骨、关节、韧带
2. 具有造血功能的是
   A. 骨密质
   B. 红骨髓
   C. 黄骨髓
   D. 关节
   E. 骨膜
3. 下列说法错误的是
   A. 一般长骨发生均为软骨化骨
   B. 颅骨发生为膜化骨
   C. 骨中的钙盐决定骨的硬度和脆性
   D. 骨中有机物决定骨的韧性和弹性
   E. 骨质就是骨的构造
4. 关节的基本结构包括
   A. 关节面、关节囊、关节腔
   B. 关节囊、韧带、关节盘
   C. 关节面、关节囊、韧带
   D. 关节囊、韧带、关节腔
   E. 关节面、关节盘、关节囊
5. 关于脊柱生理弯曲，正确的是
   A. 颈曲凸向后、胸曲凸向前
   B. 颈曲凸向前、胸曲凸向后
   C. 胸曲凸向前、腰曲凸向后
   D. 腰曲凸向前、骶曲凸向前
   E. 颈曲凸向前、腰曲凸向后
6. 胸骨角两侧平对
   A. 第 1 肋骨
   B. 第 2 肋骨
   C. 第 3 肋骨
   D. 锁骨
   E. 第 2 胸椎
7. 关于胸廓的描述错误的是
   A. 胸廓由胸骨、肋骨、胸椎连结而成
   B. 胸廓上口小、下口大
   C. 横径大于前后径
   D. 成前后略扁的锥体形
   E. 胸廓下缘整齐
8. 下列不属于骨性标志的是
   A. 颧弓
   B. 乳突
   C. 胸骨角
   D. 颈静脉切迹
   E. 椎体
9. 不参与组成大小骨盆线的是

A. 骶岬
B. 弓状线
C. 耻骨梳
D. 耻骨下角
E. 耻骨联合上缘

10. 肌的辅助结构不包括
A. 腱划
B. 滑膜囊
C. 腱鞘
D. 浅筋膜
E. 深筋膜

11. 静脉输液时选择的静脉在
A. 皮肤内
B. 深筋膜下
C. 肌间隔中
D. 肌内
E. 皮下浅筋膜内

12. 易发生褥疮部位不包括
A. 胸前壁
B. 肩胛冈区
C. 骶中嵴区
D. 肩胛下角区
E. 髂后上棘区

13. 肌内注射常选择
A. 三角肌区和臀大肌区
B. 腓肠肌区
C. 大腿前群肌区
D. 腹肌区
E. 背肌区

14. 髂嵴最高点平对
A. 第 1 腰椎棘突
B. 第 2 腰椎棘突
C. 第 3 腰椎棘突
D. 第 4 腰椎棘突
E. 第 5 腰椎棘突

15. 临床触脉点常选择在
A. 桡骨远端与肱桡肌肌腱间
B. 桡骨体与掌长肌之间
C. 肱二头肌腱鞘内侧
D. 肱二头肌与肱肌之间
E. 尺侧肌与尺骨远端之间

四、简答题

1. 简述运动系统组成，各组成在运动中起的作用。
2. 简述筋膜。
3. 呼吸肌有哪些？它们如何调节呼吸运动？
4. 简述骨性副鼻窦。
5. 简述骨盆。

学习要求

1. 结合教材认真做好“一章一练”，及时进行实验，每章课程结束后即进行测试，以检测学习效果，使所学知识得以巩固。

2. 要认真对照书中插图，深刻理解“学习目标”规定的内容，并认真理解“护理应用”的提示，有针对性地上好运动系统实验课，重点观察骨性标志和肌性标志，把人体结构知识与护理专业有机地联系起来。

3. 描绘插图。

（回 旭）

第四章 消 化 系 统

学习目标

掌握：消化系统的组成，消化管和消化腺的形态、位置、结构。

熟悉：胸、腹部标志线，腹部分区。

了解：消化管壁及消化腺的组织结构。

第一节 概述

一、人体胸、腹部体表标志线及腹部分区

（一）胸部标志线

1. **前、后正中线** 身体前、后面正中的垂线。

2. **胸骨线** 沿胸骨外侧缘所作的两条垂线。

3. **锁骨中线** 通过锁骨中点向下所作的垂线。

4. **腋前线** 于腋前襞向下所作的垂线。

5. **腋后线** 于腋后襞向下所作的垂线。

6. **腋中线** 于腋窝中点向下所作的垂线。

7. **肩胛线** 于肩胛下角向下所作的垂线。

（二）腹部的划线及分区

1. **划线** “井”字形线和“十”字形线。

（1）**“井”字形线**：即左、右两条纵线和上、下两条横线，左、右两条纵线是通过腹股沟韧带中点向上的垂直线；上、下两条横线分别是通过两肋弓最低点和两髂嵴最高点的横行线。将腹部分为九个区（九分法）（图 4-1A）。

（2）**“十”字形线**：即经脐划一正十字线，将腹部分为四个区（四分法）（图 4-1B）。

2. **分区**

（1）**九分法**：由“井”字形线将腹部分为九个区，即左、右季肋区，左、右腰区，左、右腹股沟区和腹上区，脐区，腹下区（图 4-1A）。

（2）**四分法**：由“十”字形线将腹部分为四个区，即左、右上腹部和左、右下腹部（图 4-1B）。

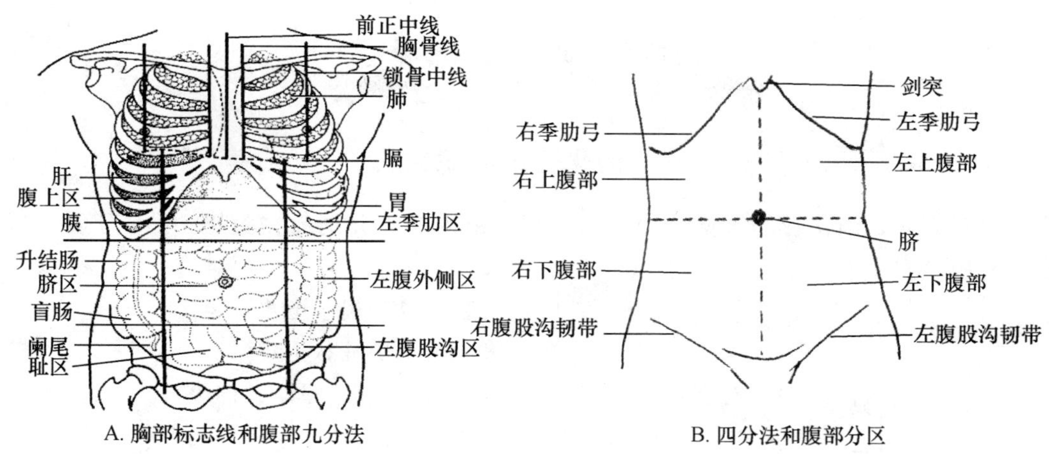

A. 胸部标志线和腹部九分法　　B. 四分法和腹部分区

图 4-1　人体体表标志线和腹部分区

二、消化系统组成

- 消化系统（图 4-2）
  - 消化管
    - 上消化道：口腔、咽、食管、胃、十二指肠
    - 下消化道：小肠（空肠、回肠）、大肠（盲肠、升结肠、横结肠、降结肠、直肠）、肛门
  - 消化腺
    - 消化腺组织：位于消化管壁内
    - 消化腺器官：唾液腺、肝、胰

- 消化
  - 物理性消化
  - 化学性消化

- 吸收
  - 胃、小肠、大肠、直肠均有吸收功能
  - 人体的主要营养在空肠、回肠吸收，大肠主要吸收水分

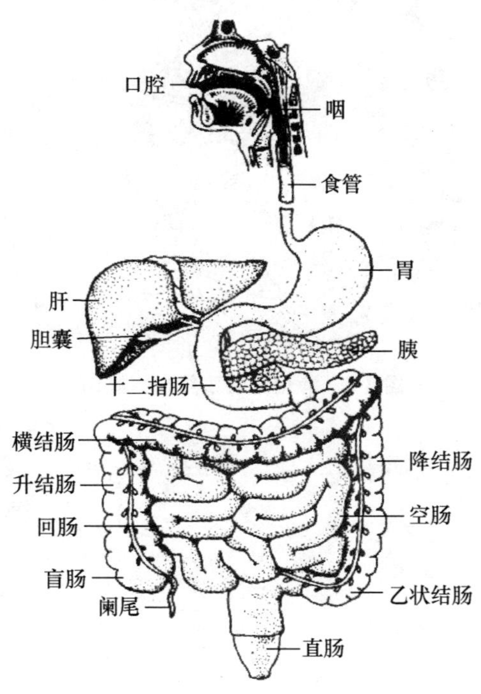

图 4-2　消化系统组成

第二节 消化管

一、消化管的组织结构

除口腔外，消化管的管壁结构分为四层，由内向外分别为黏膜层、黏膜下层、肌层和外膜（图 4-3）。

- 消化管壁
  - 黏膜层
    - 黏膜上皮
      - 口腔、咽、食管为复层扁平上皮
      - 胃、小肠、大肠为单层柱状上皮
    - 固有层：疏松结缔组织，内有血管、腺体、神经、淋巴管和淋巴组织
    - 黏膜肌层：为 1～2 层平滑肌
  - 黏膜下层：疏松结缔组织，内有血管、淋巴管、黏膜下神经丛
  - 肌层
    - 胃：有内斜行、中环行、外纵行三层平滑肌
    - 小肠、大肠：内环行、外纵行平滑肌
    - 食管：上 1/3 为骨骼肌，中 1/3 为混合肌，下 1/3 为平滑肌
  - 外膜
    - 纤维膜：食管（颈、胸段以上）、大肠末段
    - 浆膜：食管腹腔段、胃、小肠、部分大肠

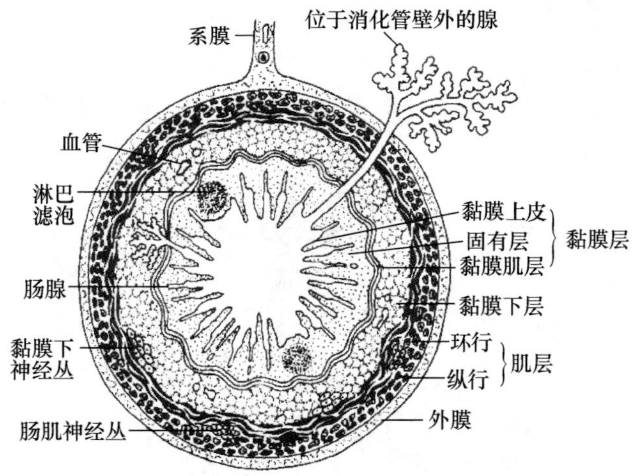

图 4-3 消化管组织结构模式图

二、口腔

（一）口腔的界限

- 口腔
  - 上界：腭
  - 下界：口底及舌
  - 前界：唇
  - 后界：咽峡
  - 侧界：颊

牙弓与唇、颊之间的间隙为**口腔前庭**；牙弓及其后部分为**固有口腔**。

(二) 口腔器官

包括唇、颊、腭、牙、舌。

1. **唇和颊** 唇包括上、下唇；两者之间为**口裂**；左右结合处为**口角**；上唇两侧弧形浅沟为**鼻唇沟**；在上唇上方与鼻之间的正中纵行浅沟为**人中**。颊与上颌第二磨牙相对的颊黏膜处，有腮腺导管的开口。

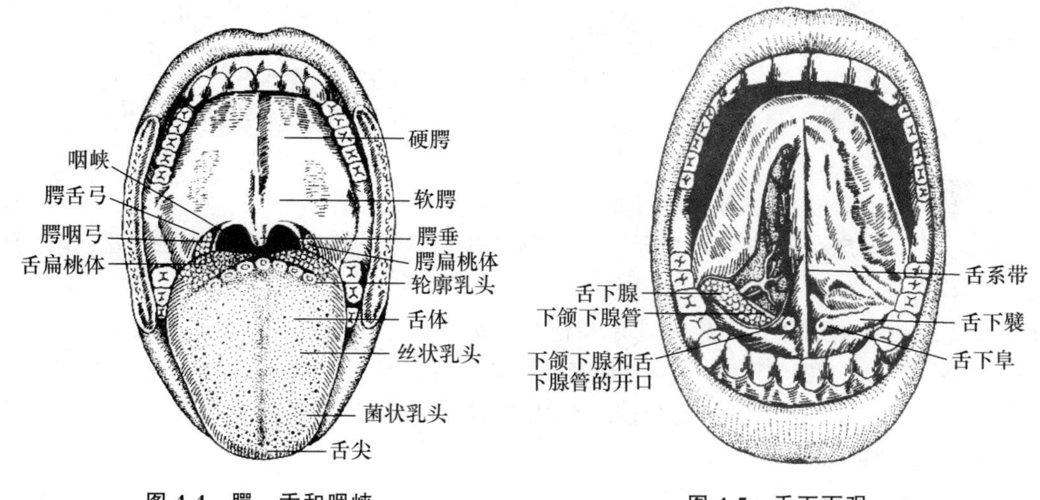

图 4-4 腭、舌和咽峡　　图 4-5 舌下面观

2. **腭** 腭是鼻腔与固有口腔间的分隔，包括硬腭和软腭。**硬腭**是以骨为基础，占前 2/3；**软腭**是以骨骼肌为基础，占后 1/3，而且向后下方倾斜，其游离缘中部下垂形成**悬雍垂（腭垂）**。由悬雍垂向两侧延伸成两对黏膜皱襞，前一对为**腭舌弓**；后一对为**腭咽弓**。两弓与舌根共同围成**咽峡**，是口腔与咽的界限。两弓之间的窝为**扁桃体窝**，内容纳腭扁桃体。

3. **舌** 舌位于口腔底，是肌性器官（骨骼肌），表面被覆黏膜，内部是骨骼肌。具有搅拌食物、协助语言和感受味觉的功能。

（1）**舌的形态、结构**：舌分上、下两面，舌尖、舌体、舌根三部。

舌的上面（舌背）：后部可见“Λ”形的界沟，界沟前 2/3 为舌尖和舌体，后 1/3 为舌根（图 4-4）。

舌的下面：舌尖抬起，可见正中央的**舌系带**，口底部系带两侧有一对小隆起，称**舌下阜**，两侧舌下阜向外各有一条黏膜皱襞，称**舌下襞**（图 4-5）。

（2）**舌的黏膜**：淡红色表面可见许多小突起，称**舌乳头**，按形状可分为四种：丝状乳头、菌状乳头、轮廓乳头和叶状乳头。其中丝状乳头具有一般感觉功能，其他三种乳头内有味觉感受器，称**味蕾**，故能感受味觉。舌根背面有淋巴组织，称**舌扁桃体。**

（3）**舌肌**：为骨骼肌，分舌内肌、舌外肌。**舌内肌**分纵行、横行和垂直三种（图 4-6），可使舌变薄、变窄、缩短。**舌外肌**起自舌外，止于舌内，包括颏舌肌、舌骨舌肌等，一侧收缩使舌尖伸向对侧。

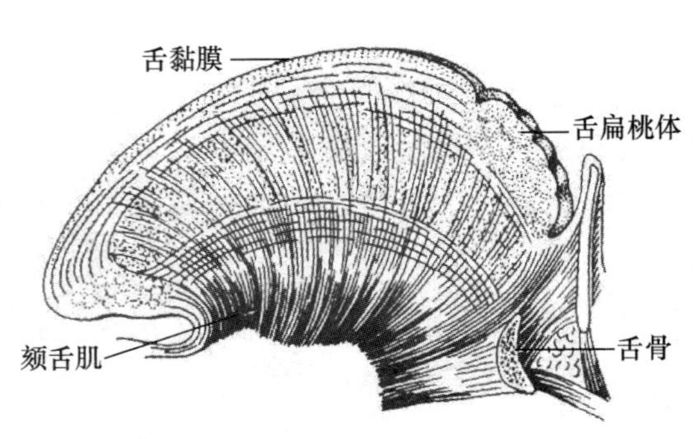

图 4-6　舌的纵切面

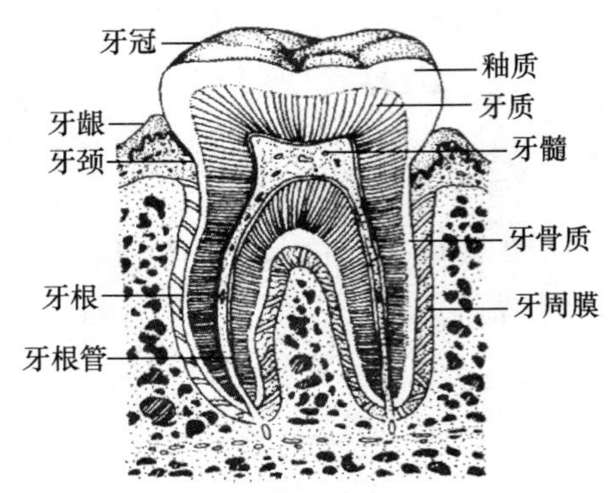

图 4-7　牙的纵切面

4. **牙**　牙位于上、下颌骨的牙槽内。

(1) **牙的形态、结构**：牙有牙冠、牙颈、牙根等结构，牙根由牙周组织固定于牙槽内（图 4-7）。

(2) **牙的分类及牙式**：牙分乳牙和恒牙，**乳牙**一般于出生后 6～7 个月开始萌出，3 岁左右出全，共 20 个。6～7 岁时**恒牙**开始萌出而乳牙开始脱落，12～14 岁全部替换完成，共 32 个。第三磨牙萌出最晚，到成年后才萌出（有的甚至不萌出而埋于牙槽内），故称**迟牙**或**智牙**。

牙的名称、排列及牙式见图 4-8。

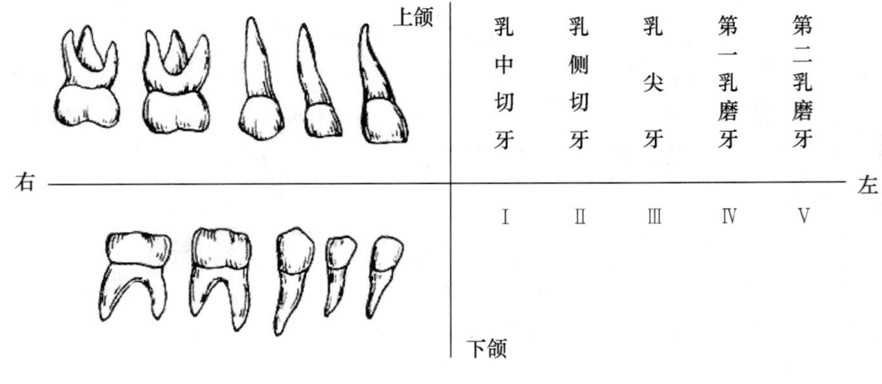

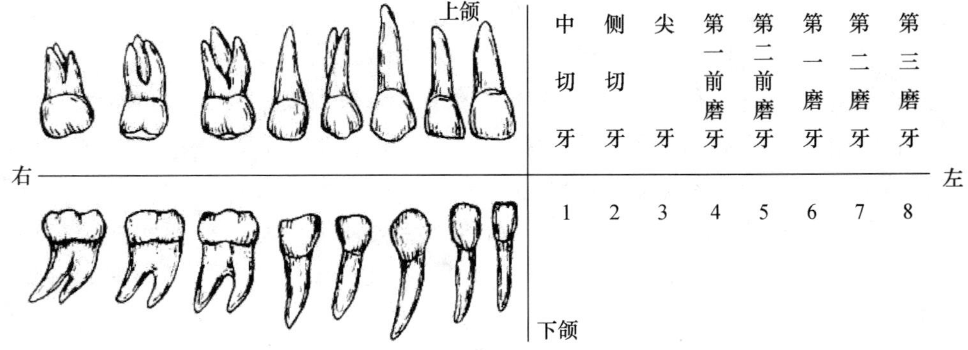

图 4-8　牙的名称、排列及牙式

（3）**牙组织**：由牙釉质、牙本质、牙骨质和牙髓构成。

（4）**牙周组织**：包括牙龈、牙周膜，它们对于牙齿起固定作用。

牙龈是口腔黏膜的一部分，血管丰富，包被牙颈，与深部牙周膜相连；**牙周膜**是位于牙根与牙槽骨之间的疏松结缔组织。

三、咽

咽是前后略扁、上宽下窄的肌性管道，位于第1～6颈椎的前方。咽后壁完整，前壁分别与鼻腔、口腔和喉相对，分别为**鼻咽、口咽**和**喉咽**（图4-9）。

（一）鼻咽

侧壁上有咽鼓管圆枕、咽鼓管咽口和咽隐窝。在顶壁后部黏膜下有丰富的淋巴组织，称**咽扁桃体**。咽隐窝是鼻咽癌的好发部位。

（二）口咽

口咽是呼吸道和消化管共用的交叉处，其侧壁上腭舌弓、腭咽弓之间的扁桃体窝内有**腭扁桃体**。

咽淋巴环：由咽扁桃体、舌扁桃体和腭扁桃体于咽峡周围形成的淋巴组织环，是保护机体的第一道防线。

（三）喉咽

位于喉的后方，在喉口两侧各有一凹陷，称**梨状隐窝**，常有食物滞留此处，是喉咽癌的好发部位（图4-10）。

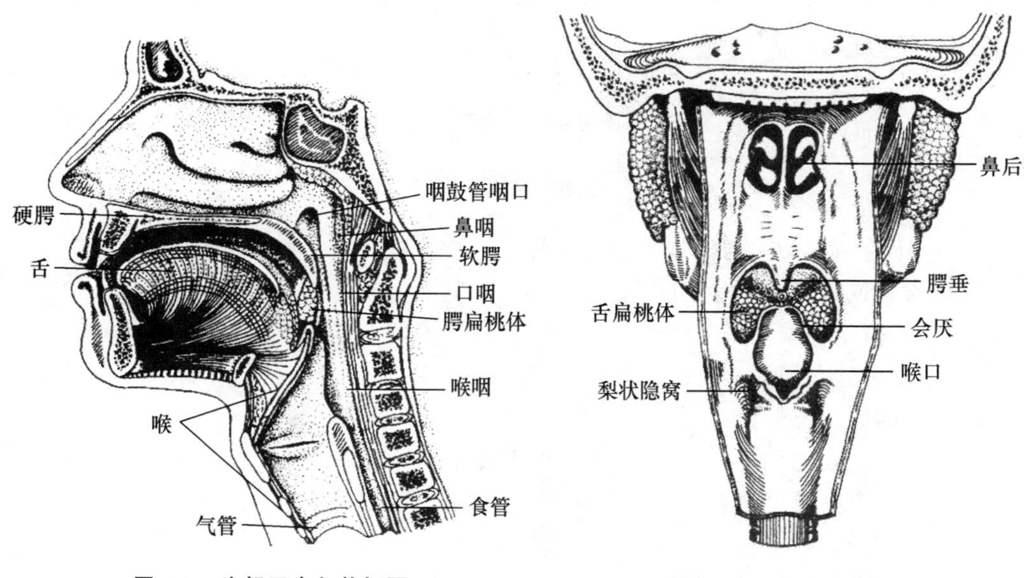

图4-9 头部正中矢状切面

图4-10 咽（后壁切开）

四、食管

（一）食管的位置和分部

食管为前后略扁的肌性管道，上端于第6颈椎椎体下缘高度续咽（环状软骨下缘），下行穿膈肌食管裂孔（第 10 胸椎椎体下缘高度）于第 11 胸椎椎体左侧连接胃，全长 25 cm。按其行程为颈部、胸部和腹部。胸部最长，为 18～20 cm，腹部最短，为 1～2 cm（图 4-11）。

（二）食管三狭窄及距切牙的距离

第一狭窄位于食管起始处，距上颌中切牙约 15 cm；第二狭窄位于与左主支气管的交叉处，距切牙约 25 cm；第三狭窄位于食管穿膈的食管裂孔处，距切牙约 40 cm。食管的三个狭窄是食物滞留和食管癌的好发部位。

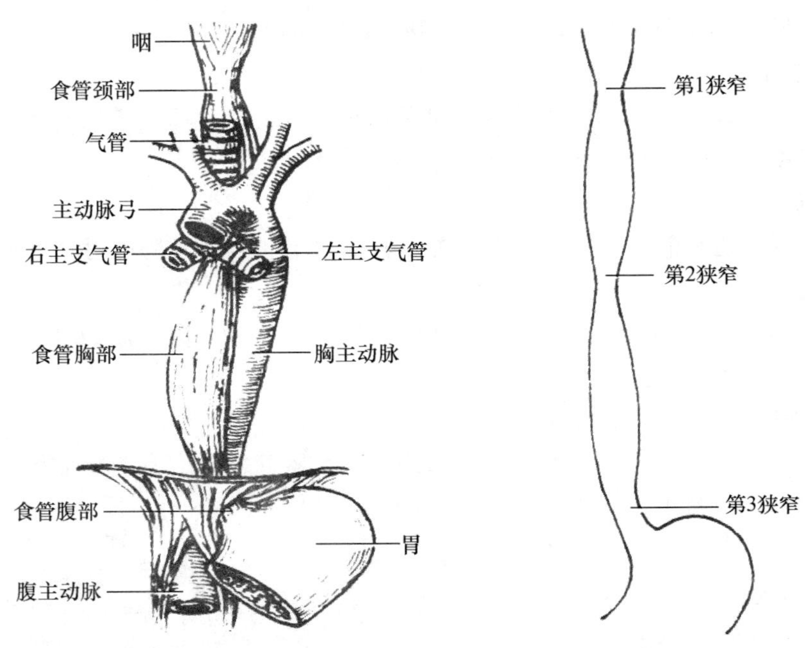

图 4-11　食管

五、胃

胃是消化管中最膨大的部分，上接食管，下续十二指肠。

（一）胃的位置

胃大部分位于左季肋区，小部分位于腹上区。**贲门**位于第 11 胸椎椎体左侧，**幽门**位于第 1 腰椎椎体右侧。

（二）胃的结构与分部（图 4-12）

胃的结构：
- 入、出两口：入口贲门，出口幽门。
- 上、下两缘：上缘称胃小弯，下缘称胃大弯。
- 前、后两面：前面充盈时隆突，可在腹上区扪及；后面较平，贴于腹后壁。

胃的分部：
- 贲门部：即入口处。
- 胃底部：于贲门水平划线之上的部分。
- 胃体部：于胃底部与幽门部之间的部分。
- 幽门部：于胃小弯角切迹至出口（幽门）之间的部分，包括幽门窦和幽门管。

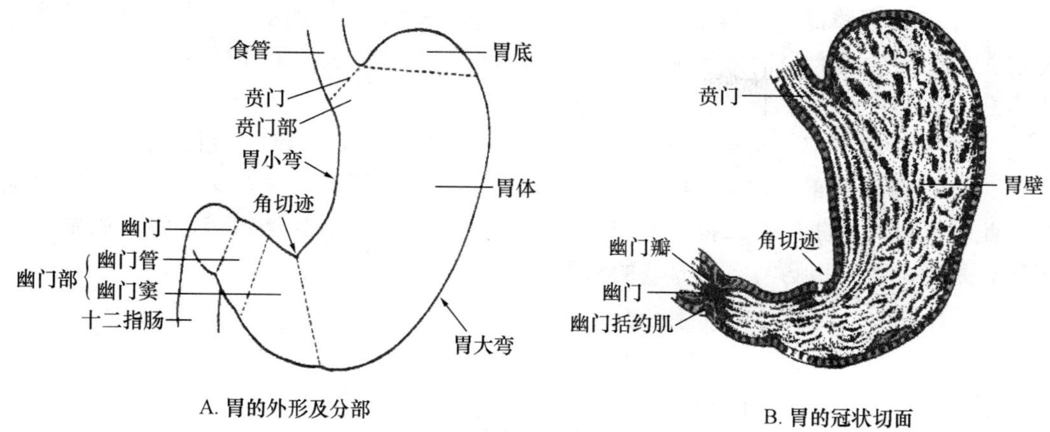

图 4-12 胃的结构与分部

（三）胃壁的组织结构

1. **黏膜层** （图 4-13）

（1）上皮为单层柱状上皮。

（2）固有层为疏松结缔组织，含有胃腺、较小的血管、淋巴管、神经纤维等。

（3）黏膜肌层：由内环行、外纵行平滑肌构成。

胃腺：
- 贲门腺：产生黏液。
- 胃底腺：产生盐酸、胃蛋白酶原和内因子，盐酸有激活胃蛋白酶原和杀菌作用，内因子有助于维生素 B_{12} 的吸收。
- 幽门腺：产生黏液。

2. **黏膜下层** 为疏松结缔组织，内含较大的血管、淋巴管和神经。

3. **肌层** 由内斜行、中环行、外纵行平滑肌构成，其中环行平滑肌于幽门口处环形增厚，构成幽门括约肌。

4. **外膜** 浆膜（腹膜脏层）。

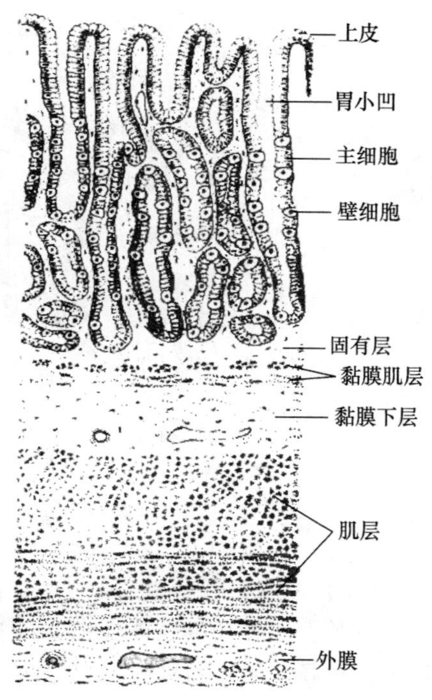

图 4-13 胃壁的组织结构

六、小肠

小肠上接胃幽门，下注入盲肠，成人全长 5～7 m，包括十二指肠（属于上消化道器官）、空肠、回肠（是营养吸收的部分）。

（一）十二指肠

呈“C”字形包绕胰头，按其所在部位分十二指肠上部、降部、下部和升部，成人长约 25 cm。

1. **十二指肠上部** 临床也称球部，较短，接胃的幽门后，向右上达肝下面，转向下移行为降部，此处的弯曲称**上曲**。

2. **十二指肠降部**　起自上曲，沿第1～3腰椎右侧下行转向左（该处形成**下曲**），越过腹主动脉形成十二指肠下部，该部内侧壁中、下份黏膜处有十二指肠大乳头，是由胆总管和胰管汇合穿十二指肠壁所形成。

3. **十二指肠下部**　也称水平部，横行达第3腰椎左侧，又转向左上移行为升部。

4. **十二指肠升部**　起自下部，继而升向左上达第2腰椎高度，又转向下移行为空肠，此处形成的弯曲称**十二指肠空肠曲**。该曲上方有**十二指肠悬韧带**，将其固定于右膈脚，是确定十二指肠与空肠界限的标志（图4-14）。

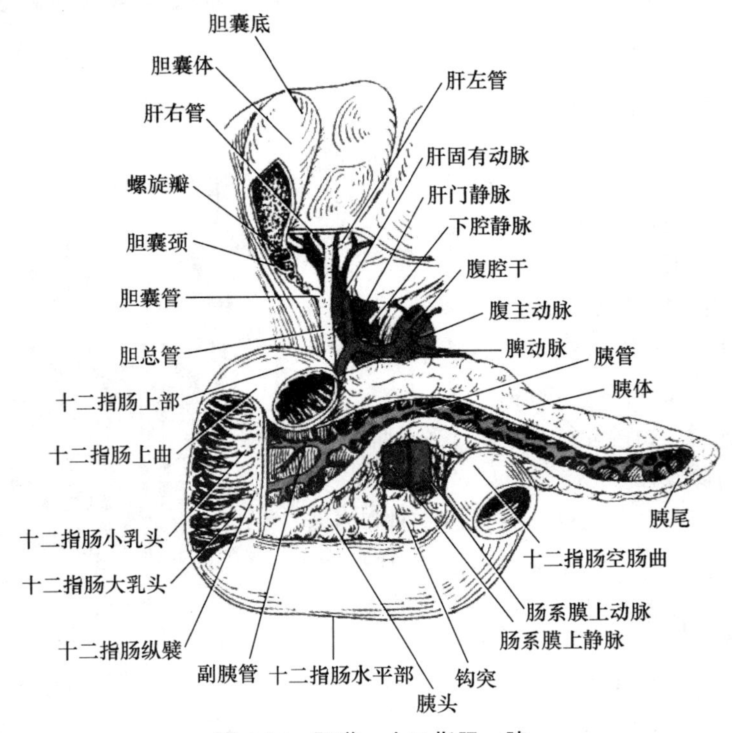

图4-14　胆道、十二指肠、胰

（二）空肠、回肠

空肠、回肠在腹腔内迂曲盘旋成肠袢。空肠、回肠借肠系膜系于腹后壁，活动度较大。空肠、回肠的黏膜形成许多环形皱襞，皱襞上还有大量小肠绒毛，因而极大增加了小肠的吸收面积。空肠、回肠之间无明显界限，空肠约占全长的2/5，回肠约占全长的3/5（图4-15～图4-20）。两者各自的组织结构特征见表4-1。

表4-1　空肠与回肠的比较

内　容	空　肠	回　肠
管径	较大而厚	较小而薄
皱襞	高而密	低而疏
绒毛	高、密、齐	低、疏、不齐
微绒毛	高、密、齐，形成纹状缘	低、疏、不齐，无纹状缘
固有层淋巴组织	有孤立淋巴结	除有孤立淋巴管外还有集合淋巴管
杯状细胞		逐渐增多

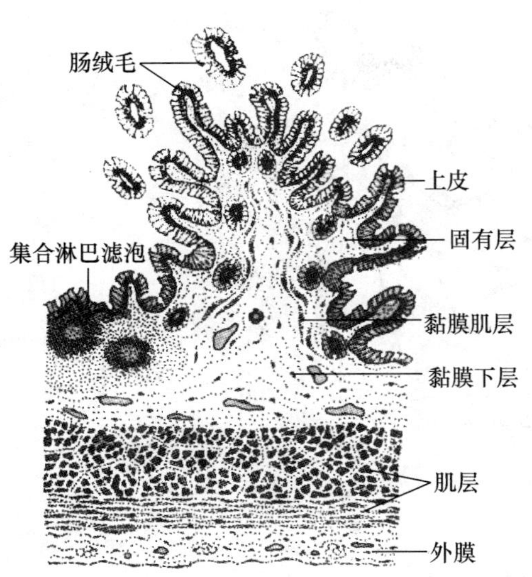

图 4-15 回肠壁的组织结构纵切面

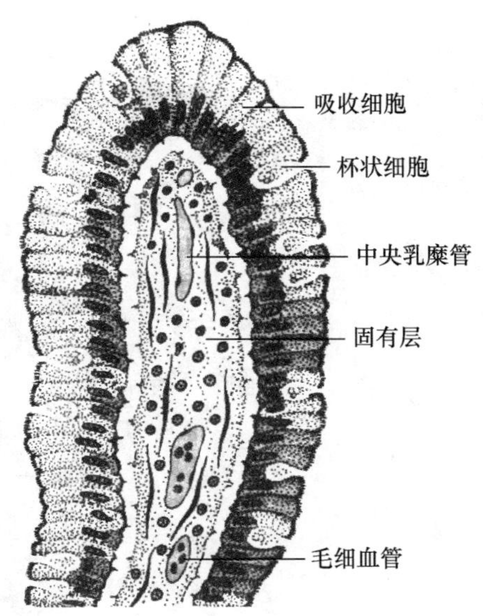

图 4-16 小肠绒毛

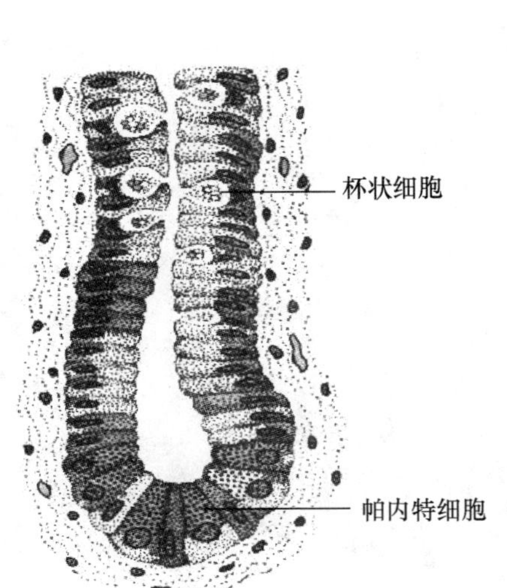

图 4-17 肠腺纵切面

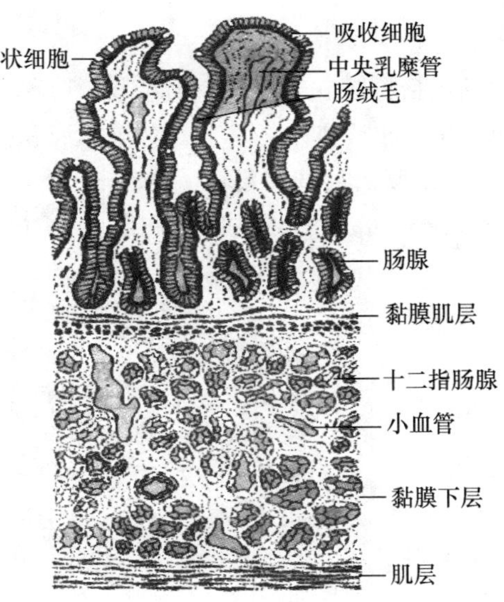

图 4-18 十二指肠的组织结构

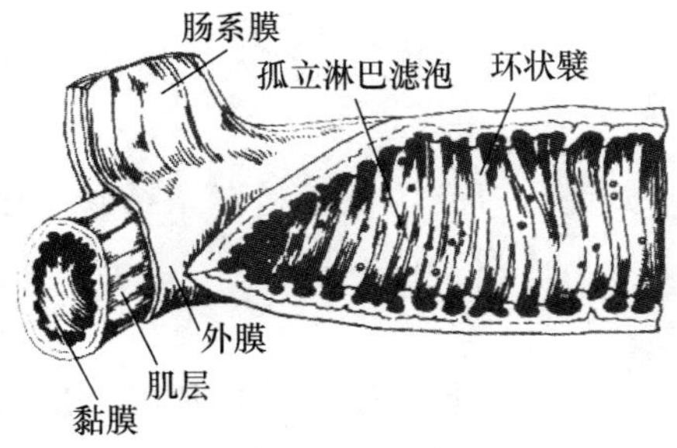

A. 空肠（内面观）

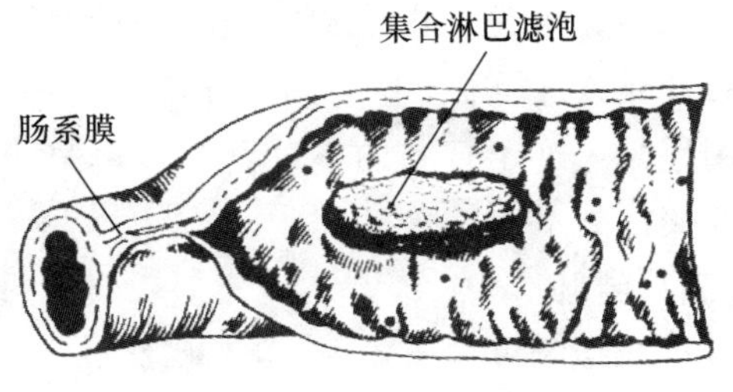

B. 回肠（内面观）

图 4-19 小肠黏膜的淋巴滤泡

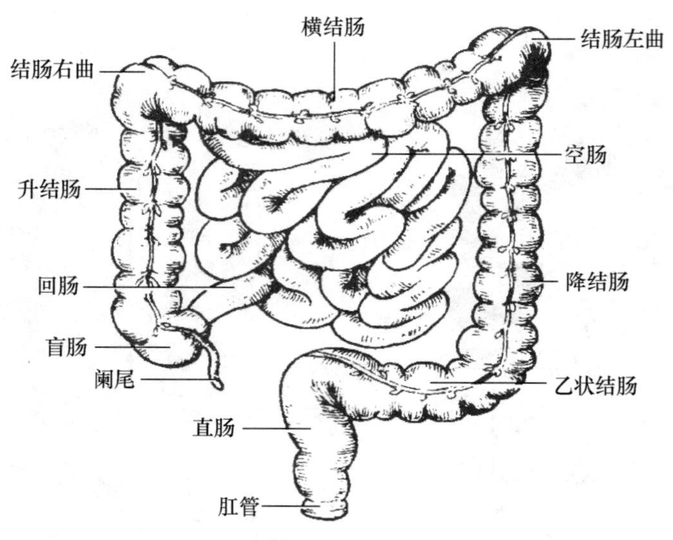

图 4-20　小肠与大肠

七、大肠

大肠包括盲肠、升结肠、横结肠、降结肠、乙状结肠、直肠和肛管。全长约 1.5 m，主要功能是吸收残渣中的水分、分泌黏液和排出残渣。

（一）结肠的共同特征

有结肠带（三条）、结肠袋和肠脂垂（图 4-21）。

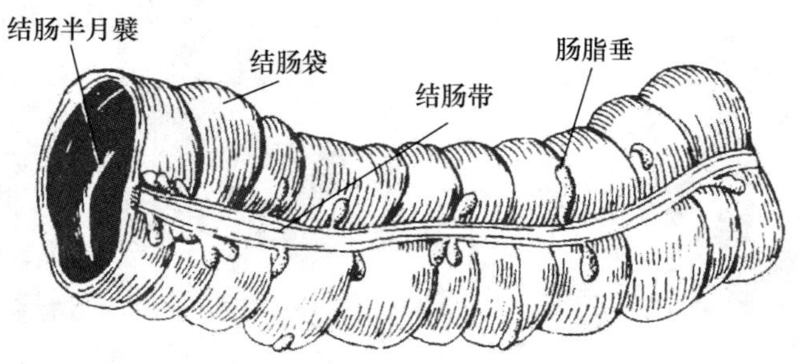

图 4-21　结肠的特点

（二）盲肠

为大肠的起端，呈盲囊状，位于右髂窝内。左壁上有回肠末端注入，长 6～8 cm，故又称回盲部。盲肠左下壁有阑尾开口。

阑尾是一连于盲肠的小盲囊，长 6～8 cm，其注入盲肠的位置是三条结肠带于盲肠后内壁交汇处（图 4-22）。

（三）结肠

包括升结肠（位于右腰区）、横结肠（续于升、降结肠上端之间）和降结肠（位于左腰区），于左髂窝处移行为乙状结肠，乙状结肠于第 3 骶椎前方移行为直肠。升结肠上升至肝下面，移行为横结肠，形成的弯曲称**肝曲（右曲）**，横结肠向脾门外移，下降

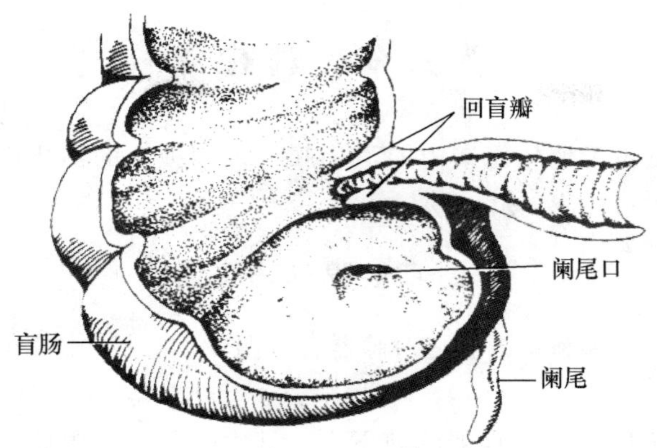

图 4-22 回盲部的内面观

移行为降结肠，形成的弯曲称**脾曲（左曲）**（图 4-20）。

（四）直肠

自第三骶椎高度续于乙状结肠，向下通过肛管开口于肛门，长 10～14 cm。

直肠全长随骶骨形成两个弯曲，即**骶曲**和**会阴曲**。直肠冠状切面观，盆膈以上部分为**直肠壶腹**，该处有 1～2 条直肠横襞，其中一个较恒定，距肛门约 7 cm；盆膈以下部分为**肛管**，长约 4 cm，管壁上有 6～10 条纵行皱襞，称**肛柱**。肛柱下有半月形黏膜连续，称**肛瓣**。肛柱与肛瓣之间深部的小隐窝称**肛窦**，向肠管方向开放，粪屑易存留此处而发生感染，引起肛窦炎。

把所有的肛柱及肛瓣连续起来看，是一个环形的锯齿状线，称**齿状线**。该线是皮肤与黏膜的分界线，该线以上发生痔为内痔，该线以下发生痔为外痔。消化管的出口为肛门，肛门黏膜下有**肛门内括约肌**（平滑肌），外有**肛门外括约肌**（骨骼肌），二者对排便有控制作用（图 4-23）。

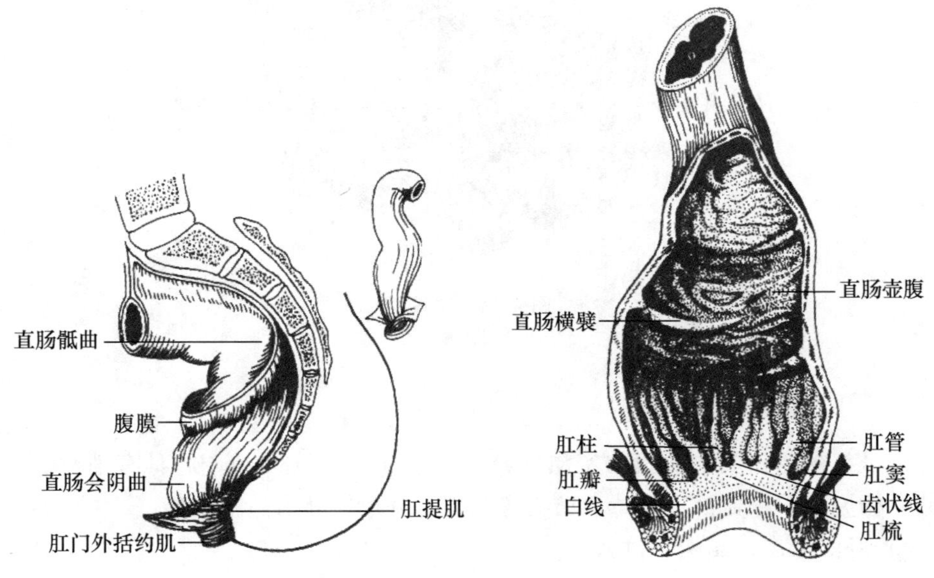

图 4-23 直肠

第三节 消化腺

人体消化腺包括位于消化管壁内的消化腺组织和独立的消化腺器官，本节主要叙述消化腺器官，包括口腔腺、肝、胰。

一、口腔腺（唾液腺）

包括腮腺、下颌下腺和舌下腺三对腺器官（图 4-24）。

（一）腮腺

呈不规则的三角形，位于耳郭的前下方。其大导管（腮腺管）出腺体前缘，于颧弓下方一横指处，横过咬肌表面，直角弯向内，穿颊，开口于与第二磨牙相对的颊黏膜处。属浆液性腺。

（二）下颌下腺

卵圆形，位于下颌体内面的下颌下腺窝处，其导管前行与舌下腺大导管汇合，共同开口于舌下阜。属混合腺，以浆液为主。

（三）舌下腺

卵圆形，位于舌下襞深面，许多小导管直接开口于舌下襞，一大导管与下颌下腺导管汇合后开口于舌下阜。属混合腺，以黏液为主。

唾液由以上三腺及口腔壁内其他小腺分泌而成。其成分中，唾液淀粉酶可消化食物中的淀粉；此外，还有溶菌酶和干扰素可杀灭细菌。

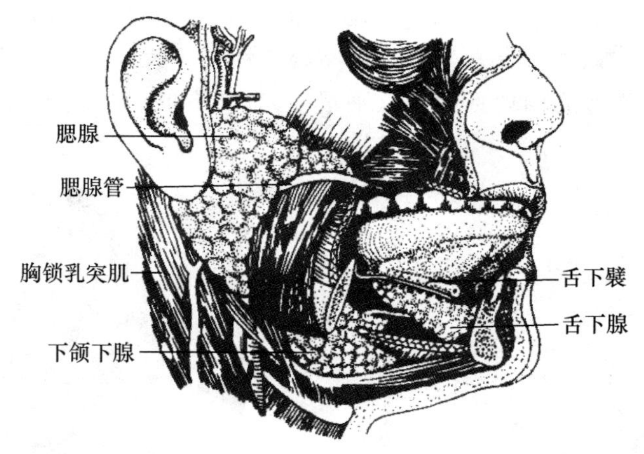

图 4-24 唾液腺

二、肝

肝是呈红褐色、质软而脆的实质性器官。重 1220～1300 g。肝具有消化、参与代谢、储存糖原、贮存血液、解毒、防御等功能，胚胎时还有造血功能。

（一）肝的形态、结构、位置

肝呈楔形，可分上面（膈面），下面（脏面），以及前、后两缘。前缘锐薄，后缘圆钝。肝分左、右两叶，左叶小而薄，右叶大而厚。借韧带（腹膜形成）吊于膈下并固定于腹后壁。肝大部分位于右季肋区，小部分位于腹上区和左季肋区（图 4-25）。

肝的下面（脏面）凹凸不平，有一近似于“H”形的沟，即左、右纵沟和横沟。左纵沟前部是**肝圆韧带**，后部是**肝静脉韧带**；右纵沟前部是**胆囊窝**，后部是**腔静脉窝**；横沟为肝门，前有肝固有动脉、肝总管，后有门静脉等结构出入肝。肝的前缘锐薄，成人肝下界不超过右肋弓，剑突下不超过 3 cm；3 岁以下幼儿，前缘可超右肋弓 1～2 cm，7 岁以后不应触及（图 4-26）。

（二）肝的组织结构

肝的表面有被膜（大部分是浆膜），内部为实质。出入肝门的结构被结缔组织包裹，并随其深入肝内，反复分支，将肝实质分成许多小叶，称**肝小叶**。血管、淋巴管、神经、胆管及外包的结缔组织则形成**小叶间结缔组织**（图 4-27、图 4-28）。

1. **肝小叶** 是肝的基本结构单位，是多面棱柱体。以中央静脉为中心，肝细胞索（肝板）呈放射状排列，肝板间衬以内皮，内皮之间的腔隙称**肝血窦**，内皮与肝板之间的间隙称为**窦周隙**（图 4-28）。

（1）**肝细胞**：肝细胞构成肝细胞索（肝板），肝板内细胞之间由细胞膜内陷成**胆小管**。肝细胞是肝功能的中心。

（2）**肝血窦**：位于血窦内皮之间（是一种肝内毛细血管），形态不规则，血窦内接受来自肝固有动脉（营养血管）和门静脉的血液，血液流向小叶中央静脉。

（3）**窦周隙（迪塞间隙）**：是血窦内皮与肝板之间的狭小间隙，是肝细胞与血浆之间进行物质交换的场所，内常有肝巨噬细胞（库普弗细胞）。

（4）**胆小管**：是相邻肝细胞的细胞膜向各自胞质方向内陷并由紧密连接等加以封闭而成的管道。接受肝细胞分泌的胆汁。

2. **小叶间结缔组织** 存在于肝小叶之间，并在几个小叶间形成共管的门管区，在门管区有小叶间动脉、小叶间静脉和小叶间胆管（图 4-27）。

（三）肝外胆道

包括肝左、右管，肝总管，胆总管，胆囊管，胆囊。

胆汁的产生及排出途径：

肝细胞→胆小管→小叶间胆管→小叶下胆管→肝左、右管→肝总管 ⇄ 胆总管

胆囊管（肝总管 → 胆囊管 → 胆总管）

⇅

胆囊

→肝胰壶腹→十二指肠大乳头→十二指肠（图 4-29、图 4-30）。

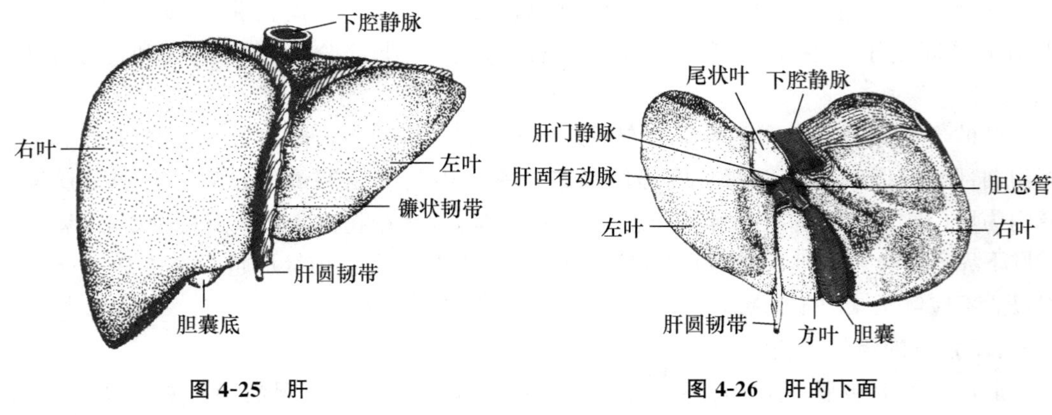

下腔静脉
右叶
左叶
镰状韧带
肝圆韧带
胆囊底

图 4-25　肝

尾状叶
下腔静脉
肝门静脉
肝固有动脉
胆总管
左叶
右叶
肝圆韧带
方叶
胆囊

图 4-26　肝的下面

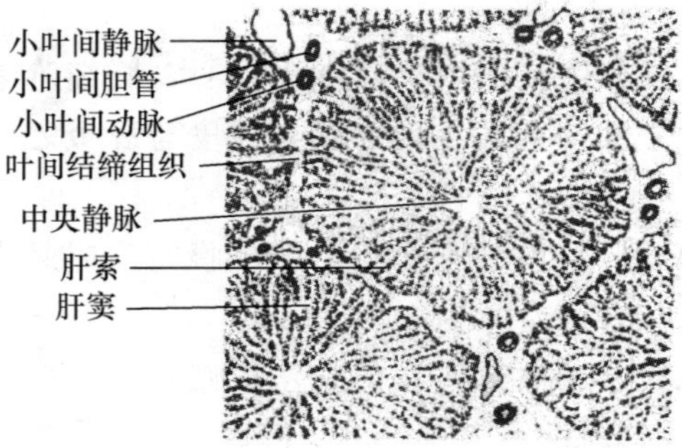

小叶间静脉
小叶间胆管
小叶间动脉
叶间结缔组织
中央静脉
肝索
肝窦

图 4-27　肝的组织结构

胆小管
小叶间胆管
小叶间静脉
小叶间动脉
肝索
中央静脉
肝窦

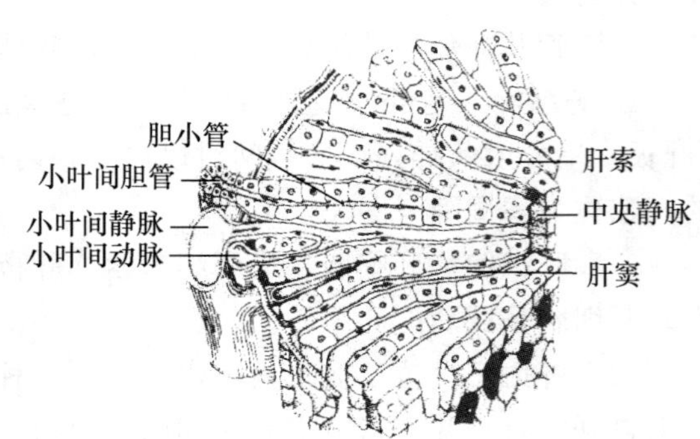

图 4-28　肝板和肝窦的关系

三、胰

（一）胰的形态、结构、位置

胰是人体第二大腺体，呈三棱锥形，是质软、灰红色的实质性器官，重 80～115 g，横贴于腹后壁，分胰头、胰体和胰尾三部分（图 4-30）。

（二）胰的组织和结构

胰表面覆以薄的被膜，并深入其内，将实质分隔成许多小叶，每一小叶有一小导管，汇入胰腺管，胰腺管于胰头前端与胆总管汇合形成**肝胰壶腹**，穿十二指肠壁开口于十二指肠大乳头。胰腺实质由外分泌部和内分泌部构成。

1. **外分泌部**　由腺泡和导管组成，腺泡主要是浆液性腺泡，分泌物构成胰液，胰液有多种消化酶，消化食物中的各种营养物质。

2. **内分泌部**　在外分泌部的腺泡间有一些大小不等的岛状结构，称**胰岛**，内有丰富的毛细血管和内分泌细胞（图 4-32）。

胰岛细胞
- A 细胞：产生胰高血糖素，使血糖增高（占 20%）。
- B 细胞：产生胰岛素，使血糖降低（占 70%）。
- D 细胞：产生生长抑素，调节以上两种细胞（占 5%）。
- PP 细胞：分泌胰多肽，抑制胃肠运动和胰液分泌（占少数）。

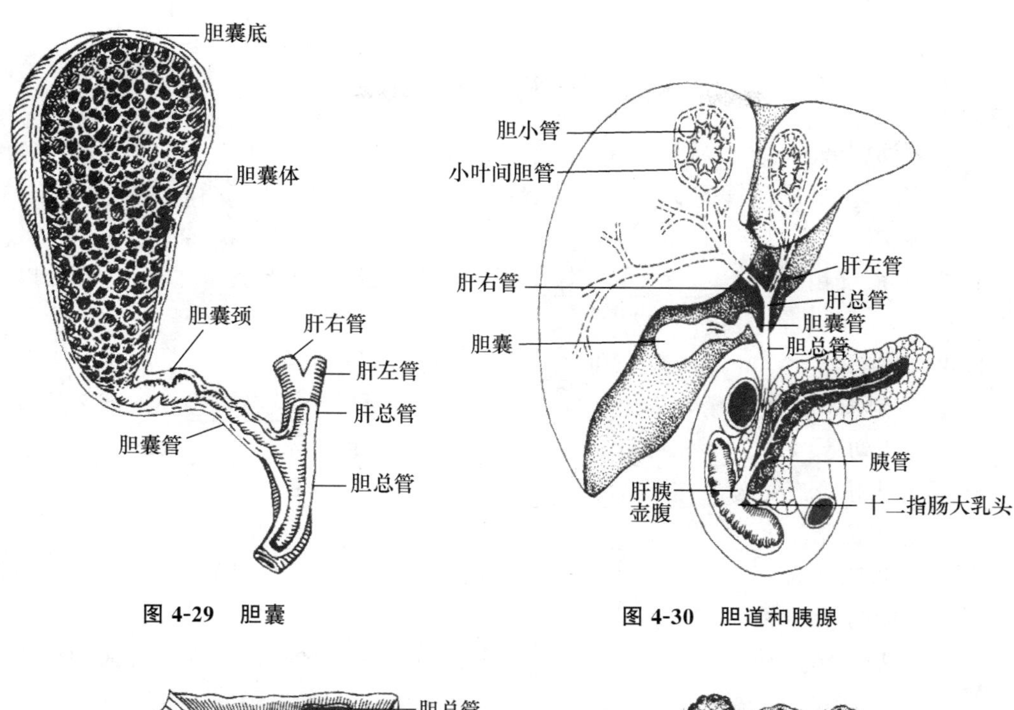

图 4-29 胆囊

图 4-30 胆道和胰腺

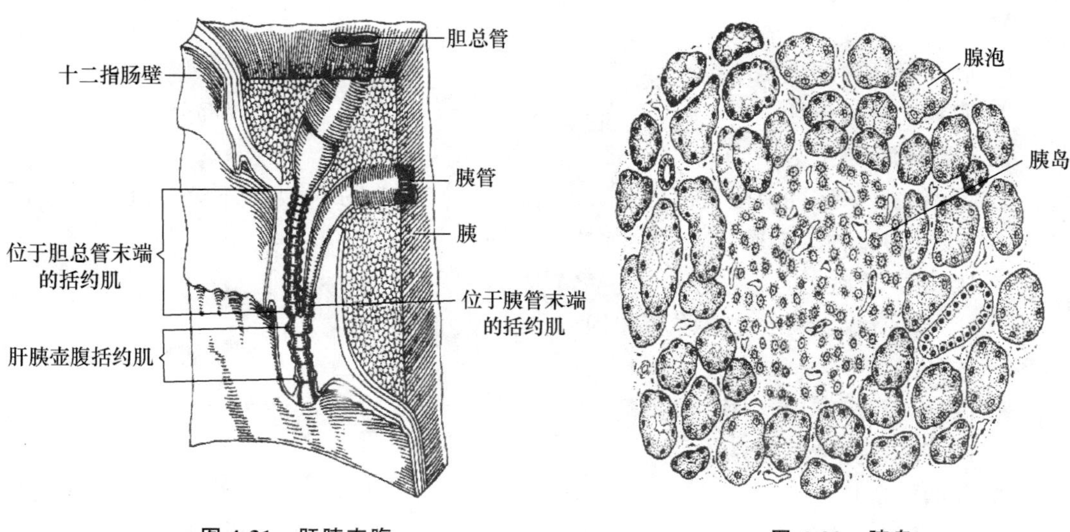

图 4-31 肝胰壶腹

图 4-32 胰岛

护理应用

1. 应熟练掌握消化管的构造、长度及结构特征，如口腔、咽、食管（三处狭窄及距门齿的距离）、胃、十二指肠等。掌握鼻饲法下管深度与距切牙的距离。

2. 口腔护理中应熟练掌握口腔界限、口腔分部以及各部器官的特征。牙关紧闭，应掌握第 3 后磨牙间隙的应用。如昏迷患者做口腔护理时应从臼齿处放入张口器。

3. 灌肠术及肠镜检：要掌握直肠的结构特征，如直肠弯曲、直肠横襞；大肠各部的结构特征，如乙状结肠、结肠左曲和右曲等。

【一章一练】

一、名词解释

1. 咽峡　2. 肝门管区　3. 齿状线　4. 胰岛　5. 十二指肠大乳头

二、填空题

1. 消化系统由________和________组成，十二指肠以上为______，空肠以下为________。

2. 咽峡由________、________和________围成。

3. 食管全长有三处狭窄，第1处位于________，距切牙________cm；第2处位于________，距切牙________cm；第3处位于________，距切牙________cm。

4. 舌乳头按形态可分为________、________、________和________四种。

5. 胃底腺位于________和________。

6. 十二指肠分为________、________、________和________四部，________是识别空肠起始端的标志。

7. 肝的基本结构功能单位称________，肝细胞与血液之间进行物质交换的场所在________。

8. 肝门管区内的主要结构有________、________和________。

9. 胆囊的结构包括________、________、________和________四部分。

三、选择题

1. 下列关于口腔的说法正确的是
   A. 牙弓以内为口腔
   B. 上、下唇之间为口腔
   C. 借牙弓为界分口腔前庭和固有口腔
   D. 唇不属于口腔结构
   E. 舌只有搅拌食物功能

2. 牙的构造是
   A. 牙龈、牙周膜
   B. 牙冠、牙颈、牙根
   C. 牙本质
   D. 牙釉质、牙本质
   E. 牙骨质和牙釉质

3. 关于口腔分界错误的是
   A. 上界是腭
   B. 下界是口底
   C. 前界和侧界是唇、颊
   D. 后界是咽后壁
   E. 口腔与咽之间是咽峡

4. 下列牙式中为左下第二恒磨牙的是
   A. ⌊2
   B. ⌈7
   C. 7⌋
   D. 2⌉
   E. ⌈2

5. 关于食管说法错误的是
   A. 可分为颈、胸、腹三段
   B. 有三处狭窄
   C. 腹部最长
   D. 全长25 cm
   E. 第三狭窄距切牙40 cm

6. 关于胃的位置说法正确的是
   A. 胃大部分在腹上区
   B. 大部分在左季肋区，小部分在腹上区
   C. 胃大部分在右季肋区
   D. 大部分在右季肋区，小部分在

腹上区
E. 就在左季肋区
7. 胃分泌盐酸的细胞是
A. 主细胞
B. 壁细胞
C. 颈黏液细胞
D. 柱状细胞
E. 杯状细胞
8. 关于小肠说法错误的是
A. 上接幽门、下续直肠
B. 成人长 5～7 m
C. 分十二指肠、空肠、回肠三部分
D. 是消化管最长的一段
E. 是消化吸收的主要部分
9. 十二指肠与空肠的分界标志是
A. 十二指肠上曲
B. 十二指肠悬韧带
C. 十二指肠下曲
D. 十二指肠球部
E. 十二指肠空肠曲
10. 关于直肠的齿状线说法错误的是
A. 是直肠内黏膜与皮肤的分界线
B. 是肛柱下端与肛瓣形成连续的线
C. 是直肠与乙状结肠的分界线
D. 该线以上发生的痔为内痔
E. 该线以下发生的痔为外痔
11. 关于腮腺的说法错误的是
A. 呈不规则的三角形
B. 是最大的唾液腺
C. 位于耳的前下方
D. 导管开口于舌下阜
E. 导管开口于与上颌第二磨牙相对的颊黏膜
12. 肝的位置是
A. 位于腹上区
B. 位于左季肋区
C. 位于右季肋区
D. 位于脐区
E. 大部分位于右季肋区，小部分位于腹上区和左季肋区
13. 胆囊位于肝下面
A. 横沟内
B. 右纵沟后部
C. 左纵沟前部
D. 右纵沟前部
E. 左纵沟后部
14. 关于胰的说法不正确的是
A. 三棱锥形
B. 横置于腹后壁
C. 其实质由内、外分泌部构成
D. 内分泌部的 B 细胞产生胰高血糖素
E. 胰腺腺泡产生胰液
15. 胰岛中的 B 细胞产生
A. 胰高血糖素
B. 胰岛素
C. 生长抑素
D. 胰多肽
E. 生长抑素和胰多肽

四、简答题

1. 试述消化系统的组成。
2. 简述牙的构造。
3. 试述咽的结构。
4. 试述胆汁的产生及排出途径。
5. 简述肝的形态、结构、位置。

学习要求

1. 结合教材内容做好“一章一练”，之后即进行测试，以巩固学过的知识。
2. 结合“学习目标”和教材内容认真理解“护理应用”的提示。
3. 利用标本模型和多媒体认真上好实验课，使理论与实际紧密结合。
4. 描绘插图。

（李婧瑶）

第五章　呼吸系统

学习目标

掌握：呼吸系统的组成，上、下呼吸道的区分，各器官的形态、结构、位置，胸膜及胸膜腔的概念，胸膜的分部，纵隔的概念及分部。

熟悉：呼吸道、肺的组织结构。

了解：系统内各器官的主要功能。

呼吸系统由呼吸道和肺组成。呼吸道是传送气体的管道；肺是进行气体交换的器官。人体在呼吸过程中，通过呼吸系统不断地由外界吸入新鲜空气，并呼出体内代谢产生的二氧化碳。

第一节　呼吸道

呼吸道包括鼻，咽，喉，气管，左、右主支气管，临床上所指的上、下呼吸道是以喉为界，喉以上为上呼吸道，气管和支气管为下呼吸道，肺内各级支气管为导气部，自呼吸性细支气管以下为呼吸部。

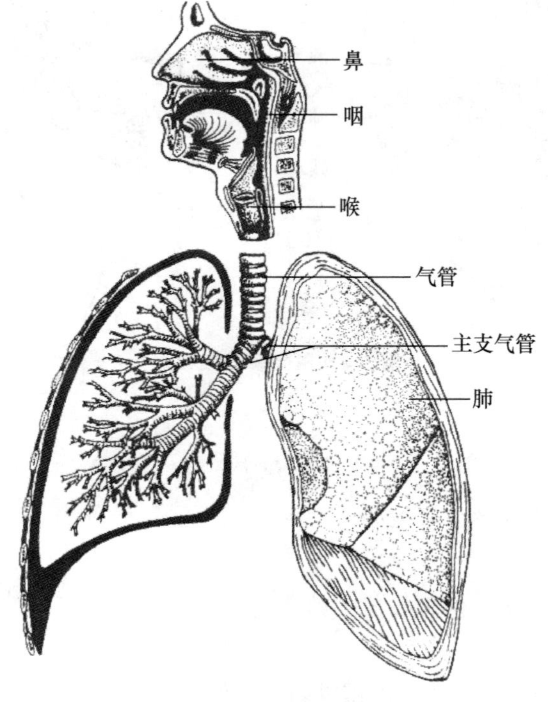

图 5-1　呼吸系统模式图

一、鼻

鼻既是呼吸道，也是嗅觉器官。

- 鼻
  - 外鼻：鼻根、鼻尖、鼻翼、鼻孔
  - 鼻腔
    - 鼻前庭：借鼻阈区分
    - 固有鼻腔
      - 嗅区
      - 呼吸区
  - 鼻旁窦：额窦、蝶窦、筛窦、上颌窦

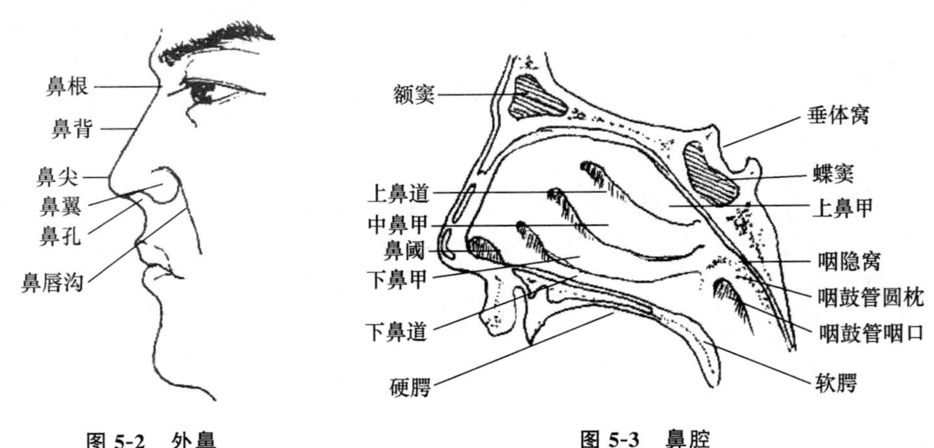

图 5-2 外鼻　　图 5-3 鼻腔

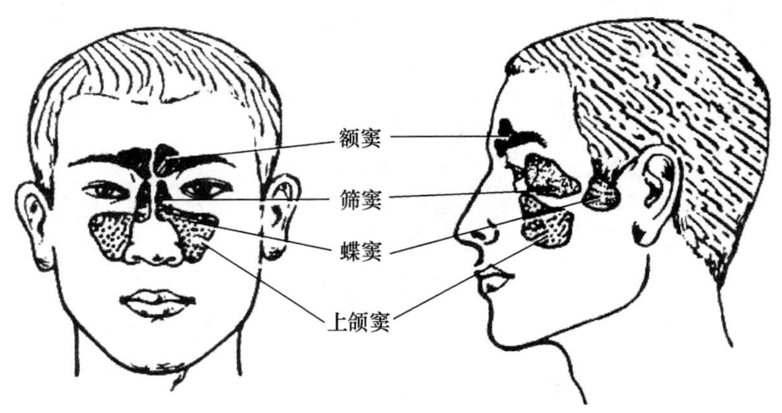

图 5-4 鼻旁窦体表投影

二、喉

喉既是呼吸器官，又是发音器官。

(一) 喉的位置

喉位于颈前中部，幼儿位置较成人略高。

(二) 喉的构造

喉由喉软骨借连结形成支架，内衬以黏膜，外有喉外肌（骨骼肌）（图 5-5、图 5-6）。

喉
- 软骨
  - 甲状软骨：方形，前缘成对角，对角上部突出形成喉结。
  - 环状软骨：由环状软骨板和环状软骨弓构成。
  - 杓状软骨：左右各一，位于环状软骨后部上方。
  - 会厌软骨：呈树叶状，上端游离，下端缩细，附着于甲状软骨内面，当吞咽时可盖住喉口，防止食物误入喉腔。
- 喉外肌：为数块小肌，运动各软骨关节，致声门开大或缩小、声韧带紧张或松弛。
- 喉腔：前庭襞的上部为喉前庭，声韧带以下为喉下腔（喉狭小、水肿时引起堵塞）。前庭襞和声襞之间的狭窄空隙为喉中间腔。喉中间腔向两侧延伸，形成的腔称为喉室（图 5-6）。

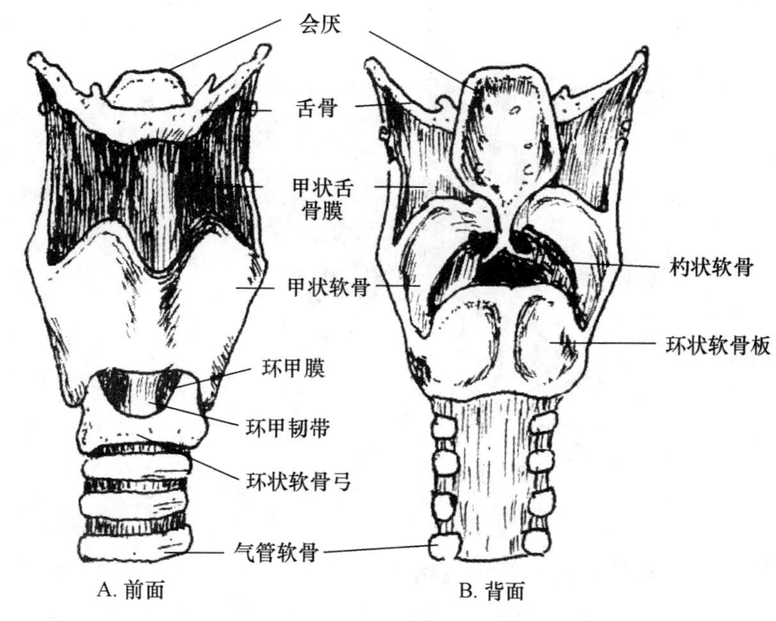

图 5-5 喉软骨及连结

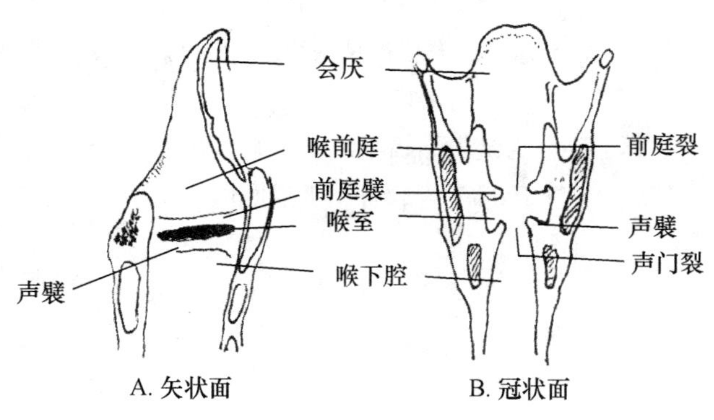

图 5-6 喉

三、气管和主支气管

（一）气管

上端接喉，向下入胸腔，至胸骨角水平（平对第 4 胸椎）分为左、右主支气管。分颈段和胸段，第 2～4 气管软骨前有甲状腺峡横过（临床行气管切开术时注意避免误伤）。

（二）主支气管

左右各一，其特点是：左主支气管细长，走向较平，于左肺门处入左肺；右主支气管短粗，走向较垂直，于右肺门处入右肺。临床发生气管异物时，易坠入右主支气管（图 5-7）。

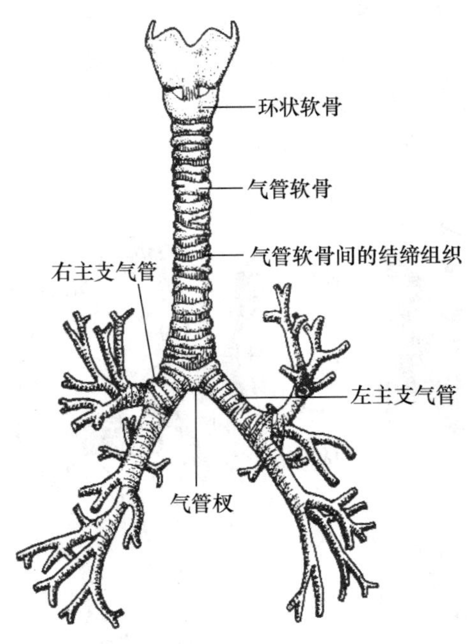

图 5-7　气管和主支气管

（三）气管与主支气管管壁的组织结构

气管与主支气管的管壁由内向外依次为黏膜层、黏膜下层和外膜。

- 气管、主支气管
  - 黏膜层
    - 上皮：假复层纤毛柱状上皮
    - 固有层：为疏松结缔组织，内有小血管、腺导管及弥散淋巴组织
  - 黏膜下层：为疏松结缔组织，内有血管、淋巴管、神经纤维和混合腺
  - 外膜：“C”字形气管软骨、平滑肌以及位于软骨缺口处的疏松结缔组织

第二节　肺

肺是柔软、海绵样的实质性器官。幼儿时呈粉红色，随年龄的增长，吸入空气中的灰尘不断沉着于肺，故而肺的表面颜色渐灰暗，呈蓝黑色。

一、肺的形态、位置、结构

人体右肺受肝的影响，因而较短粗，左肺受心脏偏左的影响，而较狭长。右肺分上、中、下三叶，左肺分上、下两叶。肺位于胸腔，纵隔两侧（图 5-8、图 5-9）。

肺的结构
- 一尖：肺尖，经胸廓上突入颈根部
- 一底：肺底
- 两面
  - 纵隔面：中央有肺门，是肺动脉、支气管、神经、淋巴管出入部
  - 胸肋面（背外面）
- 三缘
  - 前缘锐薄，右肺较短直，左肺有心切迹
  - 后缘圆钝，位于脊柱两侧
  - 下缘锐薄，伸入肋膈角

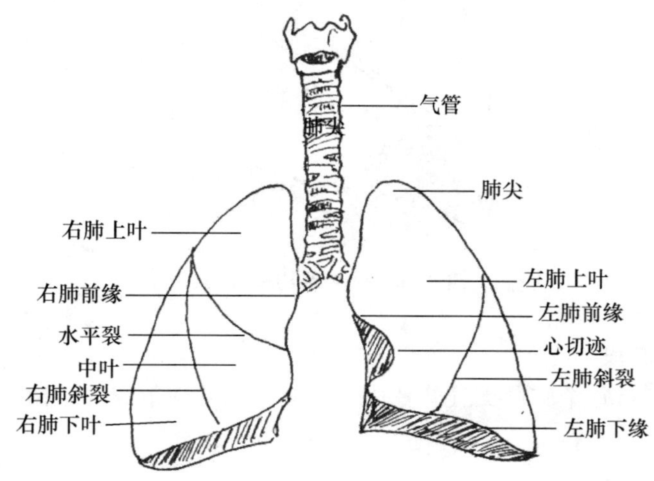

图 5-8　肺的前面观

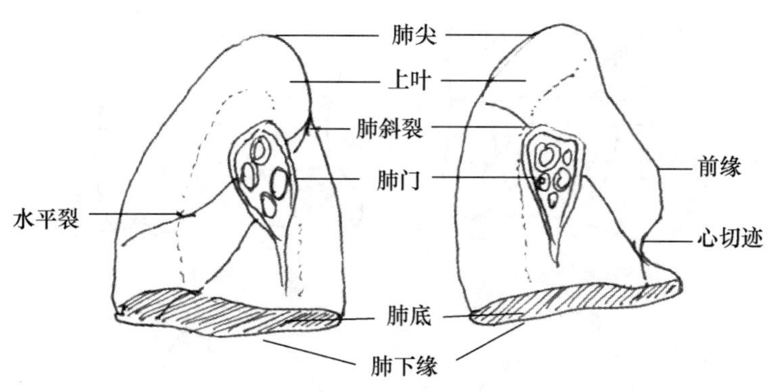

图 5-9　肺的纵隔面

二、肺段支气管和支气管肺段

(一) 肺段支气管

主支气管入肺后，续为肺叶支气管，肺叶支气管再分支，形成肺段支气管（图5-10）。

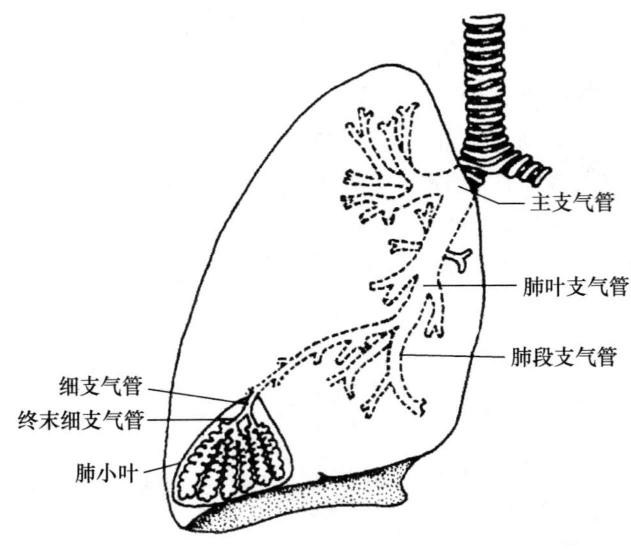

图 5-10 肺内结构模式图

（二）支气管肺段

支气管肺段是指每个肺段支气管及所属的肺组织共同组成的结构（图 5-11）。

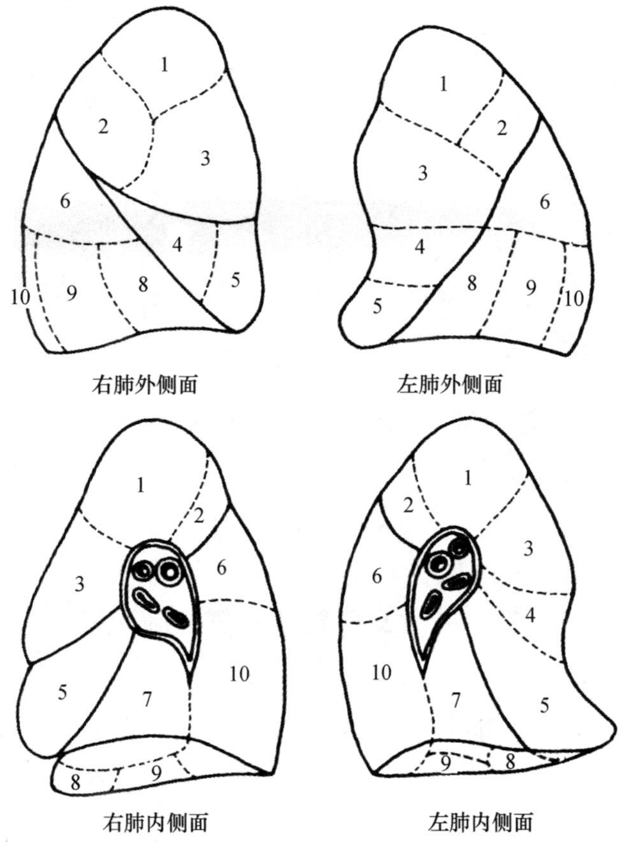

图 5-11 肺段模式图

三、肺的组织结构

肺表面包有一层浆膜（胸膜脏层），构成肺的外膜，内部为肺的实质。肺实质分为肺内导气部和呼吸部及其间的结缔组织（图 5-12）。

（一）导气部

肺叶支气管—肺段支气管—小支气管—细支气管—终末细支气管（无气体交换功能）

变化规律：上皮为假复层纤毛柱状上皮，再向下逐渐变薄、变平，纤毛逐渐消失；**软骨**由完整的“C”字形逐渐变得不完整，成块状，至细支气管完全消失。而**平滑肌**逐渐增多，至细支气管全被平滑肌取代。而后**混合腺**逐渐减少以至消失。

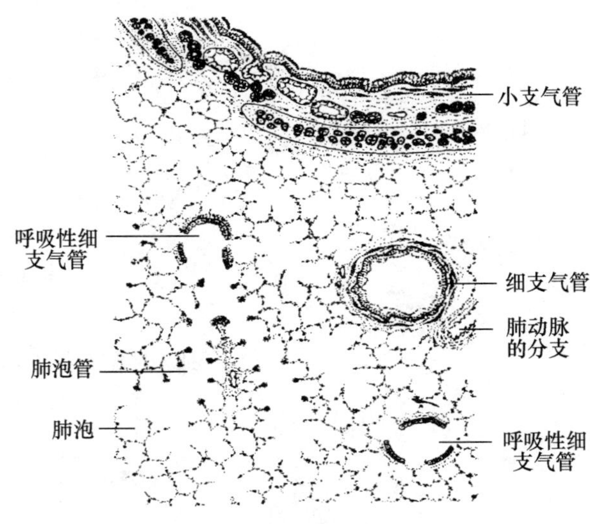

图 5-12 肺的组织结构

（二）呼吸部

终末细支气管再延续为**呼吸性细支气管**，其管壁变得不完整，有肺泡开口，自呼吸性细支气管以下为肺泡管、肺泡囊、肺泡，具有气、血物质交换功能。肺泡管、肺泡囊和肺泡由单层扁平上皮、少量的结缔组织及间质中的大量毛细血管构成。在间质中除有结缔组织外还有大量的巨噬细胞——**尘细胞**。

肺小叶：是以每一细支气管为中心，及所属的肺组织构成的锥体形、尖朝肺门、底朝向肺表面的结构。小叶间有少量的结缔组织间隔（图 5-13）。

血-气屏障：自肺泡至毛细血管，由肺泡Ⅰ型上皮细胞及基底膜、少量结缔组织、毛细血管上皮细胞基底膜和毛细血管上皮细胞构成。血-气屏障是外界气体与毛细血管内血液之间进行物质交换的隔障（图 5-14、图 5-15）。

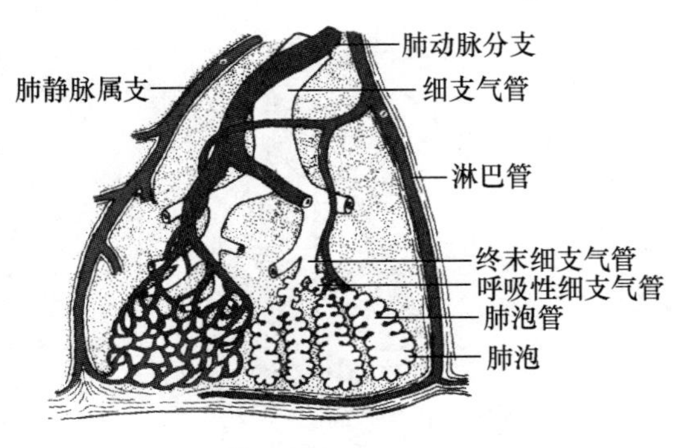

图 5-13 肺小叶

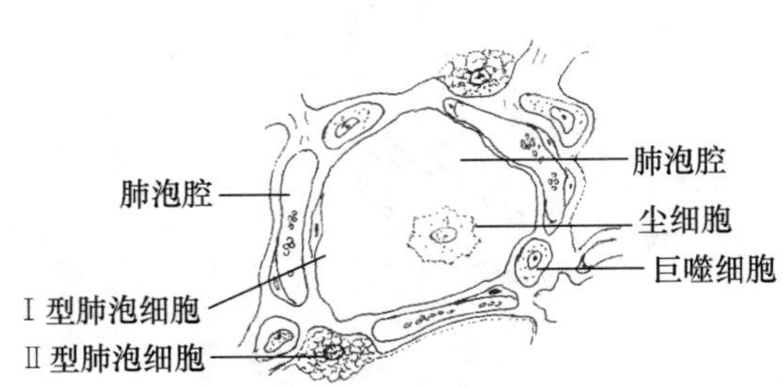

图 5-14 肺泡和肺泡壁

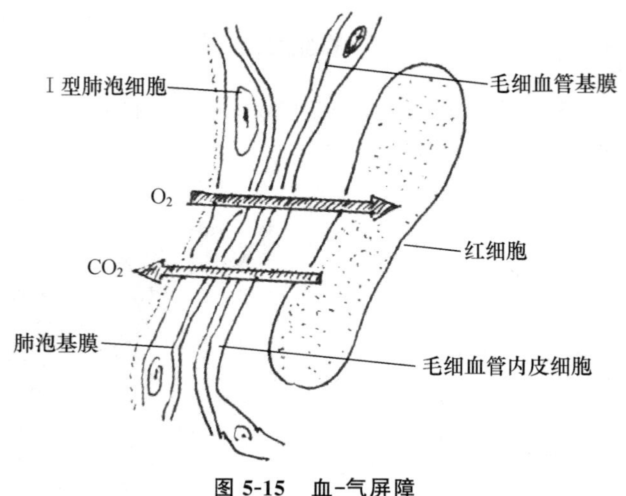

图 5-15 血-气屏障

四、肺和胸膜的体表投影

肺和胸膜的体表投影见图 5-16、图 5-17。

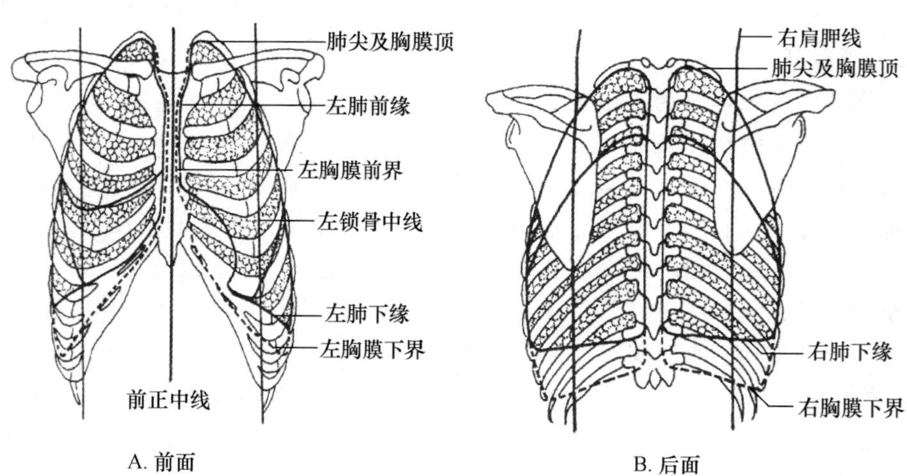

A. 前面　　B. 后面

图 5-16 肺和胸膜的体表投影

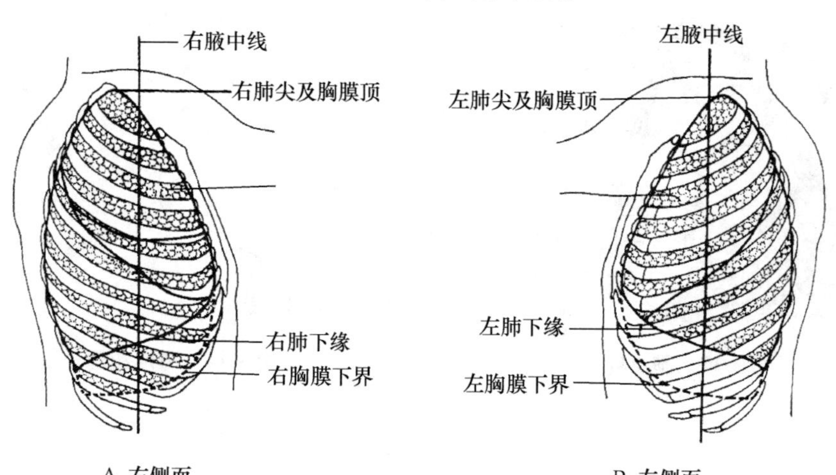

A. 右侧面　　B. 左侧面

图 5-17 肺和胸膜的体表结构

五、肺的血管

（一）肺的动脉

肺的动脉
- 功能血管：肺动脉发自右心室，随呼吸道于肺门入肺，至肺泡毛细血管，进行气体交换。
- 营养血管：支气管动脉发自胸主动脉，随呼吸道经肺门入肺，至肺泡毛细血管。

（二）肺的静脉

肺的静脉
- 肺静脉：左右各一对，直接回到左心房。
- 支气管静脉：入上腔静脉系回到右心房。

第三节 胸膜与纵隔

一、胸膜

胸膜由单层扁平上皮和少量的结缔组织构成，属浆膜。包于肺表面和肺根的胸膜为胸膜脏层；衬于胸壁内面（肋胸膜）、纵隔两侧（纵隔胸膜）及膈上面（膈胸膜）的胸膜为胸膜壁层。胸膜脏层与胸膜壁层之间的腔隙为**胸膜腔**，胸膜腔内有少量的滑液(利于肺的运动)，呈负压。于肺尖处的胸膜腔称胸膜顶，于肋胸膜和膈胸膜移行处为**肋膈隐窝**（图 5-18）。

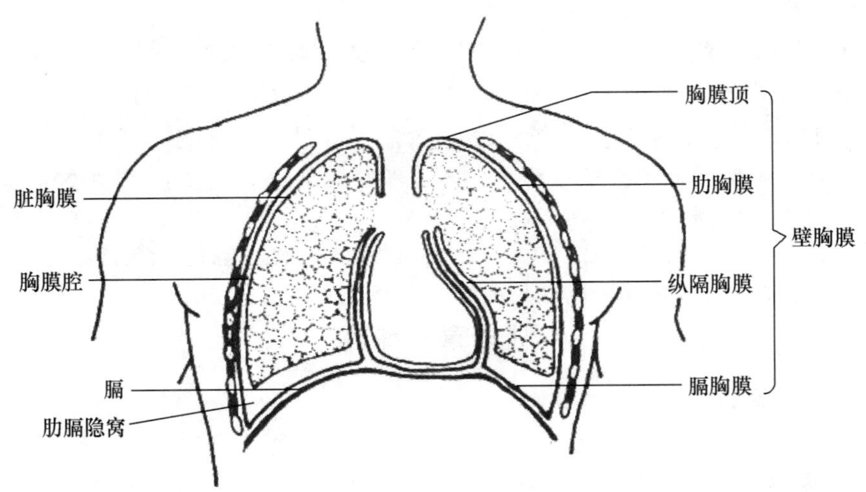

图 5-18 胸膜及胸膜腔示意图

二、纵隔

纵隔指的是在两侧纵隔胸膜之间的所有器官和组织的总称，纵隔位于胸腔中央偏左和胸廓上口与膈之间（图 5-19）。

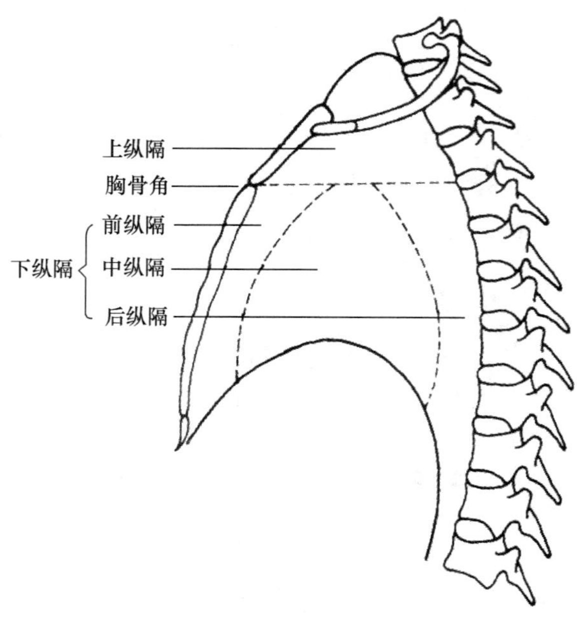

图 5-19　纵隔

护理应用

1. 小儿上呼吸道感染时，护理过程中应加强鼻腔和喉腔的护理，故要掌握鼻腔和喉腔的范围、结构和分部。

2. 临床上意识不清患者要下鼻饲管，以保证营养。

3. 在急性呼吸道闭塞时，常于第 3～4 气管采取气管切开术，以保持呼吸道的通畅。

4. 临床进行胸腔穿刺时在腋中线第 8 肋下缘进针（肺的下缘最深达到第 8 肋）。该处的血管、神经行于肋沟内，不易损伤。另外，该处也是胸膜腔的较低位置，可抽出胸膜腔积存的液体。

【一章一练】

一、名词解释

1. 上、下呼吸道　2. 肺小叶　3. 咽峡　4. 血-气屏障
5. 肋膈隐窝　6. 纵隔　7. 副鼻窦

二、填空题

1. 呼吸系统由________和________组成。

2. 鼻腔借________分________和________两部分。

3. 喉的上口称________，内腔称________，可分为________、________、________三部分。

4. 上呼吸道包括________、________和________三部分。

5. 肺内呼吸管道以________为界，以上部分称________，以下部分称________。

三、选择题

1. 下列关于鼻腔的叙述错误的是
   A. 借鼻阈分鼻前庭和固有鼻腔
   B. 借鼻后孔通咽
   C. 固有鼻腔所衬的黏膜与副鼻窦黏膜延续
   D. 鼻腔的上鼻甲后上方为嗅区，其他部分为易出血区
   E. 鼻黏膜可分为嗅区和呼吸区
2. 关于喉的描述错误的是
   A. 喉位于颈前中部
   B. 内腔借两对皱襞分为喉前庭、喉中间腔和喉下腔
   C. 喉下腔是最易引起喉头水肿的部位
   D. 喉只有发音功能
   E. 喉声门裂是最狭窄的部位
3. 炎症时，易引起喉头水肿的部位是
   A. 喉前庭
   B. 喉中间腔
   C. 喉下腔
   D. 喉口
   E. 喉室
4. 临床上做气管切开术时，常选择的部位是
   A. 第 1 至第 3 气管软骨处
   B. 第 2 至第 3 气管软骨处
   C. 第 3 至第 4 气管软骨处
   D. 第 5 至第 6 气管软骨处
   E. 第 6 至第 7 气管软骨处
5. 关于右主支气管说法错误的是
   A. 细而长
   B. 粗而短
   C. 走向较垂直
   D. 异物已坠入
   E. 在肺门处分为上、中、下肺叶支气管
6. 下列肺组织中不属呼吸部的结构是
   A. 肺泡
   B. 肺泡管
   C. 肺泡囊
   D. 呼吸性细支气管
   E. 终末细支气管
7. 临床发生支气管哮喘是下列哪个结构痉挛引起的
   A. 细支气管
   B. 小支气管
   C. 肺叶支气管
   D. 肺段支气管
   E. 终末细支气管
8. 对肺的描述错误的是
   A. 肺位于胸腔，纵隔两侧
   B. 有一尖、一底、两面、三缘
   C. 纵隔面上、中份有呼吸道，血管和神经出入的肺门
   D. 肺尖一般不高出胸廓上口
   E. 肺的下缘最低点在腋中线第 8 肋间
9. 对胸膜描述错误的是
   A. 是浆膜，分脏、壁两层
   B. 脏、壁两层间的腔为胸膜腔
   C. 肺是在胸膜腔内
   D. 构成胸膜的上皮为间皮
   E. 胸膜腔内有少量滑液，呈负压
10. 关于纵隔说法错误的是
    A. 位于胸廓上、下口和两侧纵隔胸膜之间
    B. 以胸骨角至第 4 椎体平面分界分上、下纵隔
    C. 下纵隔以心包为界，分前、中、后纵隔
    D. 一侧发生气胸时，纵隔偏向健侧
    E. 一侧发生气胸时，纵隔偏向患侧

四、简答题

1. 简述呼吸系统的组成。

2. 简述副鼻窦。
3. 简述血-气屏障（呼吸膜）。
4. 试述肺的位置、形状、结构。
5. 一幼儿误将豆粒坠入气管，请问该豆粒易坠入哪个支气管？

学习要求

1. 结合教材，认真做好“一章一练”，之后进行测试，以巩固学过的知识。

2. 深刻理解“学习目标”及“护理应用”，结合多媒体、挂图、标本、模型上好实验课，使理论和实际紧密结合，融会贯通。

3. 描绘插图。

（关明星）

第六章　泌尿系统

学习目标

掌握： 泌尿系统的组成，肾的形态、结构、位置，尿的形成及排出途径，膀胱的位置、结构，女性尿道的特点。

熟悉： 肾的组织结构，肾单位、球旁复合体，肾的冠状面结构，输尿管及膀胱的分部。

了解： 肾的被膜，肾的血管及血液循环特点。

泌尿系统由肾、输尿管、膀胱和尿道组成（图 6-1）。

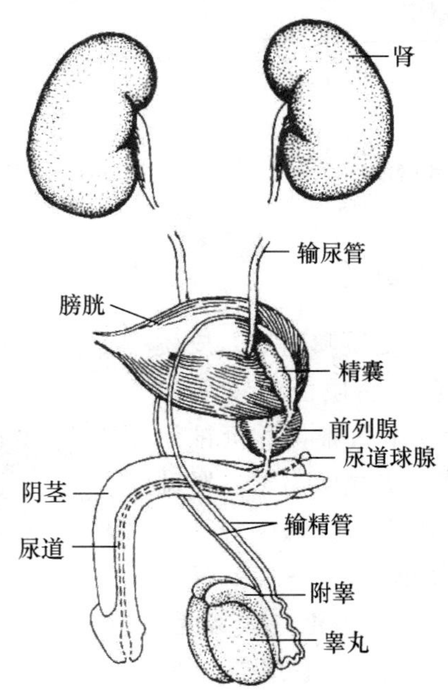

图 6-1　泌尿系统组成示意图

第一节　肾

一、肾的形态、位置

肾为成对器官，呈蚕豆形，红褐色。分上、下两端，前、后两面，内、外两缘。肾的外缘凸，内缘凹陷，肾盂、血管、神经等出入肾的部位称**肾门**。肾门继续向内凹陷形成腔，称**肾窦**。肾窦内有肾盂、肾盏、肾动脉、肾静脉、淋巴管和神经等，其间为脂肪组织。

肾位于腹后壁脊柱两侧，由于右肾受肝的影响，故略比左肾低，成人肾门平对第1腰椎体，第12肋斜过左肾后方中份，斜过右肾后方上份（图6-2、图6-3）。

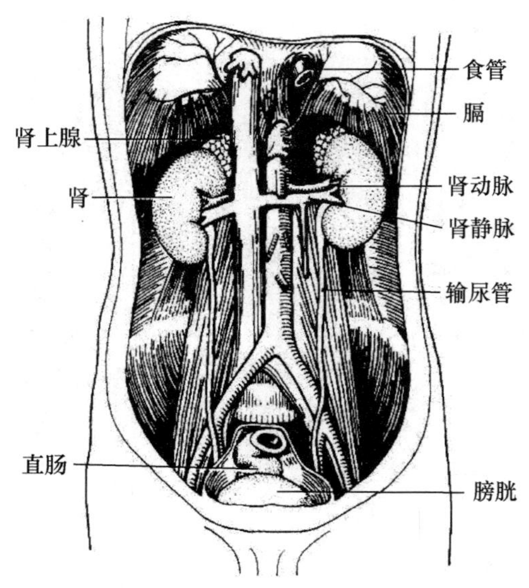

图6-2　肾、输尿管和膀胱

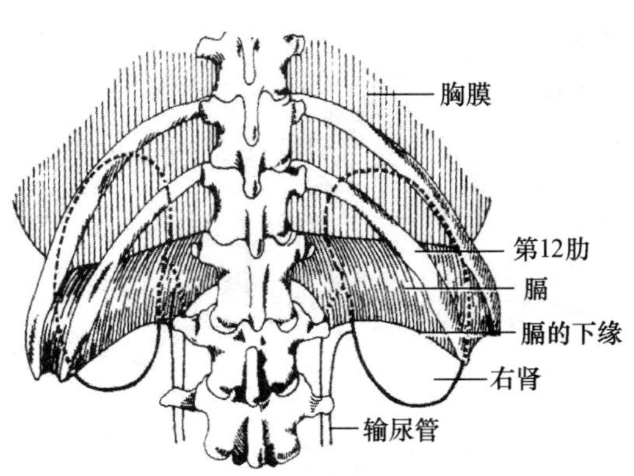

图6-3　肾与椎骨、肋骨的位置关系

二、肾的冠状切面

肾的冠状切面上可见肾的皮质和髓质。**皮质**位于肾实质的外周，暗红色，髓质位于皮质深部，色浅，每侧肾有15～20个**肾锥体**；肾锥体之间的部分称**肾柱**。肾锥体的尖端游离，称**肾乳头**，肾乳头上有许多乳头管的开口，每个肾乳头都有一个小囊管包绕，称**肾小盏**，2～3个肾小盏合成一个**肾大盏**，2～3个肾大盏汇合成**肾盂**，肾盂出肾门后明显变细，移行为**输尿管**（图6-4）。

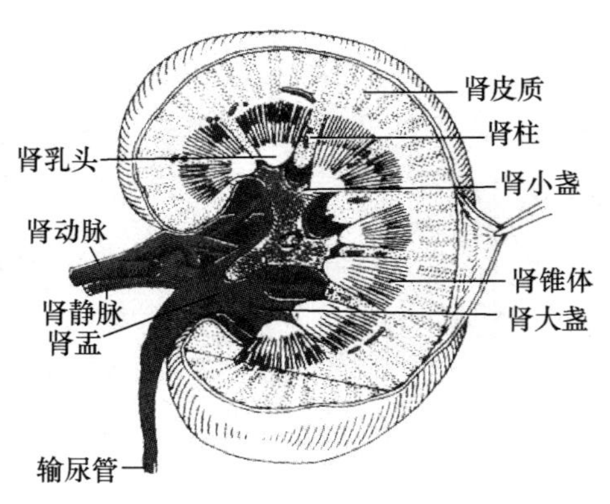

图6-4　肾的冠状切面

三、肾的组织结构

肾实质内主要由大量的泌尿小管和血管、淋巴管、神经及其间的少量结缔组织构成（图6-5、图6-6）。

（一）肾单位

肾单位由肾小体和肾小管构成（图6-7）。

肾小球毛细血管内的血浆成分，经有孔内皮—毛细血管基膜—裂孔膜—肾小囊形成原尿，在形成原尿过程中，经过的这三层结构称**滤过屏障**（滤过膜），血液中的血浆蛋白、血细胞是不能通过该屏障的（图6-8、图6-9）。

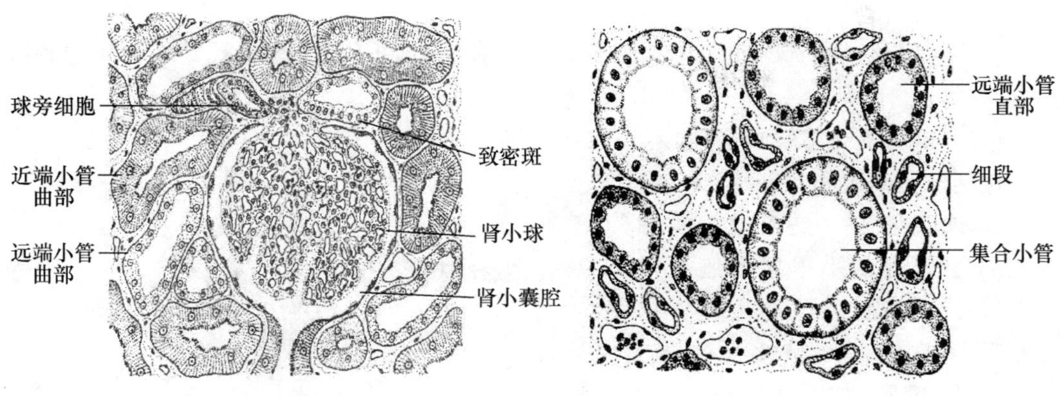

图 6-5　肾皮质的组织结构　　图 6-6　肾髓质的组织结构

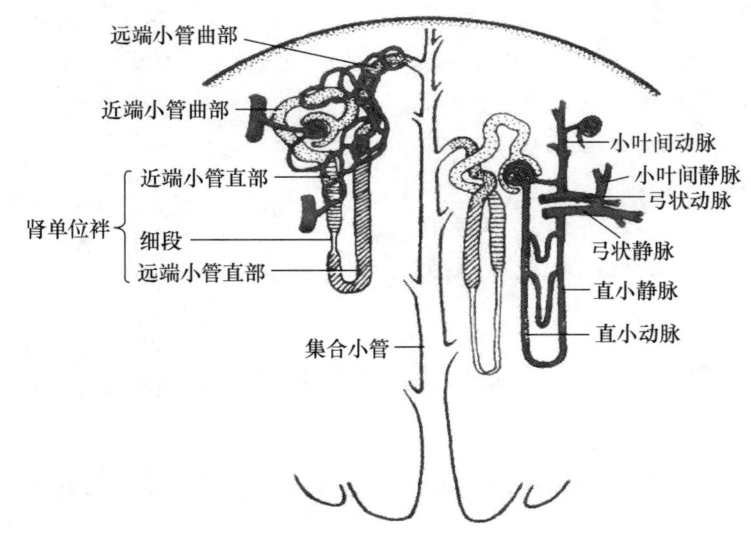

图 6-7　泌尿小管和肾血管模式图

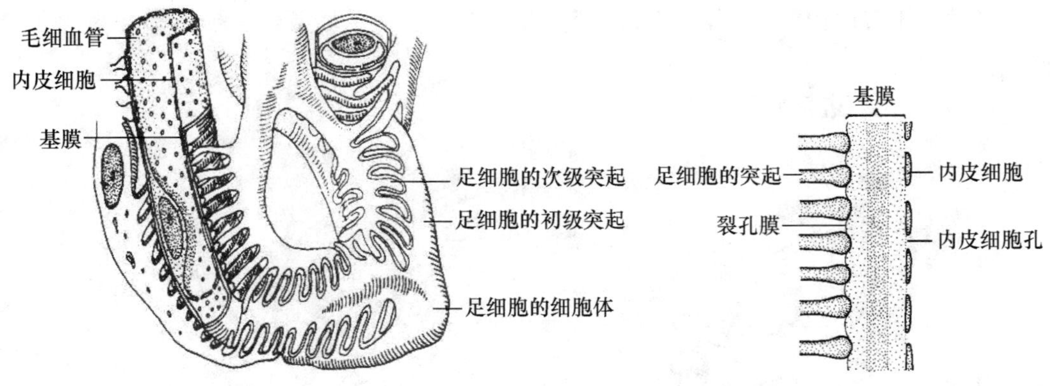

图 6-8　足细胞与毛细血管组织结构模式图　　图 6-9　滤过屏障（滤过膜）模式图

在原尿流经肾小管时，再经肾小管的重吸收（出球小动脉在肾小管周围再次形成毛细血管网），到乳头管送到肾小盏的液体即为终尿。

（二）集合管

由许多肾单位的远端小管汇合而成，再经乳头管，开口于乳头孔，将终尿送到肾小盏。

（三）球旁复合体（球旁器）

包括球旁细胞和致密斑。

1. **球旁细胞** 是入球小动脉管壁在近肾小球处的平滑肌细胞变成了立方形上皮样细胞，可产生肾素，使全身小动脉收缩，如持续性释放肾素，则使血压升高（如肾病性高血压）（图6-10）。

2. **致密斑** 是远曲小管迂曲至肾小体血管极一侧的单层立方上皮细胞，变成高柱状上皮细胞。致密斑是一种离子感受器，主要感受通过远曲小管的尿液中钠离子（Na^+）的浓度，当钠离子浓度降低时，它将信息传递给球旁细胞，促使球旁细胞分泌肾素（图6-10）。

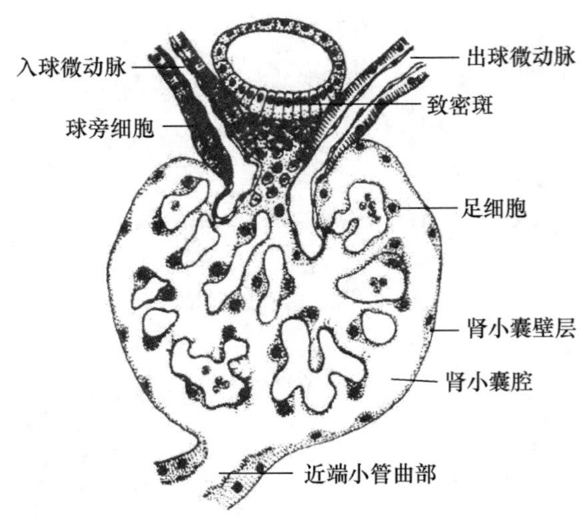

图6-10 球旁复合体模式图

四、肾的固定装置

（一）肾的被膜

在肾的外面有三层被膜，由内向外分别为纤维囊、脂肪囊和肾筋膜，将肾固定于腹后壁（图6-11）。

（二）肾蒂

肾蒂位于肾的内缘处，由肾的血管、淋巴管、神经、肾盂等结构被结缔组织包绕而成。

（三）腹内邻近器官的压力

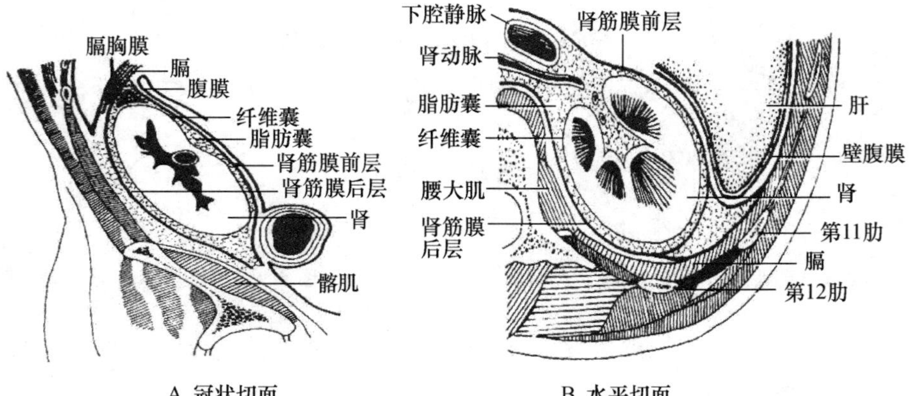

图6-11 肾的被膜

第二节 输尿管、膀胱、尿道

一、输尿管

输尿管是一对细长的连于肾盂和膀胱之间的肌性管道，将身体产生的终尿输送到膀胱。输尿管全长为 20～30 cm，分腹段、盆段和膀胱壁内段；全长中有三处狭窄，第一处为起始部，第二处为髂血管分叉处，第三处为穿膀胱壁内部。这些狭窄是输尿管结石易滞留处（图 6-1、图 6-2）。

二、膀胱

膀胱是接纳、贮存尿液的囊性器官，壁由黏膜、肌层（平滑肌）和外膜构成，成人容量可达 350～500 ml，新生儿约 50 ml。

（一）膀胱的形态

其外形似三棱锥形（图 6-12）。

（二）膀胱的结构

向前上方的尖部称**膀胱尖**，朝后的底部称**膀胱底**，尖、底之间称**膀胱体**，其最下部称**膀胱颈**，下接尿道（图 6-12）。膀胱上部称**膀胱顶**，膀胱空虚时，顶不超过耻骨联合上缘（图 6-13A）；膀胱充盈时，超过耻骨联合上缘。尿潴留时，可于耻骨联合上缘行膀胱穿刺术，抽出尿液（图 6-13B）。

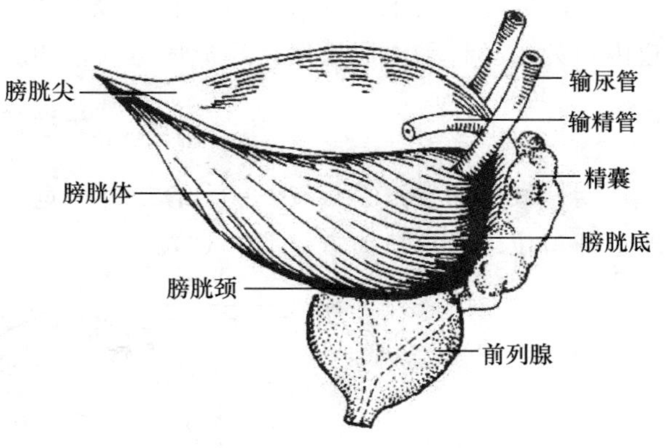

图 6-12 膀胱

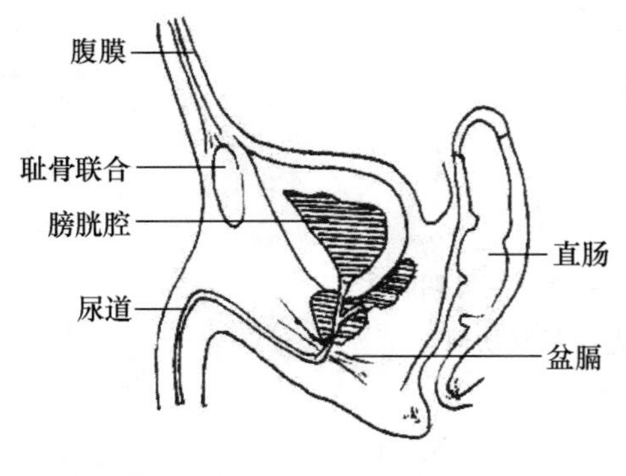

A. 空虚状态的膀胱

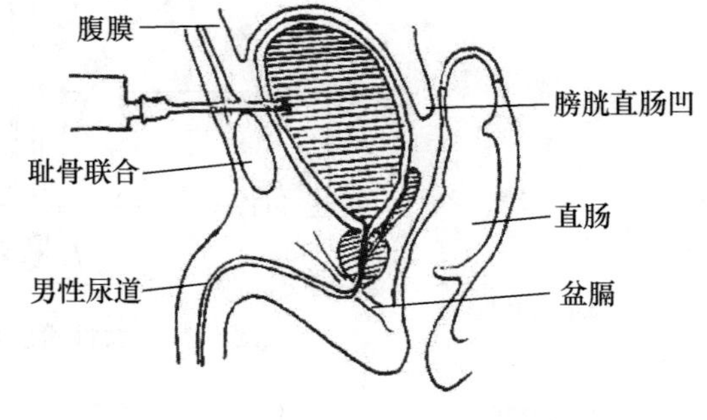

B. 尿潴留状态的膀胱（示穿刺进针位置）

图 6-13 膀胱的位置

（三）膀胱的位置与毗邻

膀胱位于小骨盆的前份。男性膀胱底邻直肠、输尿管、输精管末端和精囊，膀胱颈下部是前列腺，前部是耻骨联合（图 6-12、图 6-14）；女性膀胱前部是耻骨联合，膀胱底与子宫和阴道上部相毗邻，下与尿道相连续（图 6-14、图 6-15）。

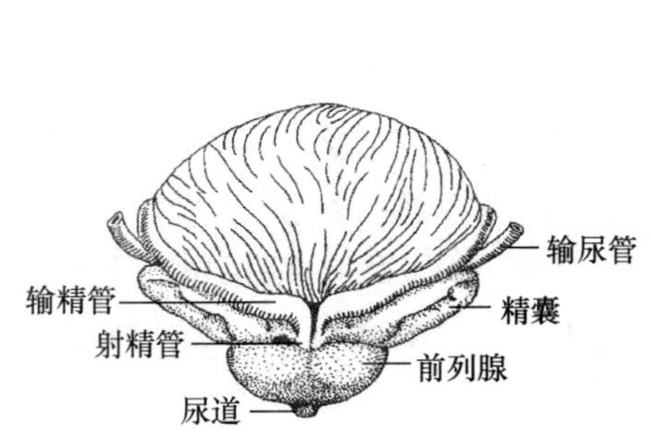

图 6-14　男性膀胱后面的毗邻

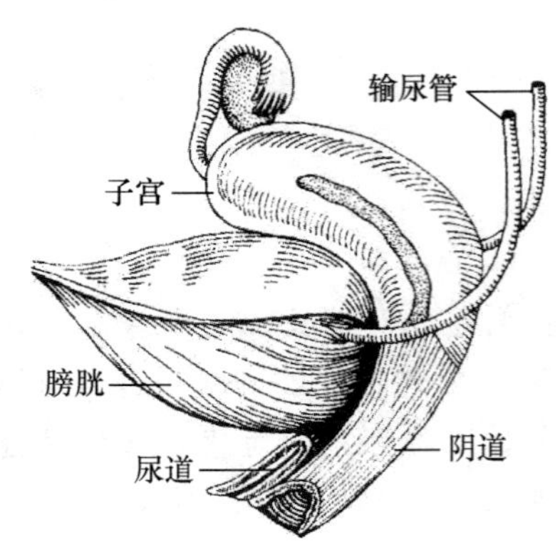

图 6-15　女性膀胱后面的毗邻

（四）膀胱的黏膜

膀胱空虚时，黏膜皱襞较多而密，充盈时消失。其黏膜内面，两输尿管口与尿道内口之间为黏膜较平滑的三角区，称**膀胱三角**，是膀胱肿瘤、结核的好发部位。在尿道内口处，环行平滑肌增厚，形成尿道内括约肌。

三、女性尿道

女性尿道的特点是短（3～5 cm）、直、宽，开口于阴道前庭，故易发生逆行感染，尿道外口位于阴道口前方（图 6-16）。

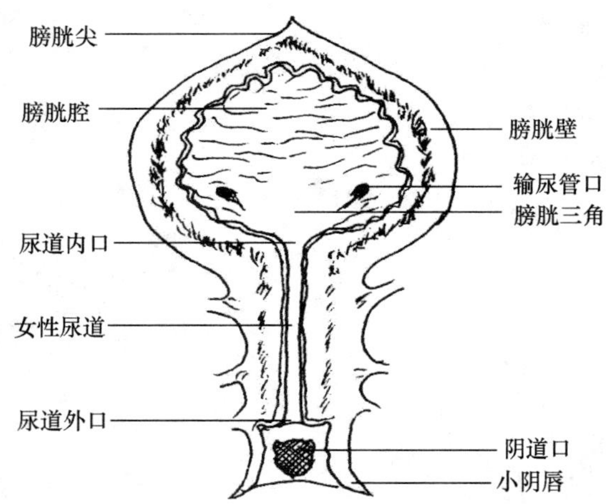

图 6-16　女性膀胱和尿道的额状切面

护理应用

1. 导尿术要掌握两点：一是女性尿道的开口位置和女性尿道的长度及特点；二是男性尿道的长度、两个弯曲及三个狭窄。

2. 当尿潴留或不便经尿道导尿时，可于耻骨联合上缘进针，行膀胱穿刺术，抽出尿液（图 6-13）。

3. 临床行女性导尿术时要熟练掌握女性尿道的长度，阴道口的前、后关系。

【一章一练】

一、名词解释

1. 肾门 2. 肾窦 3. 滤过屏障 4. 膀胱三角

二、填空题

1. 泌尿系统由________、________、________、________组成。
2. 输尿管的三处狭窄位于________、________、________。
3. 膀胱壁分为________、________、________共三层，黏膜上皮为________。
4. 膀胱分为________、________、________和________四部分。
5. 女性尿道外口位于阴道口的________，成人长为________cm。

三、选择题

1. 关于肾的说法正确的是
   A. 位于腹后壁，脊柱两侧
   B. 是腹膜内位器官
   C. 左、右肾高度相同
   D. 左肾略比右肾低
   E. 肾病时对血压影响不大
2. 下列结构哪个不是肾冠状切面上实质的结构
   A. 肾乳头
   B. 肾盂
   C. 肾脂肪囊
   D. 肾柱
   E. 肾锥体
3. 下列关于肾的描述错误的是
   A. 肾髓质深入肾皮质的部分称肾柱
   B. 肾髓质只由肾锥体构成
   C. 肾锥体的尖端称肾乳头
   D. 肾小盏包绕肾乳头
   E. 2～3 个肾小盏合成一个肾大盏
4. 肾被膜由内向外依次为
   A. 肾筋膜 纤维囊 脂肪囊
   B. 纤维囊 脂肪囊 肾筋膜
   C. 肾筋膜 脂肪囊 纤维囊
   D. 脂肪囊 纤维囊 肾筋膜
   E. 脂肪囊 肾筋膜 纤维囊
5. 关于肾单位说法正确的是
   A. 由肾小球和肾小囊构成
   B. 由肾小体和肾小管构成
   C. 由肾小管和肾小囊构成
   D. 由肾小囊和肾小管构成
   E. 由肾小体和集合管构成
6. 球旁细胞位于
   A. 入球小动脉近血管球处
   B. 近端小管近血管极处
   C. 出球小动脉近血管极处
   D. 远端小管近血管极处
   E. 近端小管近尿极处
7. 致密斑位于
   A. 入球小动脉近血管极处
   B. 近端小管近血管极处
   C. 细段
   D. 髓袢
   E. 远端小管近血管极处
8. 关于输尿管的叙述错误的是
   A. 长 20～30 cm
   B. 上端接肾盂，下端注入膀胱
   C. 全长分腹段和盆段
   D. 全长有三处狭窄
   E. 狭窄处是结石嵌顿处
9. 关于膀胱的叙述错误的是
   A. 膀胱有较大的伸缩性
   B. 其形态常随充盈程度而改变
   C. 膀胱空虚时呈三棱锥形
   D. 膀胱充盈时，膀胱尖超过耻骨联合上缘
   E. 婴幼儿的膀胱容量为 350～500 ml

10. 女性尿道外口位于阴道口的
A. 前方
B. 上方
C. 后方
D. 下方
E. 外侧

四、简答题

1. 简述肾单位。
2. 简述尿的产生和排出途径。

学习要求

1. 结合教材认真做好“一章一练”，本章内容结束后即进行测试，以及时巩固所学的知识。

2. 认真理解“学习目标”，把人体结构知识与“护理专业”紧密结合。

3. 利用挂图、标本模型上好实验课，使理论与实践有机结合。

4. 描绘插图。

（田　琦　谷　宇）

第七章 生殖系统

学习目标

掌握： 两性生殖系统的组成，各组成的大体形态、结构、位置；男性尿道的结构特点。

熟悉： 两性生殖腺的组织结构，子宫内膜及周期变化，生殖细胞的发生、发育。

了解： 男性附属腺、输精管、射精管、阴囊、阴茎、女性外阴。

生殖系统包括男性生殖系统和女性生殖系统，它们都有内、外生殖器官，内生殖器官包括生殖腺、附属腺和生殖管道，它们的功能是产生两性生殖细胞，繁殖新个体和产生两性激素。

第一节 男性生殖系统

一、睾丸（生殖腺）

（一）形态结构及位置

睾丸呈卵圆形，位于阴囊内，左右各一。其结构分上下两端，内外两面，前后两缘，后缘与附睾相接触，并有血管、淋巴管、神经等出入，睾丸除后缘之外，其他部分均覆以**鞘膜**（胚胎末期睾丸自腹腔顶着腹膜鞘突形成的鞘膜降至阴囊而成），鞘膜分布在睾丸表面的为脏层，其余的为壁层，脏、壁两层之间的腔称**鞘膜腔**（图 7-1）。

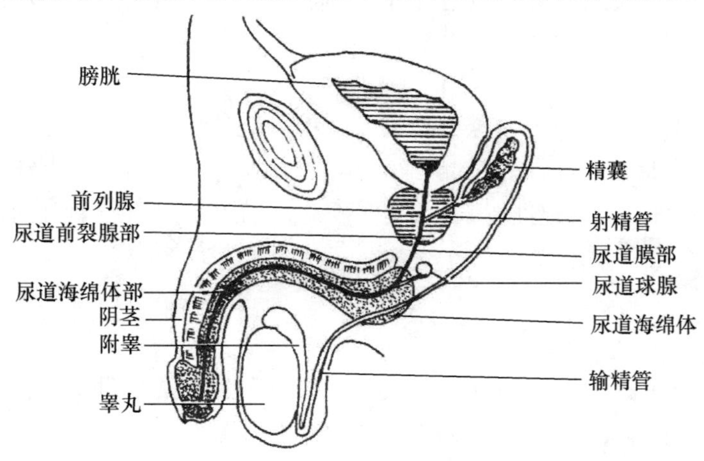

图 7-1 男性生殖系统概观

（二）睾丸的组织结构

睾丸表面下是一层致密结缔组织构成的**白膜**，白膜在后缘处增厚，形成**睾丸纵隔**，睾丸纵隔向实质呈放射状形成**睾丸小隔**，小隔间隙是呈锥体状的**睾丸小叶**，小叶内有 1～4 条**生精小管**，向后汇成**精直小管**入睾丸纵隔形成**睾丸网**，再发出睾丸输出管入附睾头端，形成**附睾管**。在生精小管之间有少量的结缔组织，称**睾丸间质**（图 7-2、图 7-3）。

1. **生精小管**　其管壁以支持细胞为基础，其内由 5～8 层生精细胞（发育不同阶段）构成（图 7-3）。

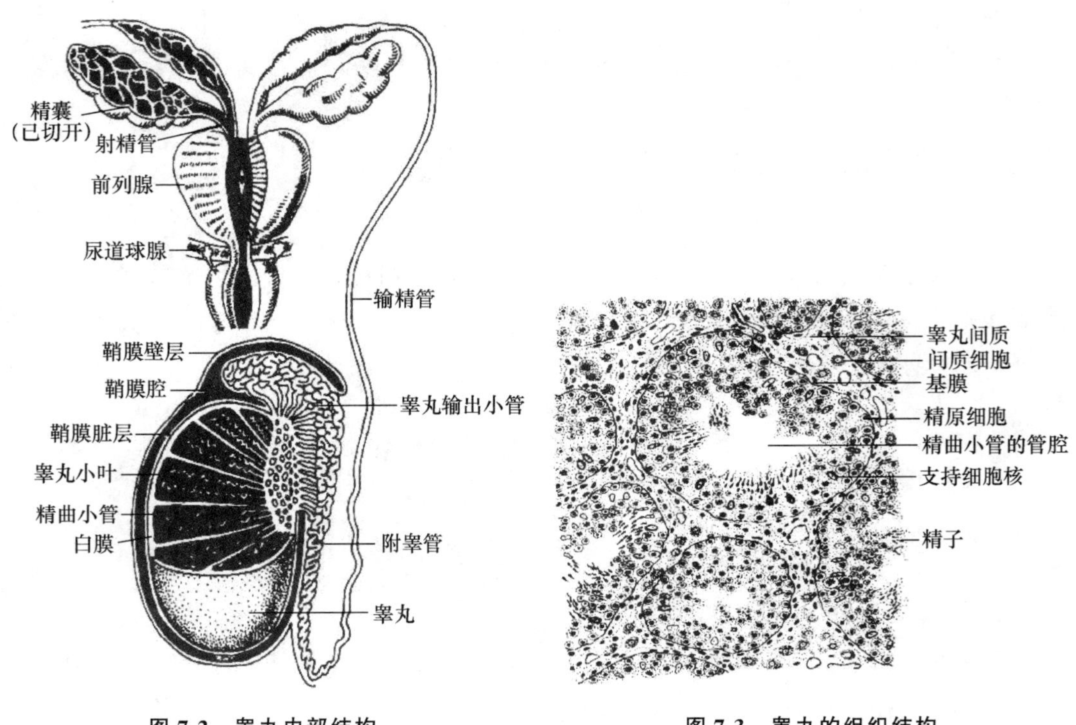

图 7-2　睾丸内部结构　　　　图 7-3　睾丸的组织结构

（1）**生精细胞**：是在生精小管管壁上由周围向管腔逐渐发育，最后形成精子，并脱离管壁进入（经发育、二次成熟分裂、一次变态，最后 1 个精原细胞形成 4 个精子）（图 7-3、图 7-4）。

（2）**精子**：是精子细胞经过变态而来，结构为精子头和精子尾（图 7-4、图 7-5）。

2. **睾丸间质**　是在生精小管之间的结缔组织，在其内有 3～5 个成群存在的细胞，称**间质细胞**，产生男性雄激素，促进精子的发生、生殖器官的发育及第二性征的发育（图 7-3）。

二、输精管道

（一）附睾

附睾位于睾丸的后上方，分头、体、尾三部分。其内是由附睾管构成，尾端变细，移行为输精管，有贮存精子和促其发育成熟的功能（图 7-2）。

（二）输精管

是接附睾管的一条细而长的肌性管道，长约 50 cm，全长分睾丸部、精索部、腹股沟部和盆部（男性结扎术在精索部），其末端膨大，与精囊排泄管汇合成**射精管**（图7-2、图7-6）。

（三）射精管

长约2cm，由输精管末端与精囊排泄管汇合而成，穿前列腺实质，开口于**尿道前列腺部**（图7-7）。

精索是一圆索状结构，是输精管腹股沟部外包精索被膜，内有蔓状静脉丛、睾丸动脉、淋巴管和神经等（图7-8）。

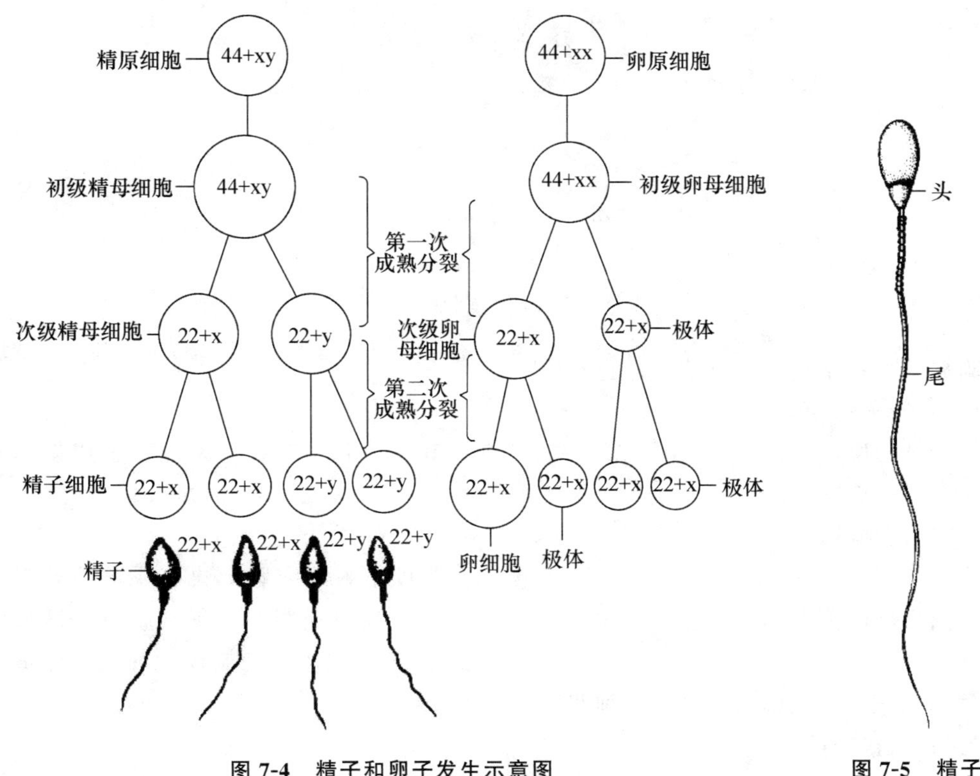

图 7-4 精子和卵子发生示意图

图 7-5 精子

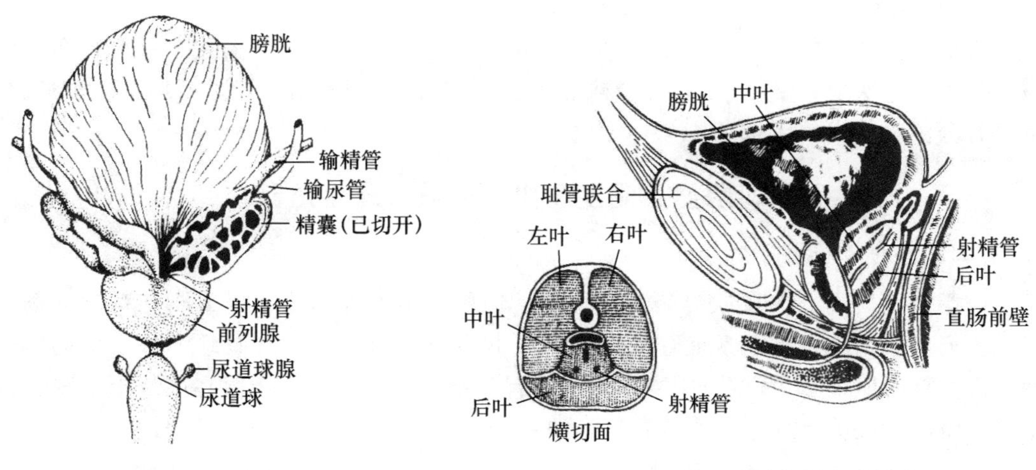

图 7-6 膀胱底

图 7-7 前列腺的位置和分叶

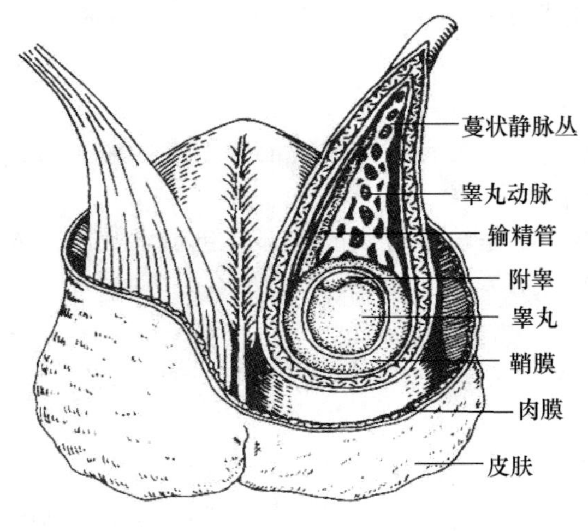

图 7-8　阴囊和精索

三、附属腺

附属腺包括精囊、前列腺和尿道球腺。

（一）精囊（精囊腺）

扁椭圆形腺体，位于膀胱后方，左右各一，其排泄管与输精管末端汇合成**射精管**（图 7-2、图 7-6）。

（二）前列腺

呈栗子形，有一尖、一底、一体，底朝上，尖朝下。前列腺中央有尿道前列腺部通过，同后部两侧上的射精管穿过其实质。腺实质主要是由腺叶、平滑肌及结缔组织构成（图 7-6、图 7-7）。老年后，腺组织退化而结缔组织增生，使其体积增大，压迫其内通过的尿道，导致排尿困难（前列腺肥大）。

（三）尿道球腺

是一对豌豆大的球状腺体，位于**尿生殖膈**内，导管开口于**尿道球部**（图 7-1、图 7-6）。

（四）精液

由睾丸内产生的精子及分泌物和各附属腺产生的分泌物共同构成，呈乳白色，弱碱性，正常一次射精量 2～5 ml，含精子 3 亿～5 亿。输精管结扎后阻断精子排出通路，但仍有分泌物排出（无精子）。

四、阴囊、阴茎和男性尿道（外生殖器）

（一）阴囊

位于阴茎后下方的皮肤囊袋，由皮肤、肉膜、精索外筋膜、提睾肌和精索内筋膜组成。筋膜薄而软，有色素沉着。**肉膜**在皮下浅筋膜内，含平滑肌纤维（温度高时舒展，温度低时皱缩），可调节阴囊内温度，有利于精子的发育，肉膜在中线上形成阴囊中隔，将阴囊腔分隔成左、右两腔，容纳左、右睾丸和附睾等。

（二）阴茎

阴茎是悬吊于耻骨联合前下方的肌性结构，分头、颈、体、根四部分，根固定于耻骨下支和坐骨支。阴茎外包皮肤，皮下有筋膜，内有 2 条阴茎海绵体和 1 条尿道海绵体，阴茎头膨大，其前端有尿道外口，皮肤在前端与尿道外口黏膜相接，称包皮系带，临床若包皮过长则称**包茎**，会于包皮腔内积存包皮垢，而引起包皮炎，或可诱发阴茎癌。

（三）男性尿道

男性尿道起始于膀胱的尿道内口，开口于尿道外口，全长穿经前列腺实质、盆膈和尿道海绵体，故分**尿道前列腺部**（长约 3 cm）、**尿道膜部**（长约 1.5 cm）、**尿道海绵体部**（长 12～17 cm）。在尿道前列腺部有射精管和前列腺排泄管的开口，男性尿道全长 16～22 cm。全长中有两处弯曲、三处狭窄和三处膨大（图7-1、图 7-9、图 7-10）。

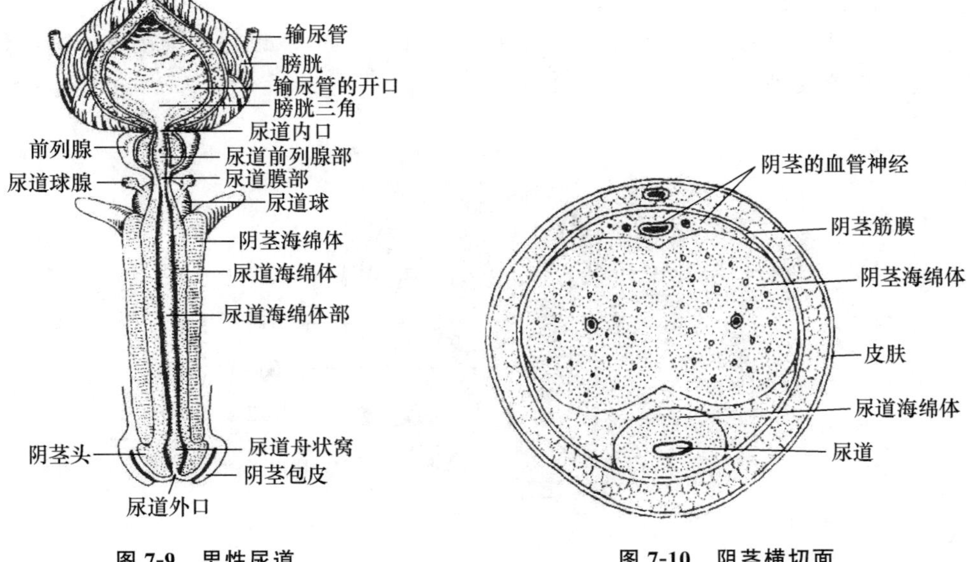

图 7-9 男性尿道

图 7-10 阴茎横切面

两个弯曲：
- 耻骨下弯 位于耻骨下方
- 耻骨前弯 位于耻骨前下方，临床导尿时向上提起该弯曲，使尿道变成“U”字形一个弯曲

三处狭窄：
- 第一处 尿道内口
- 第二处 尿道膜部
- 第三处 尿道外口（该口最狭）

三处膨大：
- 第一处 尿道前列腺部
- 第二处 尿道球部（该处最宽）
- 第三处 舟状窝

第二节 女性生殖系统

女性生殖系统包括女性内生殖器和女性外生殖器。由于乳腺功能与生殖系统有关，故列入本系统叙述。

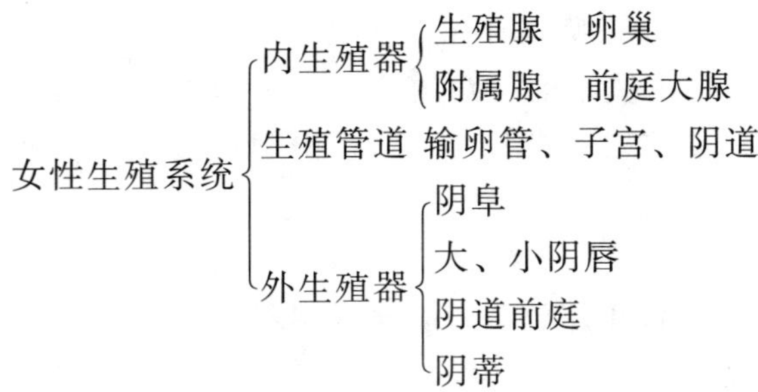

一、卵巢（生殖腺）

卵巢为女性生殖腺，产生女性生殖细胞和女性激素（雌激素、孕激素）。

（一）形态、位置

卵圆形，成对器官，成年女性卵巢表面凹凸不平，50 岁以后逐渐萎缩。卵巢位于盆腔，髂血管交叉处（图 7-11、图 7-12）。

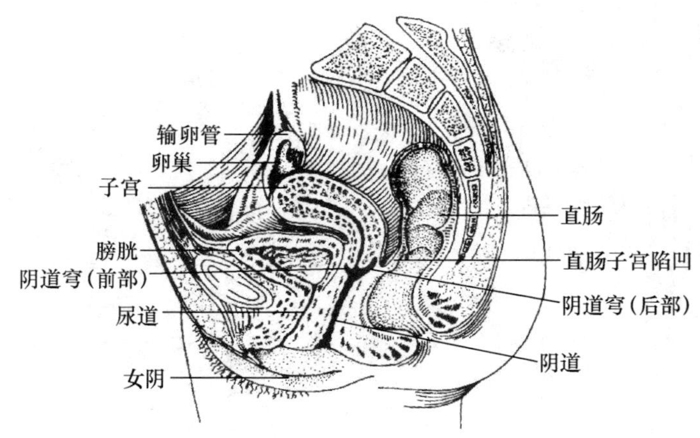

图 7-11　女性盆腔正中矢状切面

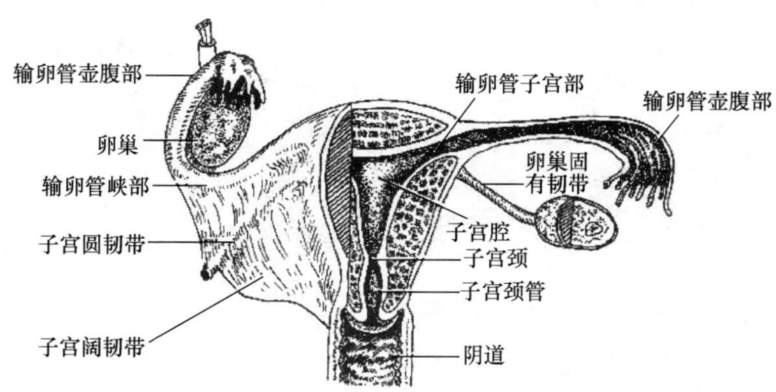

图 7-12　女性生殖系统概观

（二）组织结构

卵巢表面有一层扁平上皮（浆膜），浆膜下有一层致密结缔组织，称**白膜**，深面为卵巢实质，实质的外周为皮质，有发育不同阶段的卵泡、黄体、白体等；中央部为髓质，由疏松结缔组织、血管、淋巴管、神经等构成（图 7-13）。

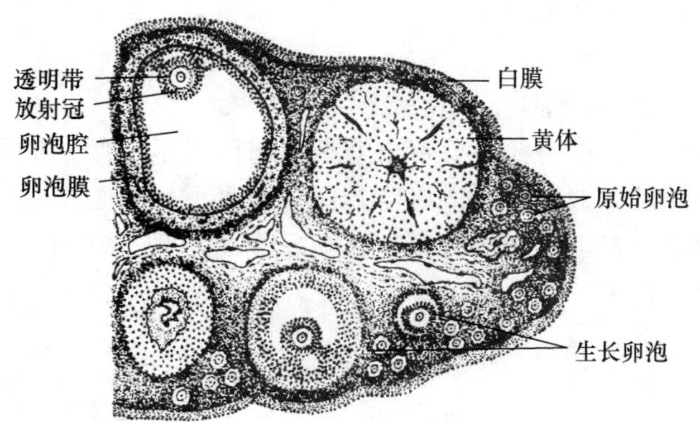

图 7-13　卵巢的组织结构

1. **卵泡及卵细胞的发育**　原始卵泡（内含卵原细胞）—生长卵泡（初级卵母细胞）—成熟卵泡—排卵（经第一次成熟分裂产生一个大的次级卵母细胞和一个小的第一极体）（图 7-4）。

2. **排卵**　成熟卵泡内的卵泡液剧增，使泡内压增高并凸向卵巢表面，突破白膜和浆膜，将卵泡液和次级卵母细胞排至腹膜腔，再经输卵管伞端进入输卵管，卵细胞每次月经周期成熟一个并排卵且左右交替进行，若同时排卵，易形成双卵双胎。卵泡壁细胞产生**雌激素**，雌激素促进女性生殖器发育和第二性征的发育。

3. **黄体**　排卵后卵泡壁留于卵巢内发育，血管长入形成黄色的细胞团，即为黄体。黄体产生**孕激素**和少量**雌激素**。孕激素刺激子宫内膜的不断增生和子宫腺体的分泌。如排卵后受精，黄体则存在 6 个月，称**妊娠黄体**；如排卵未受精，黄体仅存在 14 天，就退化成**白体**。

二、输卵管

形态、结构和位置

输卵管是呈喇叭状的成对肌性管道，内端连于子宫角，通子宫腔，外端开口于腹膜腔，长 10～14 cm，由内向外分为子宫部、峡部、壶腹部和漏斗部。游离端形成一些指状突起，称**输卵管伞**，是辨识输卵管的标志。女性结扎选择**峡部**，受精最适部位是**壶腹部**。输卵管向子宫腔方向输送卵子有三个因素：一是上皮细胞纤毛的定向摆动，二是平滑肌有节律的收缩，三是管内液体的定向流动。

三、子宫

（一）子宫的形态结构

子宫呈前后略扁的倒置梨形，可分为底、体、颈三部分，与阴道之间成前倾、前屈状，其形态随年龄、妊娠等有所改变。输卵管内端连线以上的部分为**子宫底**，向下变细成圆筒状称**子宫颈**，子宫颈下 1/3 的部分深入阴道内称**子宫颈阴道部**，上 2/3 的部分称**子宫颈阴道上部**。子宫底和子宫颈之间的部分称**子宫体**，子宫体于子宫颈相接部较窄，称**子宫峡**。子宫内腔是位于底、体之间，前后略扁的三角形腔隙，称**子宫腔**，自子宫峡以下至子宫口之间的梭形管道，称**子宫颈管**，**子宫口**未产妇呈圆形，经产妇呈横列状。

（二）子宫位置及固定结构

子宫位于盆腔中央，前有膀胱，后有直肠，与阴道呈前倾、前屈位。其固定结构依附于盆底承托和周围韧带牵拉固定，使其保持中央位置的是子宫主韧带和子宫阔韧带；使其向前倾的韧带是子宫圆韧带；使其前屈位的是骶子宫韧带。其中子宫圆韧带向前经腹股沟管，固定于女性大阴唇皮下（图 7-14、图 7-15）。

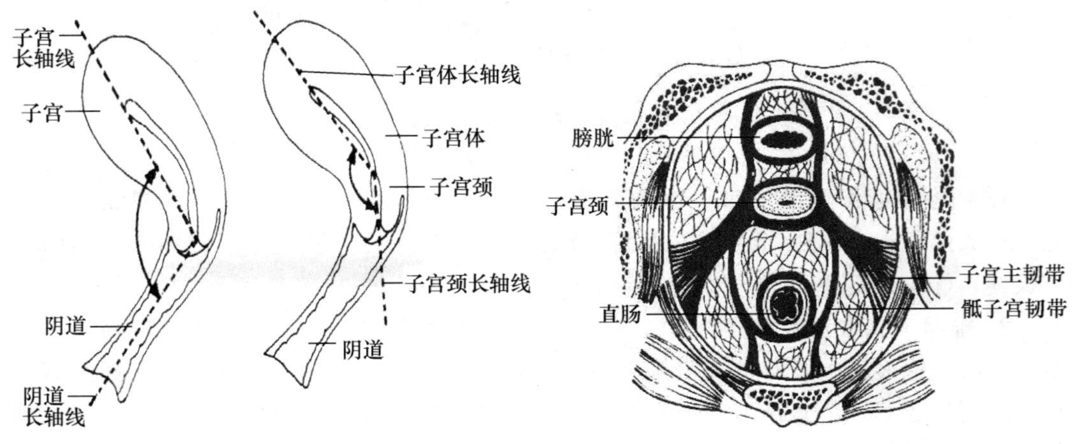

图 7-14　子宫前倾、前屈位示意图　　**图 7-15　女性盆底的韧带**

（三）子宫壁的组织结构

子宫壁由内向外由子宫内膜、肌层和外膜等三层结构组成。

子宫内膜{ 功能层 占大部分，随月经周期而脱落；基底层 占小部分，不随月经周期脱落，而是对功能层脱落后进行修复 }

1. **子宫内膜（黏膜）**　由单层柱状上皮和固有层构成，在固有层中，是疏松结缔组织、血管、淋巴管、神经和腺体。

2. **肌层**　由多层排列的平滑肌构成，各层之间有较大的血管穿行。

3. **外膜**　大部分为浆膜，小部分是纤维膜（图 7-16）。

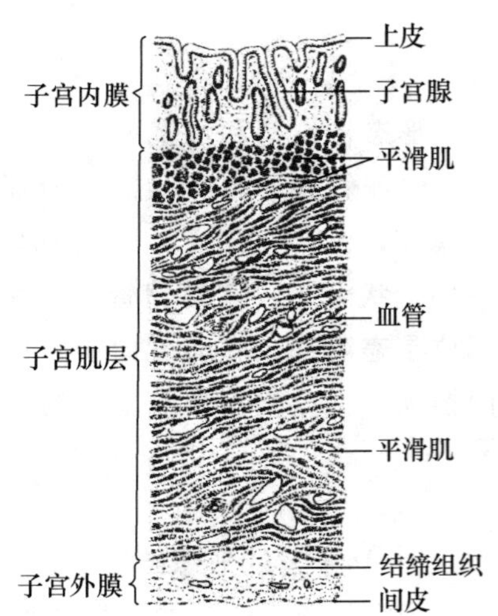

图 7-16　子宫壁的组织结构

（四）子宫内膜的周期性变化

子宫内膜功能层随卵巢周期性变化而变化，即卵巢每 28 天有一个卵泡发育成熟并排卵的过程，子宫内膜功能层也随之变化，根据变化情况分增生期、分泌期、月经期三期（图 7-17）。

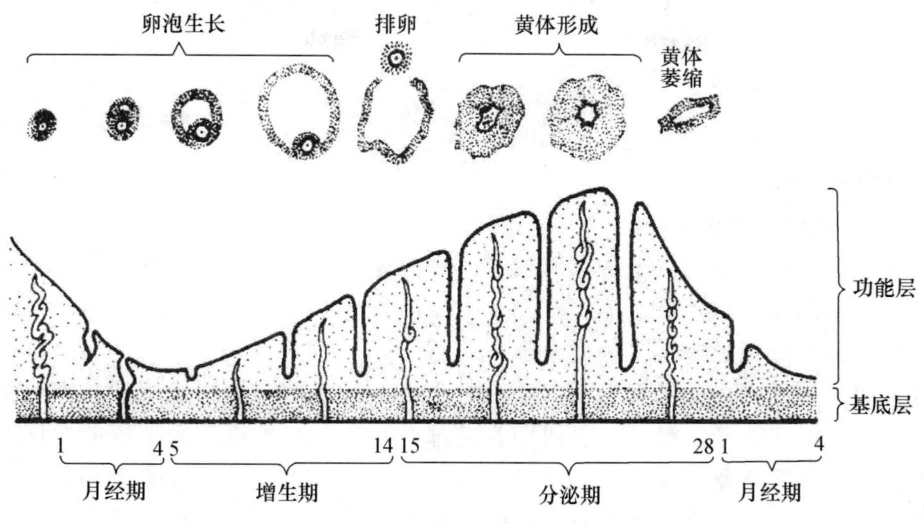

图 7-17　子宫内膜周期与卵巢周期变化示意图

四、阴道

阴道上端围于子宫颈阴道部，下端开口于阴道前庭（肛门与尿道之间），是排出月经、性交和娩出婴儿的通道。阴道上端与子宫颈阴道部之间形成一个环形间隙称**阴道穹**。以**后穹**为最深，是临床检测骨盆经线常用部位，也是腹腔积液抽取部位（图 7-11、图 7-12）。

五、外阴

包括阴阜，大、小阴唇，阴道前庭，阴蒂以及女性附属腺**前庭大腺**。腺导管开口于处女膜与小阴唇之间的沟内，其分泌物有润滑阴道口的作用（图 7-18）。

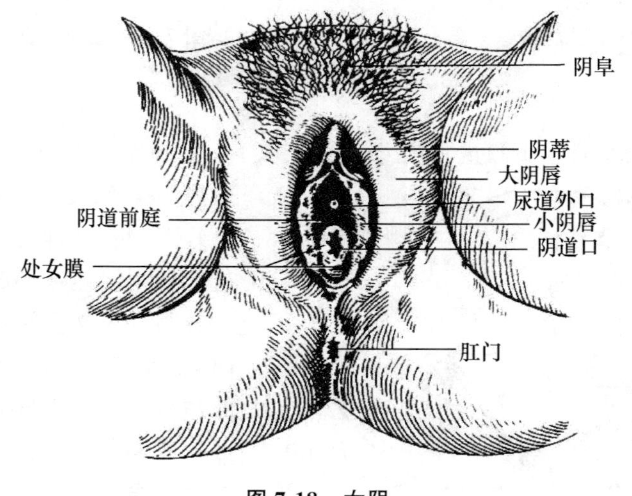

图 7-18　女阴

第三节　女性乳房和会阴

一、乳房

女性乳房是哺乳器官。

(一) 形态位置结构

女性乳房呈半球形，位于胸大肌浅部，中央是**乳头**，其顶端有输乳管开口，其周围有色素沉着部分，称**乳晕**。

(二) 乳房的内部结构

乳房表面是皮肤，皮下有脂肪，深面是致密结缔组织，结缔组织深入实质形成分隔乳腺小叶的叶间结缔组织隔，隔间即为乳腺叶，皮肤和胸肌筋膜及腺叶之间有许多结缔组织束，称**乳房悬韧带**（Cooper 韧带），对乳腺有支持作用（图 7-19、图 7-20）。当腺组织发生癌变时，该韧带挛缩，牵拉皮肤形成许多小凹，称**橘皮样变**，是乳腺癌的一种特殊体征。

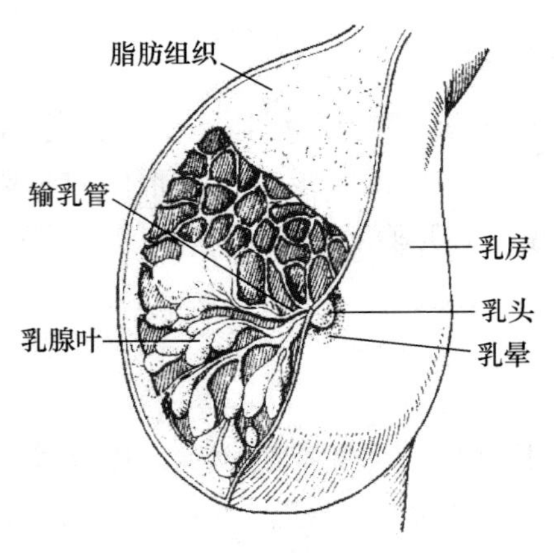

图 7-19　乳房构造

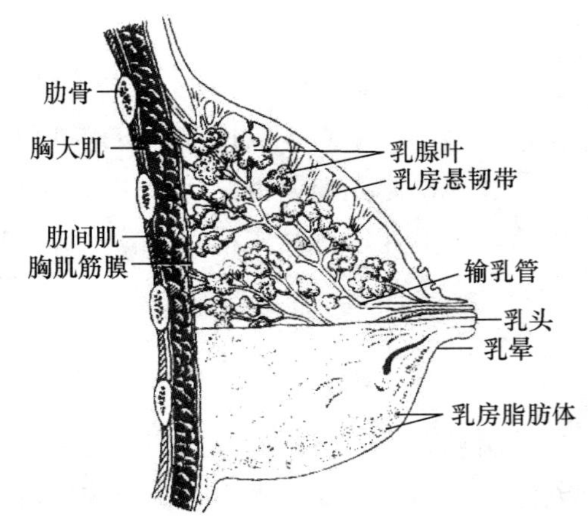

图 7-20　乳房的矢状切面

二、会阴

会阴是指封闭小骨盆下口的所有组织（广义）。其分界是：前界为耻骨联合下缘，后界为尾骨尖，两侧界为坐骨结节、耻骨下支、坐骨支、骶结节韧带。将这几点用线连接形成一个菱形区域即是**会阴**。狭义会阴是指尿生殖器与肛门之间的软组织。连接两侧坐骨结节的横线，将会阴分成前、后两个三角区，前三角区有尿生殖器官，故称**尿生殖三角**；后三角区有肛门开口，故称**肛门三角**（图 7-21）。

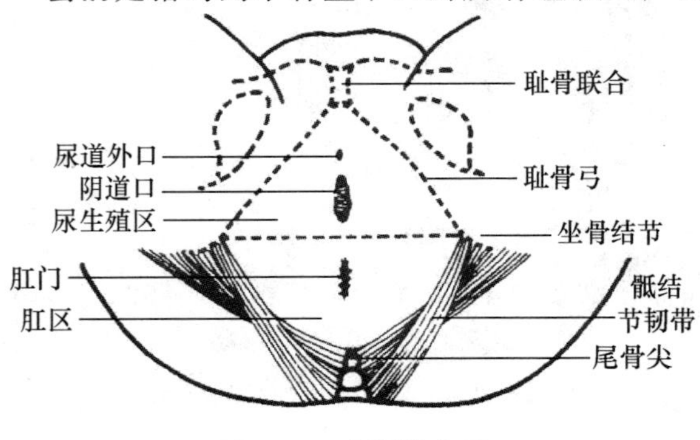

图 7-21　会阴的分区

护理应用

1. 熟悉女性卵巢周期和子宫内膜周期变化及二者之间的变化在临床对女性患者护理过程中采取特殊护理的影响，以更恰当地确定护理措施。

2. 熟悉女性外生殖器官的结构特点，有利于女性的卫生和保健。

3. 熟悉男性尿道的结构特点、长度，两个弯曲，三处狭窄，三处膨大，以便在临床做导尿术时，能做到心中有数。

【一章一练】

一、名词解释

1. 黄体　2. 月经周期　3. 乳房悬韧带　4. 睾丸间质

5. 阴道穹　6. 会阴（广义）

二、填空题

1. 生殖系统是由________和________构成（无论男、女）。

2. 男性生殖腺是________；女性生殖腺是________。

3. 男性尿道分________、________和________三部分。

4. 男性尿道有________和________两个弯曲，导尿时将阴茎提起，使________消失。

5. 男性尿道全长中有________、________和________三处狭窄，________最窄。

6. 男性生殖细胞是在________的管壁上发生、发育的。女性生殖细胞是在卵巢________内发生、发育的。

7. 子宫内膜周期受________的影响，分________、________和________等三期。

8. 黄体依据排卵后的卵是否________而决定存在时间的长短，受精情况下的黄体为________，未受精情况下的黄体为________。

三、选择题

1. 男性的生殖腺是
   A. 前列腺
   B. 睾丸
   C. 精囊
   D. 附睾
   E. 尿道球腺

2. 分泌男性激素的细胞位于
   A. 前列腺
   B. 尿道球腺
   C. 生精小管的管壁
   D. 附睾
   E. 睾丸间质

3. 精子产生的部位是
   A. 白膜
   B. 睾丸输出管
   C. 生精小管
   D. 睾丸间质
   E. 精囊

4. 关于男性尿道的描述错误的是
   A. 起于膀胱尖
   B. 终于阴茎头前端的尿道外口
   C. 分三部，两个弯曲
   D. 全长 16～22 cm
   E. 全长中有三处狭窄

5. 男性尿道最窄处为
   A. 尿道内口
   B. 膜部
   C. 前列腺部
   D. 尿道球部
   E. 尿道外口
6. 卵巢属于
   A. 女性外生殖器
   B. 女性生殖腺
   C. 女性生殖管道
   D. 附属腺
   E. 女尿道
7. 月经黄体存在时间为
   A. 14 天左右
   B. 28 天
   C. 5～6 个月
   D. 3 个月
   E. 10 个月
8. 排卵的时间为
   A. 月经周期的第 1 天
   B. 月经周期的第 14 天
   C. 进入增生期
   D. 月经周期的第 28 天
   E. 月经期周期的第 20 天
9. 关于雌激素的生理作用，错误的是
   A. 促进子宫内膜逐渐增厚
   B. 促进女性生殖器官的发育
   C. 促进阴道上皮的增生角化
   D. 降低子宫平滑肌的兴奋性
   E. 促进女性第二性征出现
10. 输卵管结扎术选择的部位是
   A. 子宫部
   B. 输卵管伞
   C. 壶腹部
   D. 输卵管峡
   E. 输卵管漏斗部
11. 关于子宫的错误说法是
   A. 位于小骨盆的中央
   B. 膀胱与直肠之间
   C. 呈前倾、前屈位
   D. 前屈的子宫体于子宫颈间呈钝角
   E. 子宫分底、体、颈、管四部分
12. 子宫内膜分泌期是月经周期的
   A. 第 1～4 天
   B. 第 5～14 天
   C. 第 15～28 天
   D. 第 5～28 天
   E. 第 28～30 天
13. 关于会阴的说法错误的是
   A. 封闭小骨盆下口的全部组织
   B. 肛门与阴道之间为狭义会阴
   C. 是前为耻骨联合下缘，两侧坐骨结节，后为尾骨尖的菱形区域
   D. 前面三角区称尿生殖角，后面三角区称肛门三角
   E. 主要是指封闭小骨盆下口的骨骼肌

四、简答题

1. 简述男、女性生殖系统的组成和功能。
2. 简述精子的产生及排出途径。
3. 简述输卵管的分部、受精最适部位及行女性结扎的部位。
4. 简述卵巢周期与子宫内膜周期。

学习要求

1. 结合教材认真做好“一章一练”，本章内容结束后即进行测试，使所学的知识得到及时巩固。

2. 结合“学习目标”认真学习本章内容，结合多媒体、挂图、标本模型进行实验，使理论和实际得到有机结合。

3. 认真阅读“护理应用”，使人体结构知识与护理专业知识得到充分融合。

4. 描绘插图。

（李婧瑶　田　琦）

第八章　腹　　膜

学习目标

掌握：腹膜及腹膜腔的概念。
熟悉：腹膜与脏器的关系。
了解：腹膜形成的结构。

一、腹膜与腹膜腔

腹膜是衬贴在腹、盆壁内面和覆盖腹、盆腔脏器表面的一层浆膜。衬贴在腹、盆壁内面的浆膜称**腹膜壁层**，覆盖在腹、盆腔脏器表面的浆膜称**腹膜脏层**。脏层和壁层之间的腔隙称**腹膜腔**，腔内有少量滑液。腹膜腔在男性是密闭的，女性则借输卵管、子宫、阴道与外界间接相通，腹膜腔的下部在男性只有**膀胱直肠陷凹**，而在女性则存在**膀胱子宫陷凹**和**直肠子宫陷凹**，这些陷凹位置较低，腹腔积液常存在于此。腹膜具有分泌、吸收、固定、修复和防御等功能，腹膜腔上部的腹膜吸收能力比下腹部强，故腹腔手术后的患者为了避免过快吸收腹腔带有毒素的渗出液，应采取半卧位（图 8-1）。

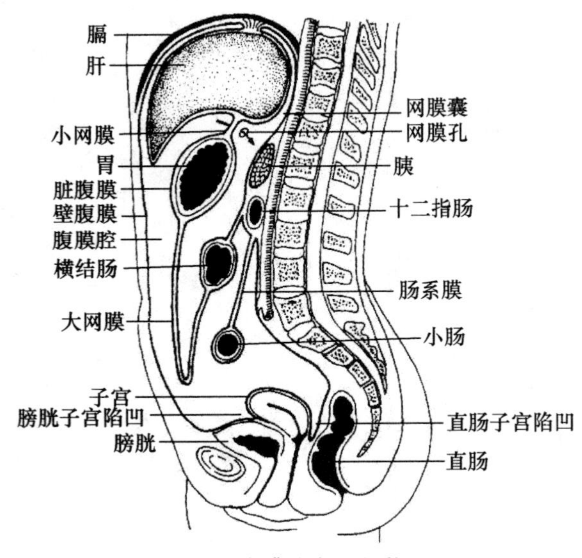

图 8-1　腹膜分布（矢状面）

二、腹膜与脏器的关系

（一）腹膜内位器官

指表面全部包有腹膜的器官，如胃、空肠、回肠、盲肠、阑尾、横结肠、乙状结肠、脾、卵巢、输卵管等，这类器官活动性较大。

（二）腹膜间位器官

指表面大部分包有腹膜的器官，如十二指肠（降部、下部、升部）、肝、胆囊、升结肠、降结肠、充盈的膀胱、子宫等（图 8-2）。

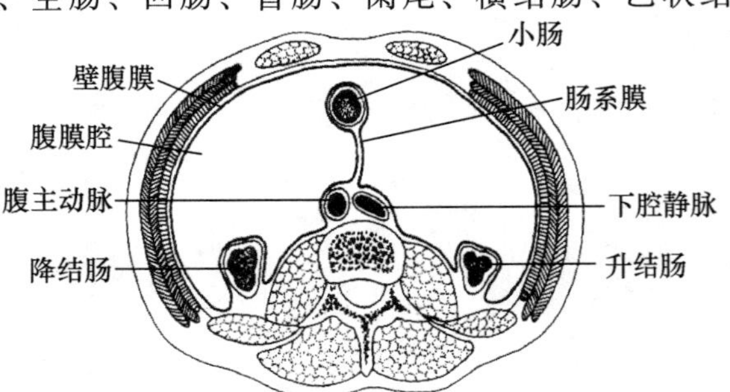

图 8-2　腹膜与脏器的关系（横切面）

（三）腹膜外位器官

指仅有一面覆盖腹膜的器官，如肾、肾上腺、输尿管和胰等，这类器官活动性较小。

三、腹膜形成的结构

（一）网膜

包括小网膜和大网膜。

1. **小网膜** 是肝门至胃小弯和十二指肠上部间双层腹膜形成的结构，包括肝胃韧带和肝十二指肠韧带。小网膜右缘游离，后方为网膜孔，是进入网膜囊的通道。

2. **大网膜** 是悬垂于胃与横结肠之间下方的四层腹膜结构，呈裙状覆盖在空、回肠前面。后两层间是网膜囊与腹膜腔唯一的通道网膜孔（图 8-3、图 8-4）。

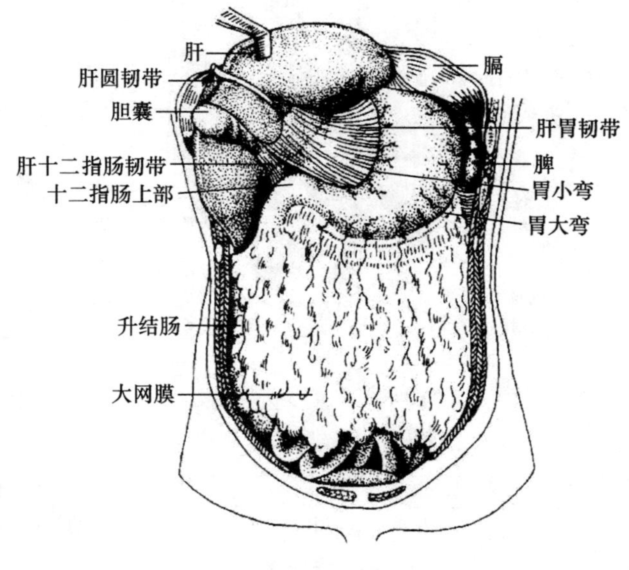

图 8-3 网膜

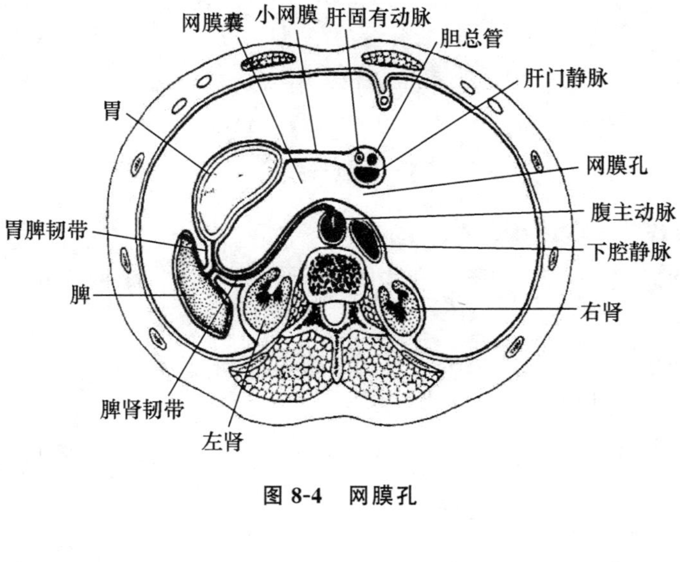

图 8-4 网膜孔

（二）韧带

指腹膜在腹、盆腔脏器之间形成双层结构，如肝镰状韧带、冠状韧带、脾胃韧带、子宫的韧带等。

（三）系膜

在腹、盆腔具有系膜的器官，借系膜固定于腹后壁，系膜为双层腹膜结构，如小肠系膜、阑尾系膜、横结肠系膜、乙状结肠系膜、卵巢系膜、输卵管系膜等（图 8-5）。

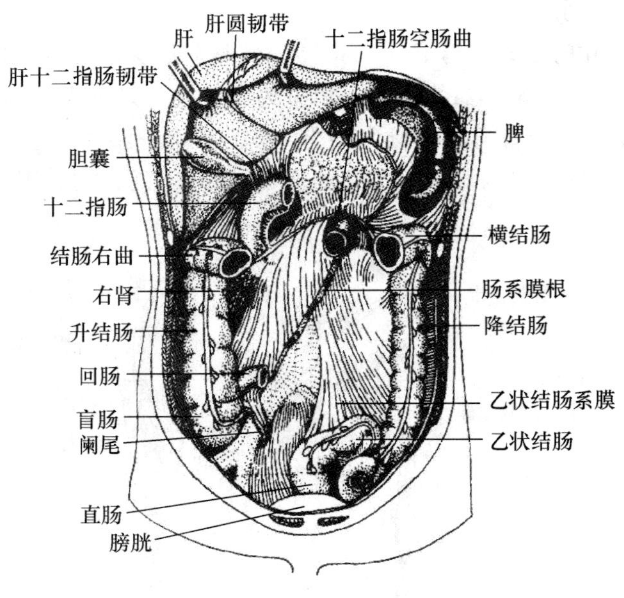

图 8-5 腹膜形成的结构

护理应用

1. 了解腹膜腔上部腹膜吸收能力较下部腹膜强的特点，从而知道腹部外科手术后在护理过程中患者应取半卧位，以减少腹膜对毒素的吸收而尽快康复。

2. 在女性腹膜腔下壁的腹膜与盆腔器官形成凹陷，腹腔积液常存在于此，子宫直肠陷凹最低与阴道后穹只隔一层阴道后壁，抽取腹腔积液常经阴道后穹至直肠子宫陷凹进针。

【一章一练】

一、名词解释

1. 腹膜与腹膜腔　2. 直肠子宫陷凹　3. 系膜　4. 网膜孔

二、填空题

1. 腹膜的脏、壁两层相互移行，形成一不规则的腔称________，男性是密闭的，女性借________与外界间接相通。

2. 脏、壁腹膜相互移行，形成将器官系于腹后壁的双层浆膜称________，主要________、________、________等。

3. 人体直立或半卧位时，腹膜腔最低部位男性是________，女性是________。

三、选择题

1. 关于腹膜的叙述错误的是
   A. 衬于腹盆壁内面的腹膜为壁腹膜
   B. 覆于腹、盆腔脏器表面的腹膜为脏腹膜
   C. 脏、壁腹膜之间的腔为腹膜腔
   D. 腹膜腔内有腹膜产生的少量滑液
   E. 各部腹膜的吸收能力无差别
2. 为缓解腹部外科手术，根据腹膜对渗出物中有毒物质的吸收情况，应采取的卧位是
   A. 半卧位
   B. 俯卧位
   C. 右侧卧位
   D. 左侧卧位
   E. 平卧位
3. 下列不属腹膜内位器官的是
   A. 升、降结肠
   B. 横结肠
   C. 空、回肠
   D. 胃
   E. 阑尾
4. 属于腹膜间位器官的是
   A. 肾
   B. 盲肠
   C. 升、降结肠
   D. 输尿管
   E. 乙状结肠
5. 不属于腹膜外位器官的是
   A. 肾
   B. 肾上腺
   C. 输尿管
   D. 胰
   E. 子宫
6. 外科手术可不经过腹腔膜的器官是
   A. 胆囊
   B. 十二指肠上部
   C. 卵巢
   D. 空、回肠
   E. 肾
7. 关于小网膜的叙述正确的是
   A. 只移行于肝门和胃小弯之间
   B. 只移行于肝门与十二指肠之间
   C. 移行于肝门至胃小弯和十二指肠上部之间
   D. 是指将横结肠吊于腹后壁的腹膜
   E. 是指十二指肠悬肌
8. 下列没有系膜器官的是
   A. 胃
   B. 空、回肠
   C. 横结肠
   D. 输卵管
   E. 乙状结肠
9. 站立时女性腹膜腔最低部位是
   A. 直肠膀胱陷凹
   B. 直肠子宫陷凹
   C. 耻骨膀胱陷凹
   D. 膀胱子宫陷凹
   E. 肝肾隐窝
10. 不是腹膜形成的韧带是
   A. 肝镰状韧带
   B. 肝十二指肠韧带
   C. 子宫阔韧带
   D. 卵巢固有韧带
   E. 脾胃韧带

四、简答题

1. 何谓腹膜及腹膜腔？男女有何不同？
2. 为什么外科手术患者要采取半卧位？

学习要求

1. 结合教材认真做好“一章一练”，本章内容结束后经过练习即进行考试，以检验学习效果，使阶段知识得以巩固。

2. 对照书中插图，深刻理解“学习目标”和“护理应用”的提示，把人体结构知识与护理专业知识紧密地联系起来。

3. 结合教材，利用多媒体、模型、标本、挂图进行实验，使理论和实际紧密结合。

4. 描绘插图。

（谷　宇）

第九章　脉管系统

学习目标

掌握：脉管系统的组成、功能；心脏的形态、位置、结构及体表投影；体循环、肺循环、微循环的概念，特点；体循环的动脉及主要分支、止血点，体循环中静脉特点，头部、肢体的浅静脉，门静脉属支及侧支通路。

熟悉：心脏各腔结构，营养心脏的血管，心壁及各类血管壁的组织结构，心脏传导系，淋巴系的构成。

了解：淋巴管道系统，淋巴器官的形态位置、主要功能，淋巴结和脾的组织结构。

第一节　概述

一、脉管系统的组成

由心脏及与之相连续的一系列密闭的血管及淋巴管道组成（图 9-1）。

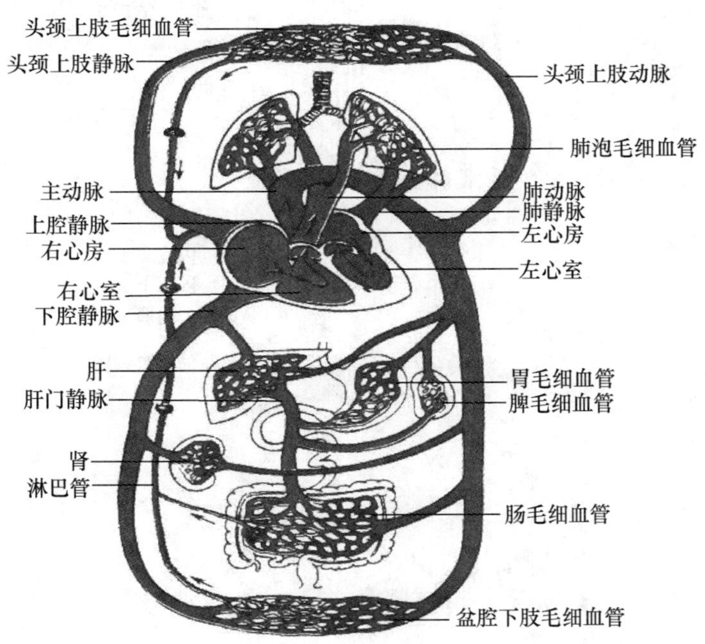

图 9-1　血液循环示意图

（一）心脏

心脏是推动血液流动的动力器官，分左、右半心，左半心是负责向全身输送血液的部分，右半心是负责收集全身血液的部分。

（二）血管

血管是输送血液的管道，分动脉、静脉和毛细血管。动脉是导血液出心脏的血管，静脉是导血液回心脏的血管，毛细血管是进行物质交换的血管。

（三）淋巴管道

以盲端起始于组织间隙，收集不能经毛细血管进入静脉的大分子物质，这些物质经各级淋巴管道最后再流注到静脉，可以看成是血液循环中的一个辅助系统。

二、循环

血液在以心脏为中心及周围的密闭管道内周而复始的流动称循环。

人体循环中有大循环（体循环）、小循环（肺循环）以及微循环（毛细血管内循环）。

三、心脏及血管的组织结构

心壁最厚，动脉较静脉厚，毛细血管最薄（仅由内皮和基膜构成）。

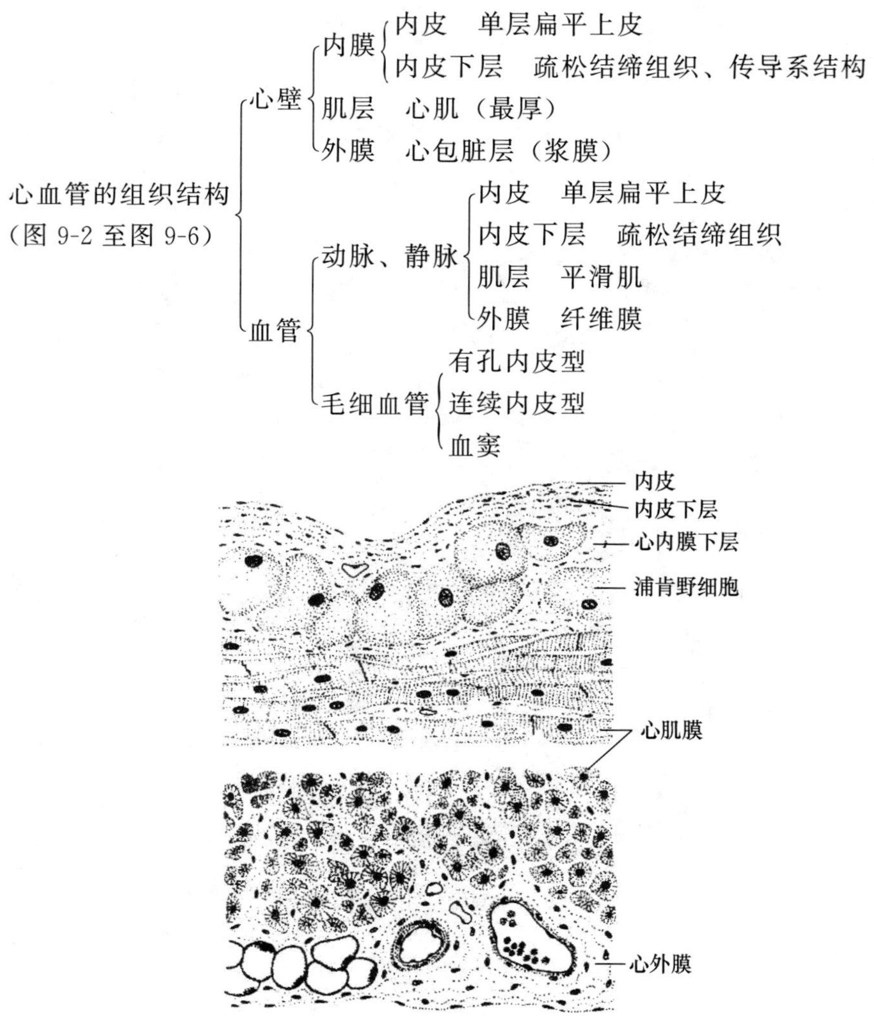

图 9-2　心壁的组织结构

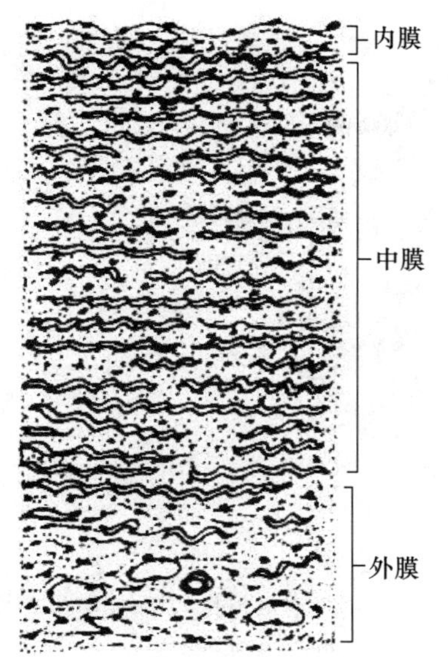

图 9-3 大动脉的组织结构

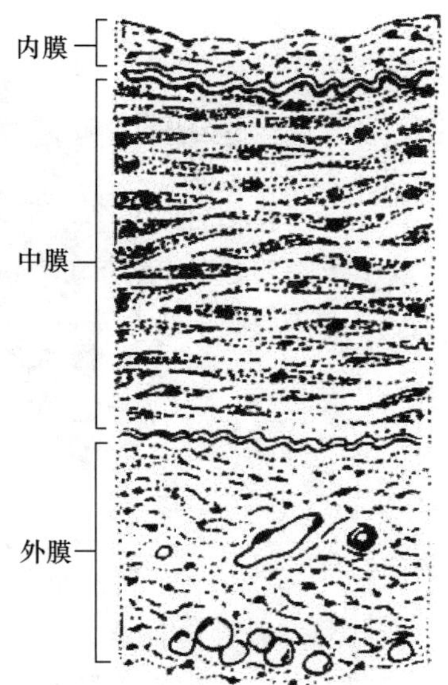

图 9-4 中动脉的组织结构

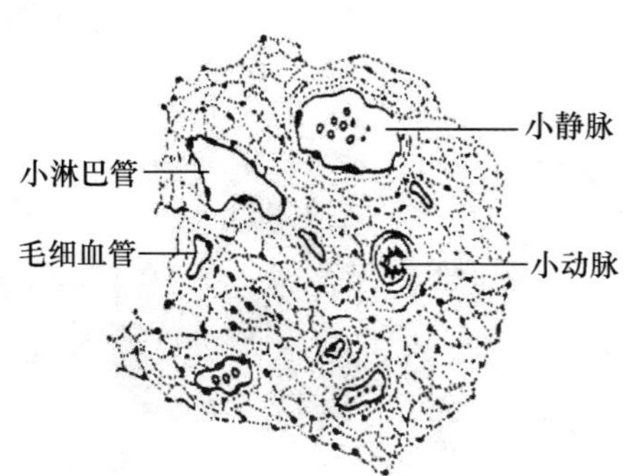

图 9-5 小动脉、小静脉的组织结构

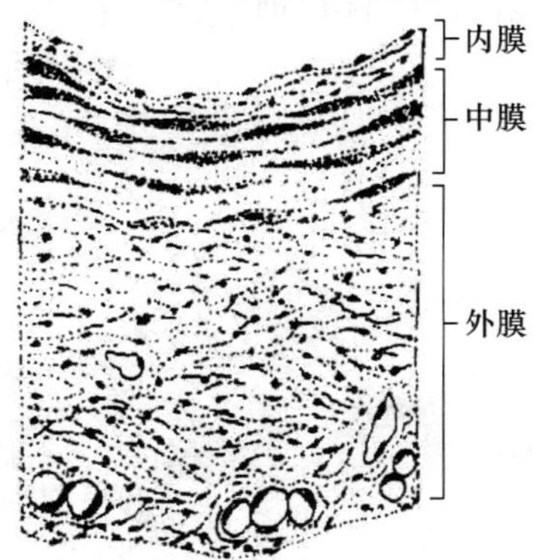

图 9-6 大静脉的组织结构

注：静脉与动脉相似，但各层均较动脉薄，同级动、静脉相比，静脉腔大、壁薄；动脉管壁中的弹性膜，随年龄增长而逐渐地失去弹性，是临床上引起高血压的主要原因。

四、心脏

（一）位置

心脏位于胸腔中纵隔内，心尖偏左（图 9-7）。

（二）心脏外形及结构

心脏略呈倒置的圆锥形，相当于人拳头大小。

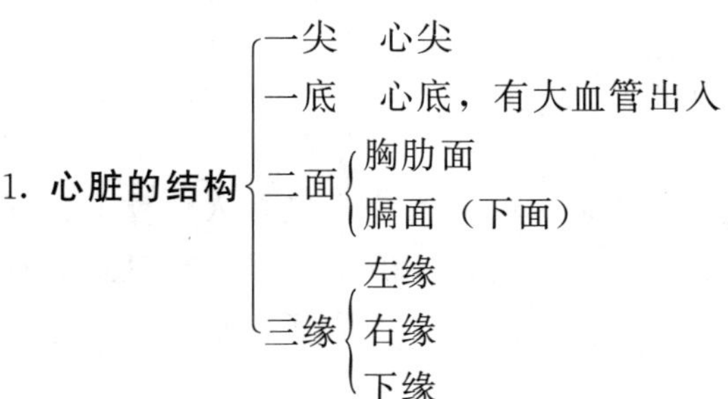

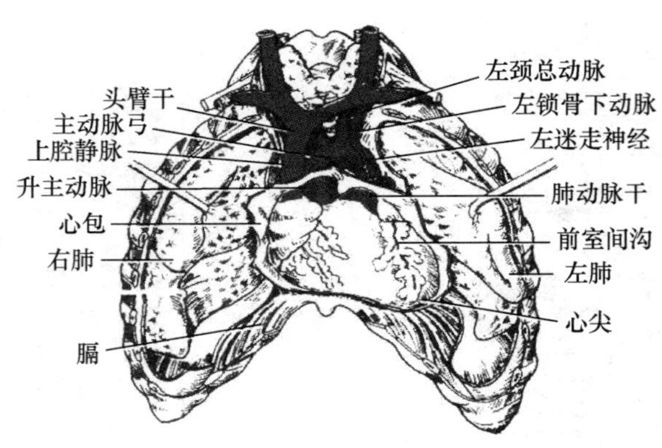

图 9-7　心脏的位置

2. **表面的结构**

- 冠状沟：上、下半心之间有一浅沟称冠状沟，内有营养心脏的冠状动脉和心静脉经过，也是上、下半心的表面分界。
- 前后室间沟：分别有冠状动脉的前后降支经过，也是左、右心室的表面分界。后上方有左、右心耳，在右心耳与上腔静脉根部之间心外膜下有窦房结（图 9-8、图 9-9）。

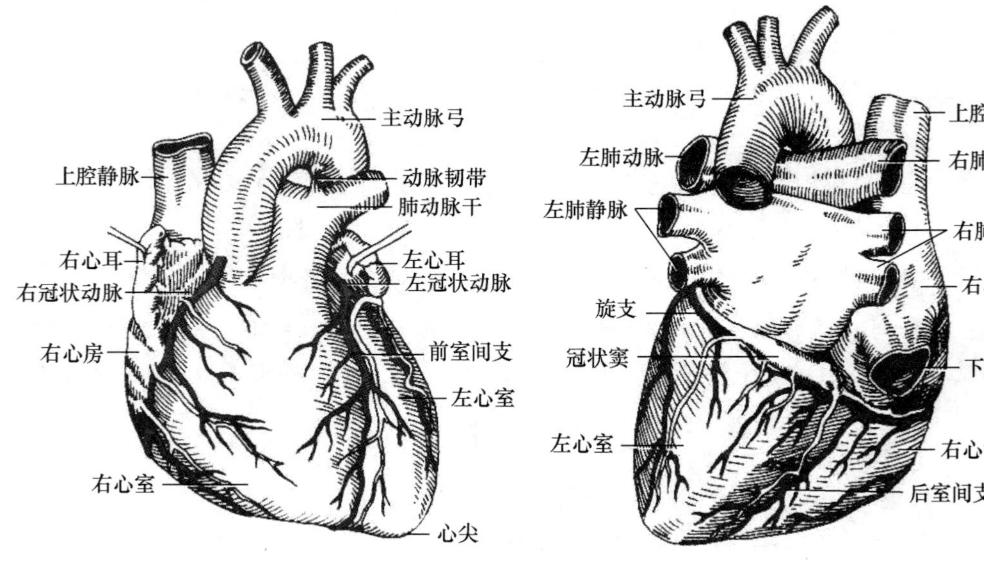

图 9-8　心的外形和血管（前面）　　　图 9-9　心的外形和血管（后面）

（三）心内各腔的结构

左、右半心分别由房间隔、室间隔分隔。

1. **右半心**

（1）**右心房**：右心房有向前上方突出的右心耳，右心房有三个入口称上、下腔静脉口和冠状窦口，一个出口称右房室口。左、右心房之间有房间隔，在房间隔右房侧中下份有一卵圆形窝，称**卵圆窝**，其心内膜下有房室结。右心房收集全身的体循环的静脉回流（图 9-10）。

(2) **右心室**：有一个入口称右房室口，口的周缘有三片瓣膜附着（由心内膜形成的）称**三尖瓣**；其出口为**肺动脉口**（向肺输送静脉血），该处有三片半月状瓣膜附着，称**肺动脉瓣**，该口与心室相对的部分呈平滑圆锥状，称**动脉圆锥**（图9-11）。

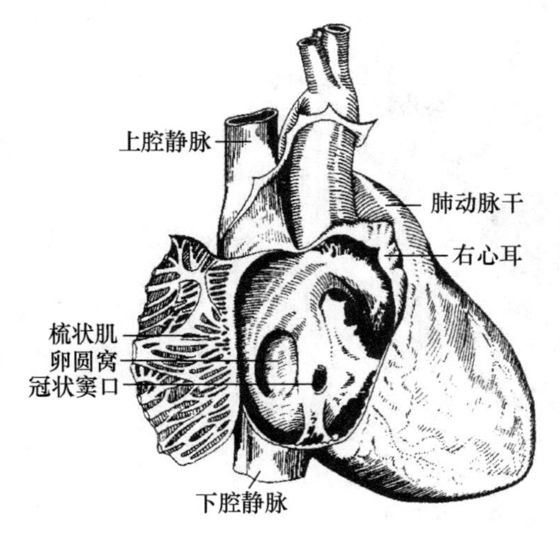

图 9-10 右心房

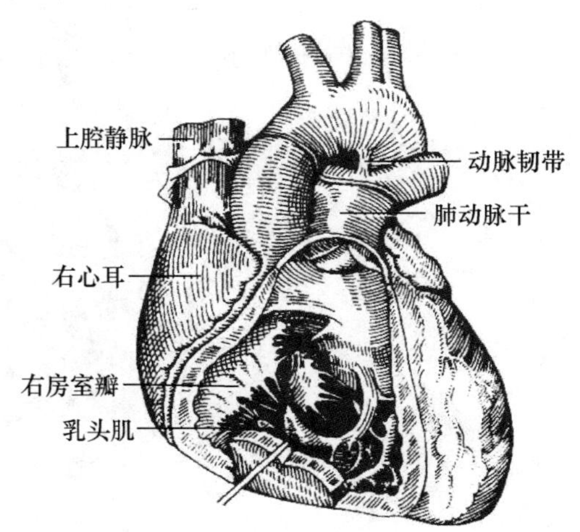

图 9-11 右心室

2. **左半心**（图 9-12）

(1) **左心房**：构成心底的大部分，有左右各两条肺静脉的入口称肺静脉口，向下的出口称左房室口，左心房收集肺循环的静脉回流（动脉血），其出口称左房室口。

(2) **左心室**：大部分位于右心室的左后方，左心室有一个入口称**左房室口**，该口周缘有心内膜形成的两片瓣膜称**二尖瓣**，该口所对的心室部分，为**流入道**；左心室有一个出口称**主动脉口**，心室与该口之间较平滑称**主动脉前庭**，为**流出道**。在主动脉口周缘有三片半月形瓣膜附着称**主动脉瓣**，主动脉瓣呈袋状，因有冠状动脉开口，称**冠状动脉窦**，左、右侧窦内有左、右冠状动脉开口，后边的动脉窦则无。心脏左、右心室之间有**室间隔**，室间隔分上部的**膜性部**和下部的**肌性部**两部分（图9-13）。

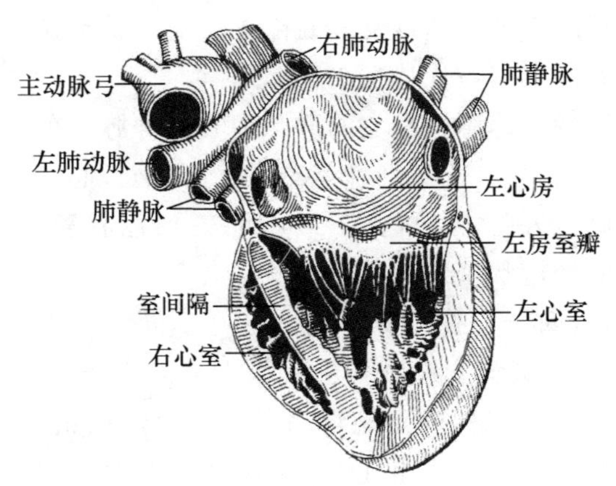

图 9-12 左心房和左心室

3. **营养心脏的血管**

(1) **动脉**：称**冠状动脉**，位于冠状沟内，分左、右冠状动脉。**左冠状动脉**发自主动脉根部的左冠状动脉窦，行于左冠状沟内，其主要分出前室间支和旋支，前室间支行于前室间沟内，主要营养左、右心室前壁；旋支沿左冠状沟向左发出左缘支和后室

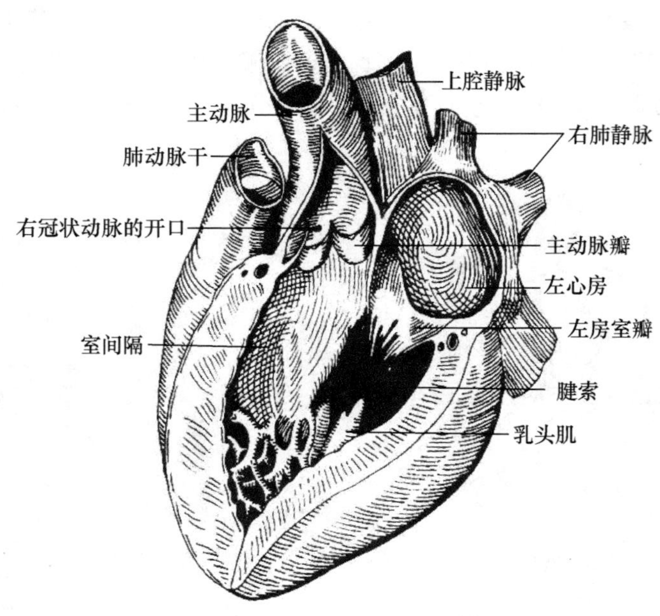

图 9-13 左心房和左心室（流出道）

间支（左优势型），主要营养左心室的左缘和左房及左室后壁。**右冠状动脉**发自主动脉根部的右冠状动脉窦，行于右冠状沟内，其主要分出动脉圆锥支和右缘支、窦房结支及后室间支（右优势型）。

（2）**静脉**：全心的静脉由心大静脉（前室间沟内）、心中静脉（右冠状沟内）、心小静脉（左冠状沟内），最后汇集到**冠状窦**，血液经冠状窦口入右心房。

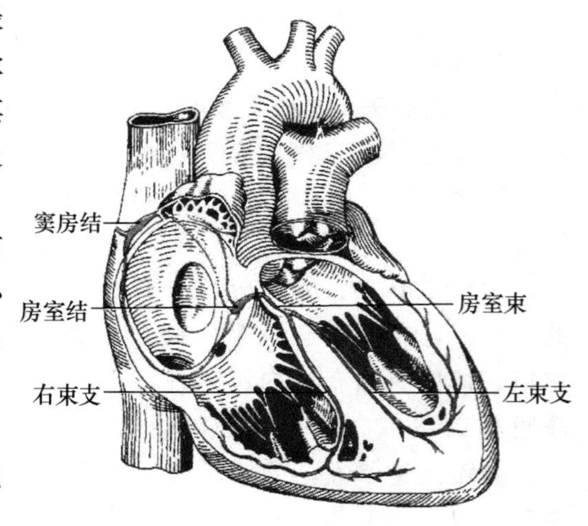

图 9-14 心脏传导系统

（四）心脏的传导系统

1. **概念** 心脏传导系统是由特殊分化的心肌细胞构成，能自动发生节律性兴奋、传导冲动，而引起心脏的节律性收缩（图9-14）。

2. **结构**

心脏传导系统
- 窦房结 位于右心耳与上腔静脉根部之间心外膜下，是心脏起搏点
- 房室结 位于房间隔右房侧心内膜下，是引起心室肌兴奋的兴奋点
- 房室束及左、右束支 起于房室结，于室间隔内下降至肌性部分为左右束支，左右束支再于心内膜深面下降，分出小支，广泛分布于心内膜下
- 浦肯野纤维 左、右束支的末端

（五）心脏的体表投影（图 9-15）

心脏在胸前壁的体表投影：在成人一般以四点及连线表示。

右上点：右侧第 3 肋软骨上缘距胸骨右缘 1 cm。

左上点：左侧第 2 肋软骨下缘距胸骨左缘 1.2 cm。

右下点：第 6 胸肋关节处。

左下点：左锁骨中线，第 5 肋间，距前正中线 7～9 cm。

用弧线连接四点，即为心脏体表投影。

（六）心包

心包是包于心和大血管根部的膜性囊，由纤维性心包和浆膜性心包构成（图 9-16）。

1. **纤维性心包** 是心包外面的一层致密结缔组织，它较坚韧、弹性小，有限制心脏过度扩张的作用。

2. **浆膜性心包** 分脏、壁两层，两层之间的腔称**心包腔**。脏层是指包于心脏表面的一层浆膜（心外膜）；壁层是指衬于纤维性心包内面的浆膜。心包腔内有少量的浆液，以减少心脏搏动时与心包间的摩擦（图 9-16）。

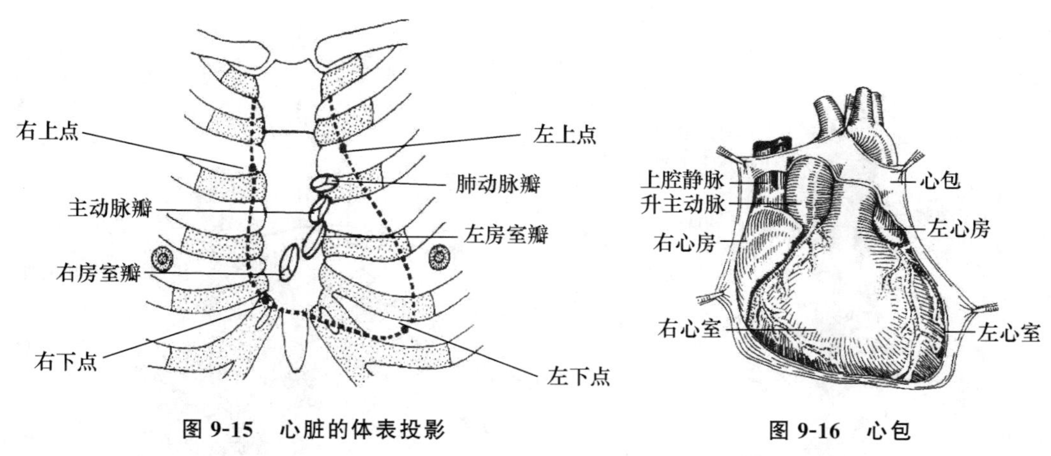

图 9-15 心脏的体表投影

图 9-16 心包

五、血管

（一）肺循环的血管（图 9-1）

1. **肺动脉干** 起自右心室，上行至主动脉弓的下方，分为左、右肺动脉，经左、右肺门进入左、右肺，再随肺内各级呼吸管道，最后达肺泡隔形成肺泡毛细血管，内行静脉血，是肺的功能血管，与肺泡进行**气-血交换**。

在肺动脉分叉处与主动脉弓下壁之间有一结缔组织索，称**动脉韧带**，是胎儿时动脉导管闭锁后留下的结构。

2. **肺静脉** 起自肺泡隔上毛细血管静脉端，经反复汇合，最后每侧肺各形成两条肺静脉（内行动脉血），注入左心房。

（二）体循环的血管

1. **体循环的动脉**（图 9-1）

体循环的动脉主干是**主动脉**，分主动脉升部、主动脉弓、主动脉降部。在穿膈主动脉裂孔处（约第 12 胸椎高度），以上为胸主动脉，以下为腹主动脉，腹主动脉达第 4 腰椎高度分为左、右髂总动脉（图 9-17）。

（1）从主动脉起始部发出到心脏的营养血管称**冠状动脉**。

（2）从主动脉弓部发出到头、颈、上肢的动脉主干，自左向右为**左锁骨下动脉**、**左颈总动脉**和**头臂干**。头臂干再发出**右颈总动脉**和**右锁骨下动脉**。

1）**到头颈部的动脉**：左右侧都是来自于颈总动脉。该动脉在甲状软骨上缘的水平分为**颈内动脉**和**颈外动脉**（图 9-18）。

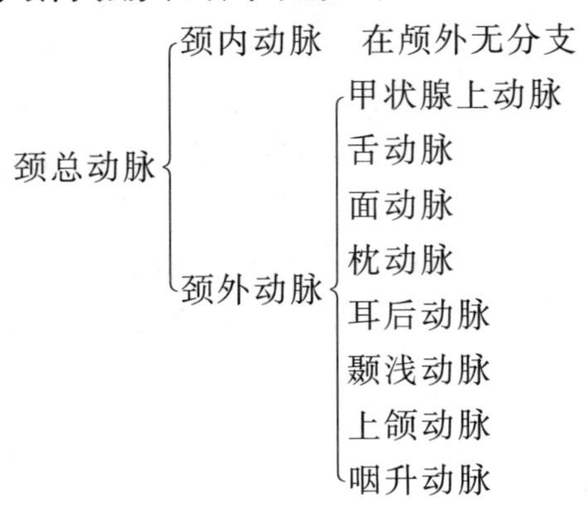

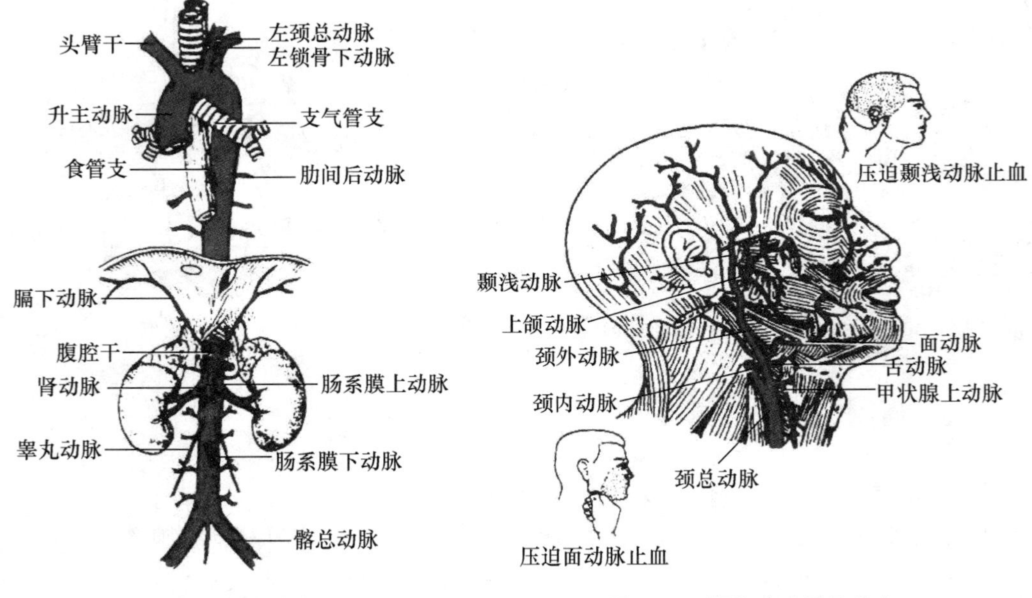

图 9-17　主动脉

图 9-18　颈外动脉及其分支

注：头面部动脉的两个**止血点**。

①当颅顶部外伤出血时耳屏前方压迫**颞浅动脉**止血（图 9-18）。

②当颜面部外伤出血时在下颌下缘与咬肌前缘交汇处压迫**面动脉**止血（图 9-18）。

2）**到上肢和胸壁的动脉**：左右侧都来自锁骨下动脉至腋窝延续为腋动脉、肱动脉、桡动脉、尺动脉等（图 9-19 至图 9-21）。

上肢的动脉
- **锁骨下动脉**向上发出**椎动脉**和**甲状颈干**，向下发出**胸廓内动脉**
  ↓
- **腋动脉**发出到肩部的动脉，如旋肱前、后动脉，旋肩胛动脉等
  ↓
- **肱动脉**发出桡、尺侧副动脉
  ↓
- **桡、尺动脉**二者在手掌侧汇合成掌浅弓、掌深弓再发出到手的动脉

注：①**上肢动脉的止血点**　如上肢远端外伤出血，于臂中份内侧压迫**肱动脉**止血，另外肱动脉也是临床**测血压**的主要部位（图 9-19、图 9-20）。

②**桡动脉于腕部**　桡骨茎突上方与桡侧腕屈肌之间可触及桡动脉搏动，是临床**触脉点**，左侧也是腕部测血压的部位（图 9-21）。

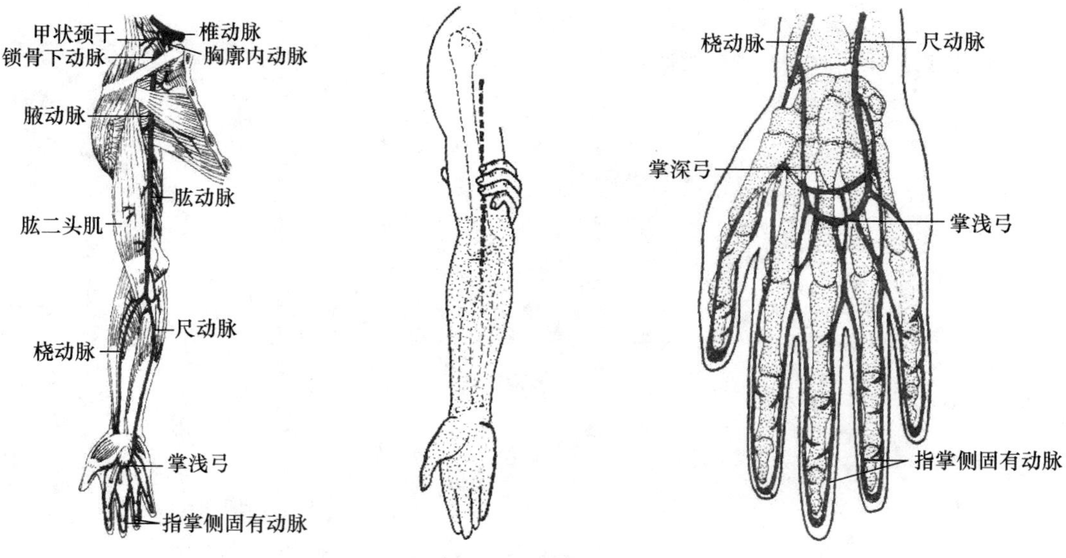

图 9-19　上肢的动脉　**图 9-20　肱动脉的压迫止血点**　**图 9-21　手的动脉（右侧）**

（3）**胸主动脉**：分脏支、壁支两种（图 9-22）。

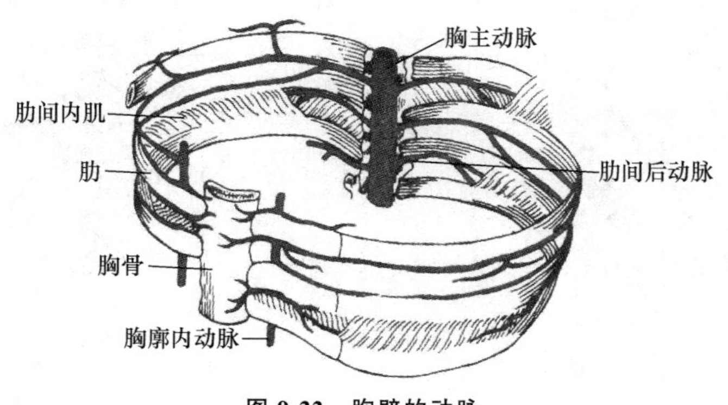

图 9-22　胸壁的动脉

1）**脏支**：细小，有到呼吸道和肺的营养血管称**支气管动脉**和**食管支**、**心包支**。

2）**壁支**：主要有**肋间后动脉**和**膈上动脉**。

（4）**腹主动脉**：分脏支、壁支两种（图 9-22 至图 9-25）。

1）**脏支**：

腹主动脉（脏支）
- 腹腔干
  - 胃左动脉
  - 肝总动脉
  - 脾动脉
- 肠系膜上动脉
  - 空、回肠动脉（12～16 条）
  - 回结肠动脉
  - 右结肠动脉
  - 中结肠动脉
- 肠系膜下动脉
  - 左结肠动脉
  - 乙状结肠动脉
  - 直肠上动脉
- 肾动脉及肾上腺中动脉、睾丸（卵巢）动脉

2）**壁支**：膈下动脉、腰动脉（腹后壁）（图 9-17）。

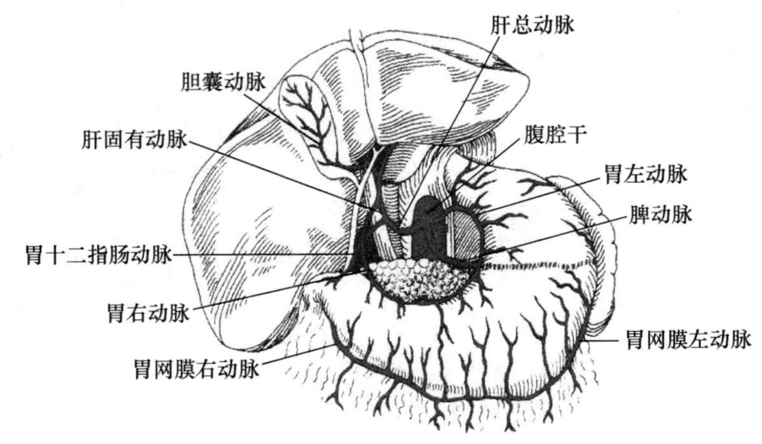

图 9-23　腹腔干及其分支

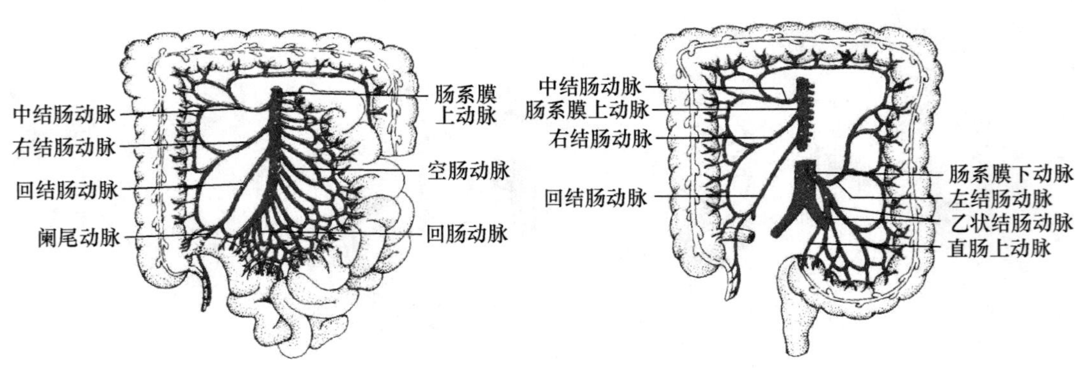

图 9-24　肠系膜上动脉

图 9-25　肠系膜下动脉

（5）**盆腔和下肢的动脉**：盆腔和下肢动脉主干是**髂总动脉**，于骶髂关节处分为**髂内动脉**和**髂外动脉**（图 9-26 至图 9-31）。

- 髂总动脉
  - 髂内动脉
    - 脏支
      - 膀胱下动脉
      - 直肠下动脉
      - 阴部内动脉
      - 子宫动脉（女）
    - 壁支
      - 臀上、下动脉
      - 闭孔动脉
  - 髂外动脉
    - 腹壁下动脉
    - 股动脉
      - 股深动脉
      - 腘动脉
        - 胫前动脉—足背动脉
        - 胫后动脉
          - 足底内侧动脉
          - 足底外侧动脉

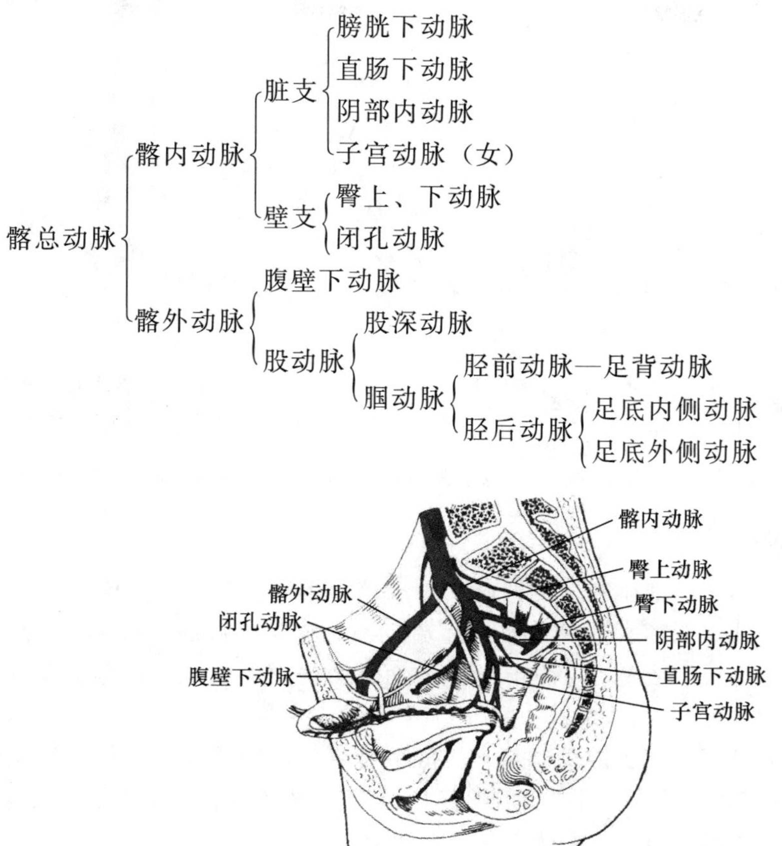

图 9-26　盆腔的动脉

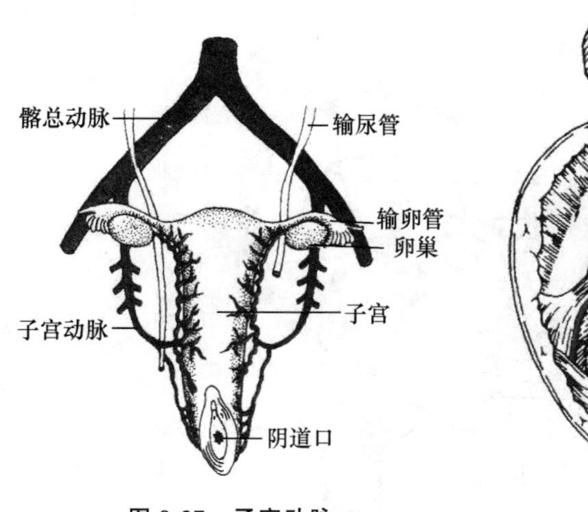

图 9-27　子宫动脉

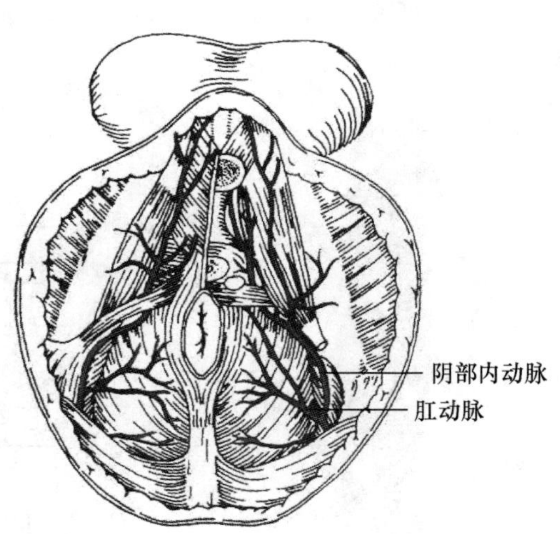

图 9-28　会阴的动脉

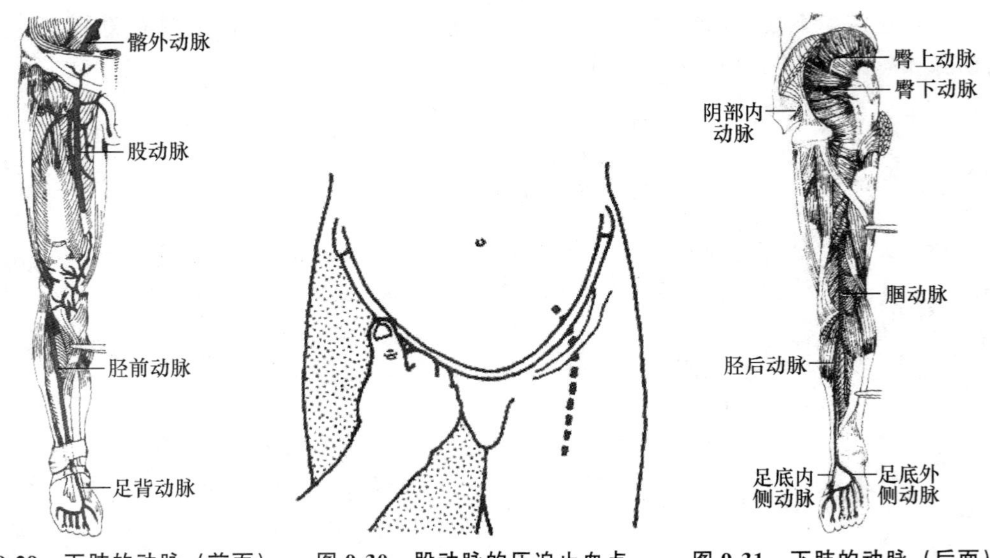

图 9-29　下肢的动脉（前面）　图 9-30　股动脉的压迫止血点　图 9-31　下肢的动脉（后面）

2. **体循环的静脉**

（1）**特征**：①起始于毛细血管，在导血向心流动中不断接受属支，管径也逐渐增粗。②数量多，如分浅、深两种静脉；肢体远端一条动脉要有两条静脉伴行；静脉间吻合丰富，多吻合成网或形成丛。③静脉管壁内面常由内膜形成瓣膜称**静脉瓣**（但离心较近的静脉则无静脉瓣）（图 9-32）。

（2）体循环的静脉汇合成**上腔静脉系**、**下腔静脉系**和**心静脉系**，它们最后流注到右心房。体循环肢体部的深静脉与同名动脉伴行，这里不再叙述，而主要叙述浅静脉。

上腔静脉系的浅静脉：包括头部浅静脉和上肢的浅静脉。

1）**头部浅静脉**：来自额面部浅静脉与来自颅顶部浅静脉汇合注入颈内动脉，流注到上腔静脉（图 9-33）。

注：颅顶部浅静脉，主要是**颞浅静脉**，是临床儿科常选择的**“头皮针静脉滴注输液部位”**。

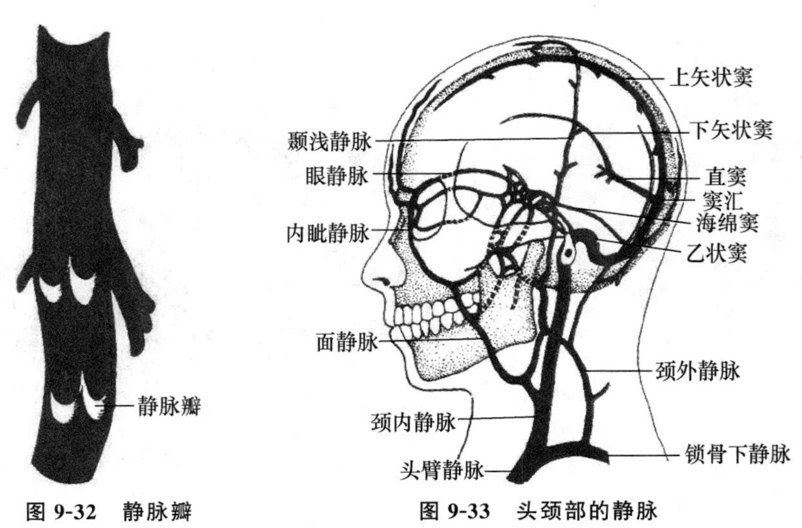

图 9-32　静脉瓣　图 9-33　头颈部的静脉

2）**上肢的浅静脉**：起始于**手背静脉网**，于桡侧汇集成**头静脉**，于尺侧汇集成**贵要静脉**（图 9-34）。头静脉一直上升到肩部注入**腋静脉**；贵要静脉上升注入**肱静脉**；二者于肘关节前部形成一吻合支称**肘正中静脉**。

3）**胸部的静脉**：奇静脉收集右侧肋间后静脉和右侧腰升静脉，沿胸椎体的右侧上升至第 4 胸椎平面转而向前，绕肺根的上方注入到上腔静脉。来自左侧胸壁的肋间静脉和左腰升静脉汇入半奇静脉，经椎体前方注入到奇静脉（图 9-35）。

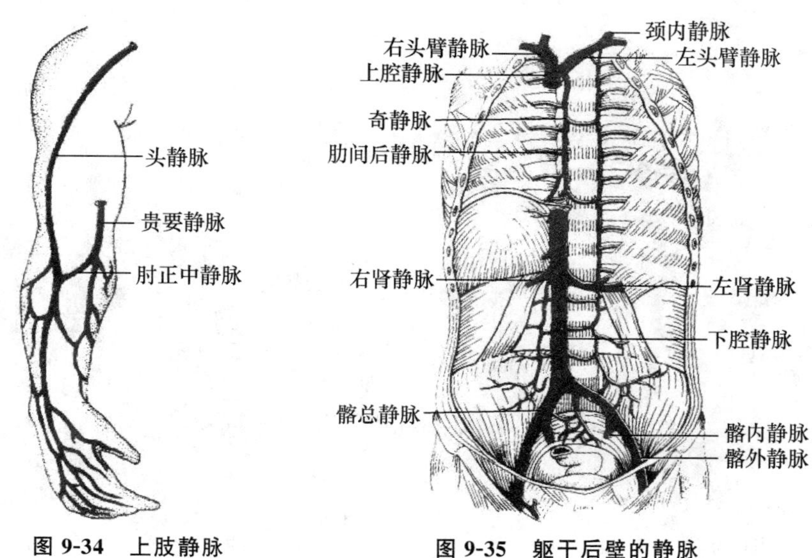

图 9-34　上肢静脉

图 9-35　躯干后壁的静脉

下腔静脉系：其主干是**下腔静脉**（与腹主动脉伴行），沿途收集下肢、盆部和腹部的静脉血（图 9-35、图 9-36）。

4）**下肢的浅静脉**：一是**大隐静脉**，起自足背静脉网的内侧，沿小腿内侧、大腿内侧上升，于腹股沟韧带中点下方注入股静脉（图 9-37）。二是**小隐静脉**，起自足背静脉网的外侧，沿小腿外侧上升至腘窝注入腘静脉（图 9-38）。

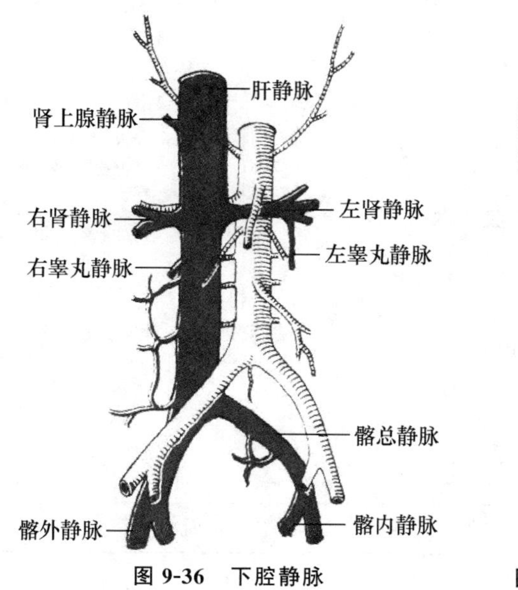

图 9-36　下腔静脉

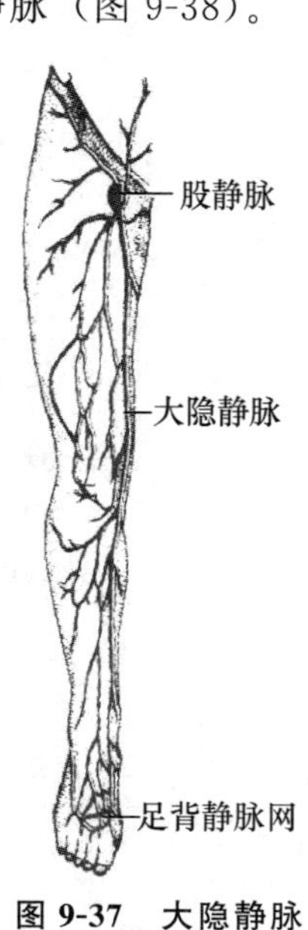

图 9-37　大隐静脉

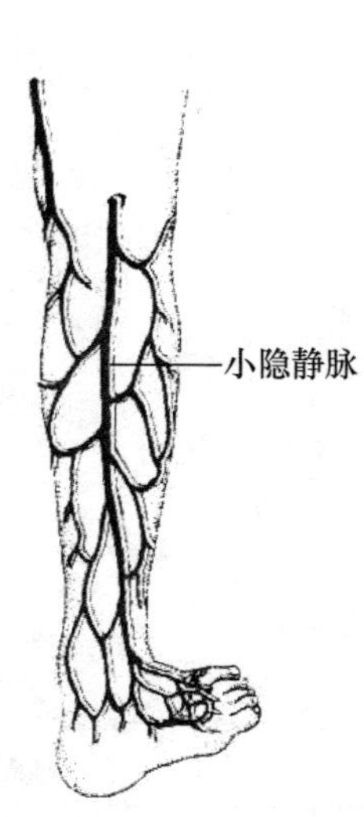

图 9-38　小隐静脉

5）**盆部静脉**：盆部静脉均与同名动脉伴行。

6）**腹部静脉**：包括肾静脉、肾上腺静脉、卵巢静脉（睾丸静脉）、腰静脉和门静脉系统。肾静脉、肾上腺静脉、卵巢静脉（睾丸静脉）和腰静脉（4 对）与同名动脉伴行，门静脉的属支也分别与腹腔器官的同名动脉伴行。

7）**门静脉系统**：门静脉由脾静脉和肠系膜上静脉汇合成一条静脉干，它们分别与同名静脉伴行，还有侧支通路（图 9-39、图 9-40）。

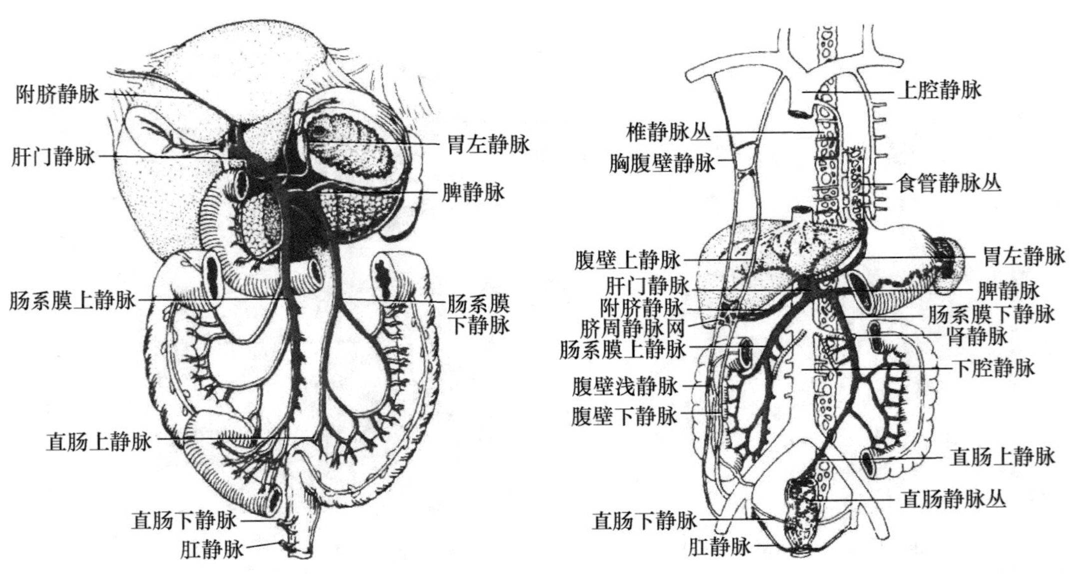

图 9-39　肝门静脉及其属支

图 9-40　肝门静脉及其侧支循环

门静脉侧支循环，有三个通路（表 9-1）：

表 9-1　门静脉侧支循环途径表

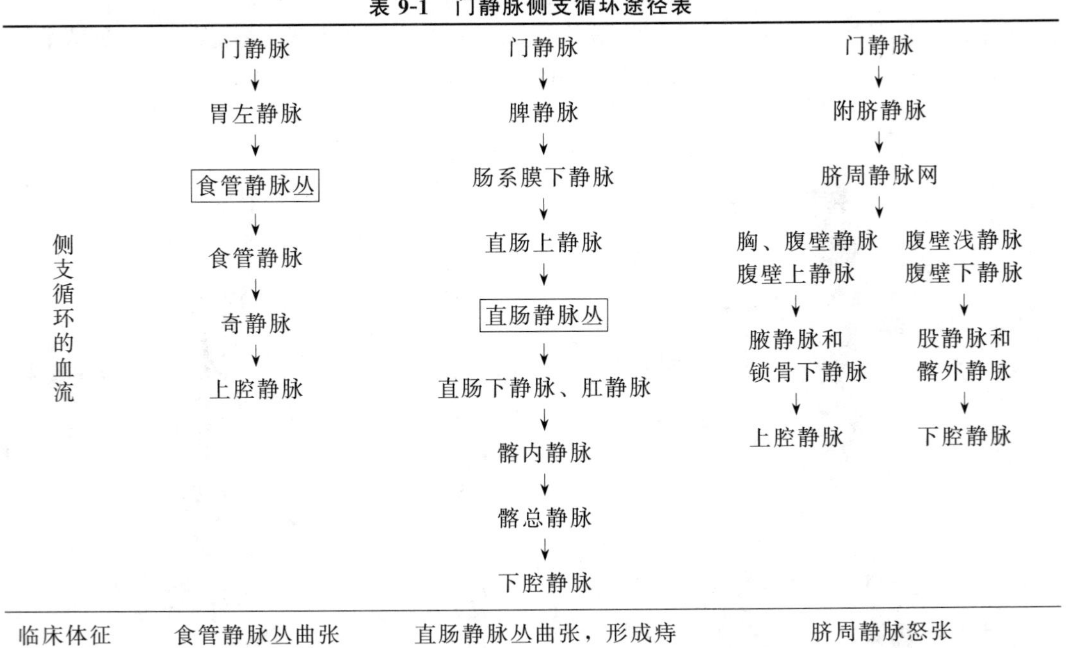

侧支循环的血流	门静脉 ↓ 胃左静脉 ↓ 食管静脉丛 ↓ 食管静脉 ↓ 奇静脉 ↓ 上腔静脉	门静脉 ↓ 脾静脉 ↓ 肠系膜下静脉 ↓ 直肠上静脉 ↓ 直肠静脉丛 ↓ 直肠下静脉、肛静脉 ↓ 髂内静脉 ↓ 髂总静脉 ↓ 下腔静脉	门静脉 ↓ 附脐静脉 ↓ 脐周静脉网 ↓ 胸、腹壁静脉　腹壁浅静脉 腹壁上静脉　腹壁下静脉 ↓　↓ 腋静脉和　股静脉和 锁骨下静脉　髂外静脉 ↓　↓ 上腔静脉　下腔静脉
临床体征	食管静脉丛曲张	直肠静脉丛曲张，形成痔	脐周静脉怒张

门静脉是入肝的功能血管，最后汇入肝血窦，再由静脉端逐渐汇集成肝静脉，在下腔静脉前壁以肝左静脉、肝中静脉、肝右静脉注入下腔静脉（图 9-40）。

注：临床上当门静脉高压时，血液将通过这三个狭窄的侧支通道与上、下腔静脉相通，但因其管道狭窄故导致食管静脉丛、脐周静脉网和直肠静脉丛的曲张，严重者会导致食管静脉丛和直肠静脉丛的破裂出血，引起呕血和便血。另外，由于门静脉高压，也会导致门静脉系统的小静脉渗出，而致腹水。

第二节 淋巴系统

淋巴系统
- 淋巴管道　毛细淋巴管⟶淋巴管⟶淋巴干⟶淋巴导管⟶静脉
- 淋巴器官　淋巴结、脾、扁桃体、胸腺
- 淋巴组织　指在某些器官内存在的淋巴组织，如肠壁内的淋巴组织

一、淋巴管道

（一）毛细淋巴管

在组织中以盲端起始，收集不能回到毛细血管的大分子物质，而形成淋巴液（图 9-41）。

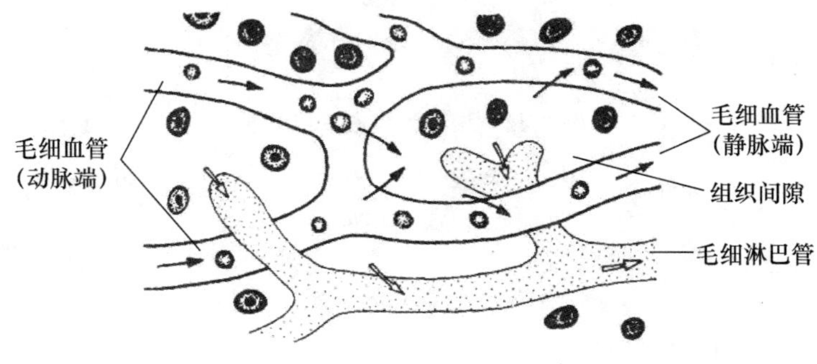

图 9-41 毛细淋巴管

（二）淋巴管

由毛细淋巴管汇集而成，其管壁结构与静脉相似，较薄，内壁有丰富的瓣膜，以深筋膜为界，分浅、深两种。浅淋巴管在浅筋膜内行走，多与浅静脉伴行；深淋巴管与深部血管伴行。淋巴管在运行途中一般要经过一个或多个淋巴结对其中的淋巴液进行过滤。

（三）淋巴干

全身淋巴管最后汇合形成 9 条淋巴干（图 9-42），即左、右颈干，左、右锁骨下干，左、右支气管纵隔干，左、右腰干和一条肠干。

（四）淋巴导管

9 条淋巴干汇合成 2 条淋巴导管，即胸导管和右淋巴导管。

1. **胸导管**　左、右腰干和一条肠干于第 1 腰椎体前方汇合成膨大的乳糜池，即胸导管自此起始部，向上经膈的主动脉裂孔入胸腔，于食管后上行，到颈根部呈弓形弯向左，经左颈静脉角注入上腔静脉，并于此处再收集左颈干、左锁骨下干、左支气管

纵隔干的淋巴回流。至此，胸导管收集身体的绝大部分淋巴回流（图 9-42）。

2. **右淋巴导管** 很短小，由右颈干、右锁骨下干和右支气管纵隔干汇集而成，于右颈静脉角注入静脉，收集右头颈部、右上肢和右胸部的淋巴回流（图 9-42）。

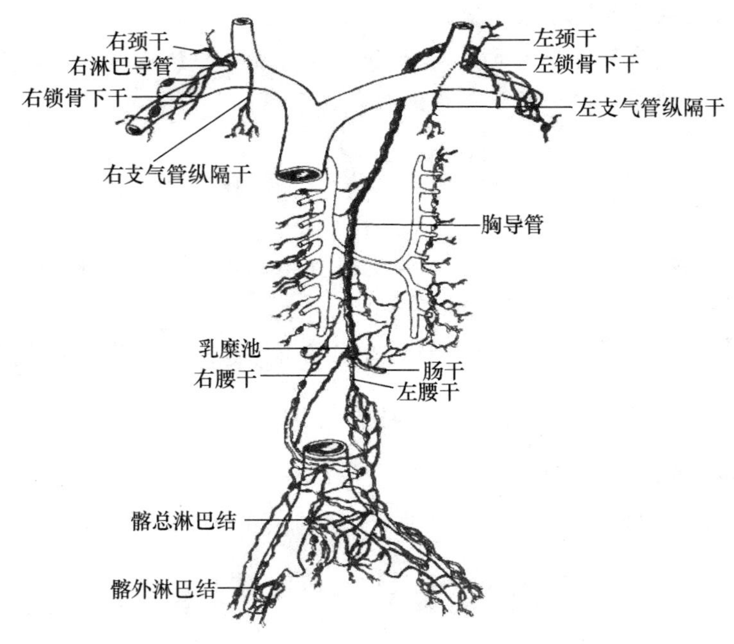

图 9-42 胸导管和右淋巴导管

二、淋巴器官

淋巴器官：
- 淋巴结
- 扁桃体
- 脾
- 胸腺

（一）淋巴结

为灰红色扁椭圆形体，质软，一侧有凹陷，有 1～2 条淋巴输出管、血管、神经出入，称淋巴结门，另一侧凸，有数条淋巴输入管进入（图 9-43）。

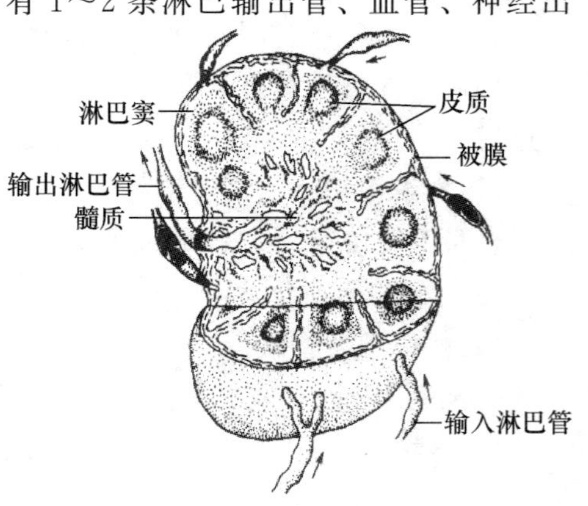

图 9-43 淋巴结

1. **组织结构** 外有被膜，并深入实质形成小梁，构成实质的支架。实质由外周部的皮质和中心部的髓质构成（图 9-44）。

（1）**皮质**：在皮质内淋巴组织密集成团称淋巴小结，主要由 B 淋巴细胞构成，也有少量的 T 淋巴细胞、巨噬细胞。在细菌、病毒等抗原刺激下，淋巴小结中央的 B 淋巴细胞分裂增殖形成**生发中心**，产生新的 B 淋巴细胞。在淋巴小结其间有弥散的淋巴组织，主要是 T 淋巴细胞，这些 T 淋巴细胞是从胸腺迁移而来，故称**胸腺依赖区**。经抗原刺激后，发生免疫反应（细胞免疫）。

（2）**髓质**：主要由髓索构成，髓索内主要由 B 淋巴细胞、浆细胞和少量的巨噬细胞构成。

（3）**淋巴窦**：是淋巴结内淋巴流动的管道，分**皮质淋巴窦**和**髓质淋巴窦**两种。

2. **功能**

（1）**造血功能**：可产生 B 淋巴细胞。

（2）**过滤功能**：对淋巴液进行过滤，其内的巨噬细胞可吞噬细菌等异物。

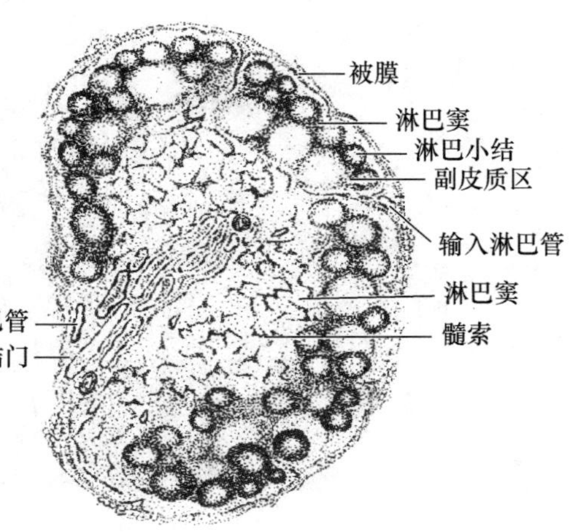

图 9-44 淋巴组织的结构

（3）**参与免疫**：当人体遇到抗原刺激后，其内 B 淋巴细胞迅速转化为浆细胞而产生抗体。T 细胞可转变为具有杀伤异体细胞能力的细胞。

3. **淋巴结群** 淋巴结多沿血管成群分布，局部感染可引起相应淋巴结的肿大和疼痛，癌细胞常沿淋巴管转移，停留在淋巴结内增殖，导致淋巴结肿大（图 9-45）。

（1）头部淋巴结群：下颌淋巴结；颈外侧浅淋巴结；颈外侧深淋巴结

（2）上肢淋巴结群：锁骨上淋巴结；腋窝淋巴结；肘窝淋巴结

（3）胸部淋巴结群：胸骨旁淋巴结；支气管肺门淋巴结

（4）腹部淋巴结群：腹腔淋巴结；肠系膜上、下淋巴结；腰淋巴结

（5）盆腔和下肢的淋巴结群：髂内、外淋巴结；髂总淋巴结；腹股沟浅、深淋巴结；腘淋巴结

（二）脾

1. **脾的形态、结构、位置** 脾为椭圆形实质性器官，位于左季肋区，长轴与第 10 肋一致，正常时在左季肋弓下不能触及。脾有两面，背外面称膈面，内面称脏面，膈面隆凸、平滑，与膈相贴，脏面凹陷，近中央部有血管、淋巴管和神经等出入，称**脾门**；还分上、下两缘，上缘薄，有 2～3 个**脾切迹**，下缘圆钝而厚（图 9-46）。

2. **脾的组织结构** 脾的表面有浆膜，浆膜下为结缔组织被膜，被膜在脾门处随血

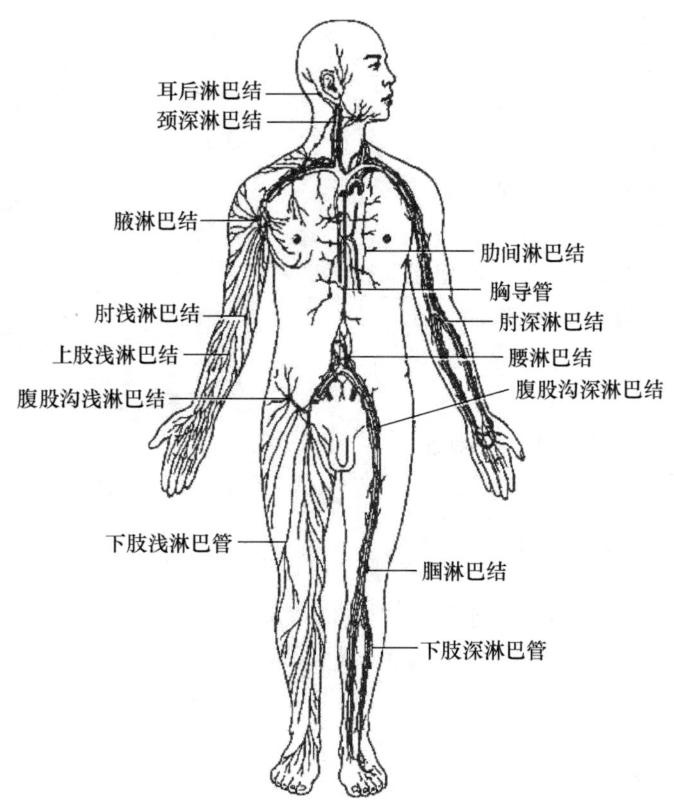

图 9-45　全身淋巴系统分布示意图

管神经深入实质形成小梁。脾的实质由淋巴组织构成，分白髓和红髓（图 9-47）。

（1）**白髓**：白髓的淋巴细胞排列密集，在动脉的周围部分称**动脉周围淋巴鞘**，该处主要由 T 淋巴细胞构成，鞘的一旁是淋巴小结，结内主要是由 B 淋巴细胞构成。

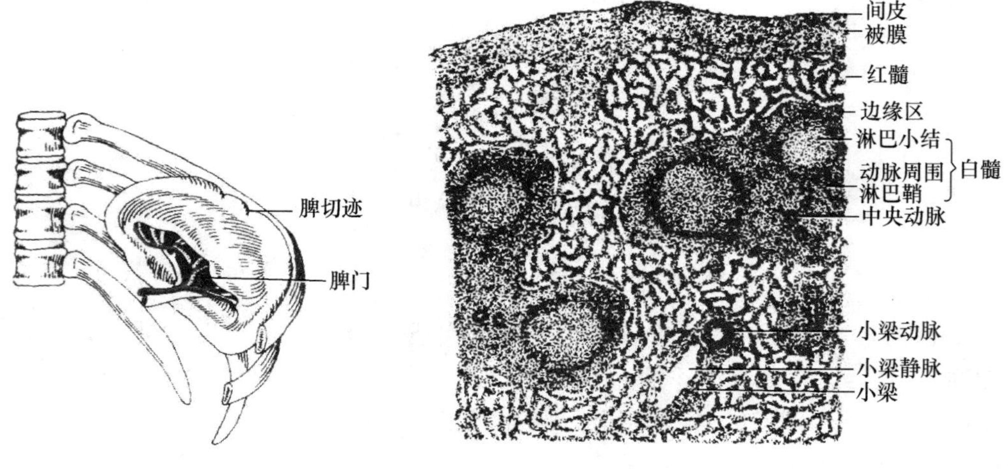

图 9-46　脾的形态和位置

图 9-47　脾的组织结构

（2）**红髓**：红髓是淋巴鞘和淋巴小结之间的部分，由脾索和索间的脾窦构成，脾索内有B淋巴细胞、网状细胞、巨噬细胞和血细胞，脾窦的附近有较多的巨噬细胞。

3. **脾的功能**

（1）**过滤血液**：脾内巨噬细胞吞噬随血液进入的细菌异物及衰老死亡的血细胞、血小板。若脾功能亢进时，会引起红细胞和血小板减少。

（2）**造血功能**：主要是产生B淋巴细胞，也具有产生多种血细胞的功能。

（3）**参与免疫**：当细菌等抗原侵入人体时，引起脾内T、B两种淋巴细胞的免疫应答。

（4）**储存血液**：血窦。

（三）胸腺

胸腺位于上纵隔前部（图9-48），分左、右两叶，质软，色灰红，青春期以后逐渐萎缩，胸腺表面有结缔组织被膜，且深入实质，将实质分隔成许多小叶。胸腺实质浅部称皮质，深部为髓质。胸腺实质主要由T淋巴细胞（幼稚）和网状细胞构成（图9-49）。

胸腺内的网状细胞产生胸腺素，对哺育T淋巴细胞起主要作用，T淋巴细胞发育成熟便随血流迁往其他淋巴器官的胸腺依赖区。

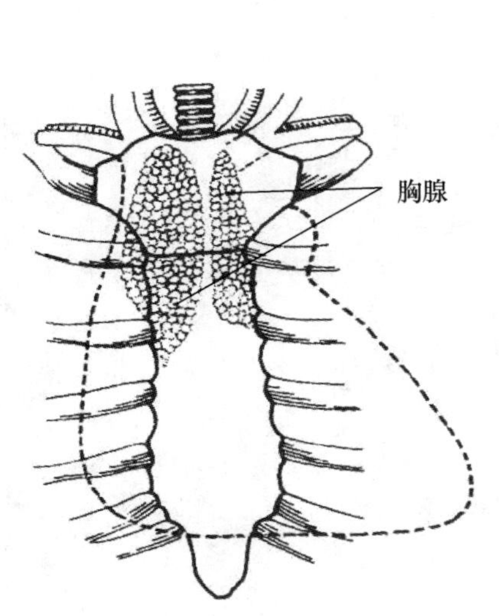

图9-48 胸腺的形态和位置

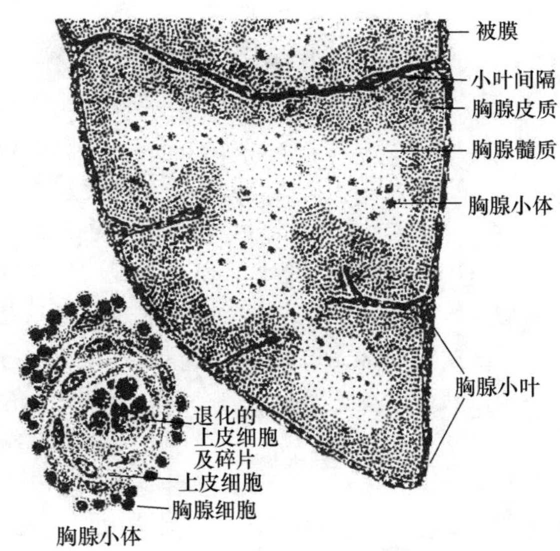

图9-49 胸腺的组织结构

（四）扁桃体

扁桃体包括腭扁桃体、咽扁桃体、舌扁桃体。

扁桃体外表面有复层扁平上皮，内面以疏松结缔组织与深部组织相连，实质内有大量的淋巴小结，小结内主要是B淋巴细胞，小结周围是散在的弥散淋巴组织，主要是T淋巴细胞、巨噬细胞和浆细胞（图9-50）。

扁桃体具有免疫功能，B 淋巴细胞参与体液免疫，T 淋巴细胞参与细胞免疫。

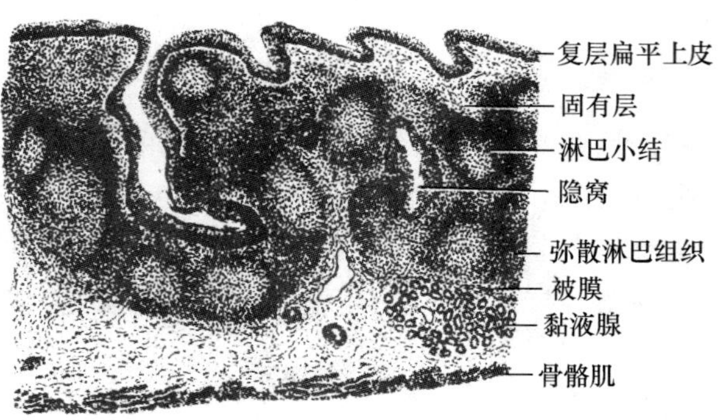

图 9-50 扁桃体的组织结构

护理应用

1. 心脏复苏时行胸外心脏按压，应熟练掌握心脏的位置及体表投影。

2. 临床监测中心静脉压时常选择锁骨下静脉、颈内静脉和股静脉进行穿刺，其中最好的是锁骨下静脉。

3. 临床行静脉滴注时常选颞浅静脉属支（小儿）、上肢浅静脉（手背静脉网、肘正中静脉）和足背静脉网。

4. 临床采集静脉血，常在肱静脉进行。

5. 常用止血点

(1) 如颅顶部外伤出血，经紧急处置选择耳屏前方压迫颞浅静脉止血。

(2) 颜面部外伤出血，在下颌下缘与咬肌前缘之间压迫面动脉止血。

(3) 上肢远端外伤出血，在臂中行压迫肱动脉止血。

(4) 下肢远端外伤出血可于腹股沟韧带中点下方压迫股动脉止血，也可用木棒或实体物体放于腘窝，弯曲小腿压迫腘动脉止血。

注：所有压迫止血部位，不能压迫时间过长，在压迫过程中要积极准备其他处置，以免因压迫动脉时间过长而导致远端组织坏死。

6. 临床对于肺、肝、肾、胰、脑、心等血管器官行血管造影。临床采取动脉穿刺法时，常选择体表触摸到搏动的动脉，如颈总动脉、肱动脉、桡动脉（冠状血管支架常选）、股动脉、颞浅动脉等。

【一章一练】

一、名词解释

1. 血液循环　2. 心包腔　3. 心传导系　4. 乳糜池　5. 动脉韧带

二、填空题

1. 脉管系统包括________和________。

2. 心尖朝向________方，在左锁骨中线________肋间内侧________cm处可触摸到心尖的搏动。

3. 心壁由内向外为________、________和________。

4. 左心房的入口为四条________，出口称________。

5. 右心房的入口有________、________和________，出口称________。

6. 房间隔右房侧中下份有一浅窝称________，是________时留下的痕迹。

7. 心室间隔分上部的________和下部的________等两部分。

8. 上肢的头静脉起自________，上行至肩部，注入________。

9. 淋巴结的实质由________、________和________构成。

10. 脾的实质由________和________构成。

三、选择题

1. 体循环的动脉发自于
   A. 左心房
   B. 右心房
   C. 左心室
   D. 右心室
   E. 主动脉弓

2. 肺循环的动脉发自于
   A. 右心房
   B. 左心房
   C. 左心室
   D. 右心室
   E. 主动脉

3. 关于左心室的描述正确的是
   A. 入口周缘有三尖瓣
   B. 入口周缘有二尖瓣
   C. 出口为肺动脉口
   D. 入口为主动脉口
   E. 入口为冠状窦口

4. 关于左冠状动脉的描述错误的是
   A. 起于主动脉根部
   B. 起于左冠状动脉窦
   C. 分为前室间支和旋支
   D. 旋支主要分布于右心室前壁
   E. 前降支分布于左、右心室前壁

5. 肺动脉干起始于
   A. 主动脉弓
   B. 右房室口
   C. 左房室口
   D. 肺动脉圆锥
   E. 右心房

6. 关于主动脉的描述错误的是
   A. 起始于右心室
   B. 沿着脊柱左前方下行
   C. 全长分主动脉升部、主动脉弓和主动脉降部
   D. 主动脉降部以膈主动脉裂孔为界，以上为主动脉升部
   E. 主动脉降部以膈主动脉裂孔为界，以下为主动脉腹部

7. 关于头静脉的描述正确的是
   A. 为上肢的深静脉
   B. 起于手背静脉网桡侧
   C. 沿肘窝正中走行
   D. 注入头臂静脉干
   E. 于右颈静脉角入上腔静脉

8. 关于大隐静脉的说法错误的是
   A. 富有静脉瓣
   B. 起于足背静脉网内侧
   C. 经小腿、大腿内侧上行
   D. 注入腘静脉
   E. 注入股静脉

9. 关于门静脉属支说法正确的是

A. 由脾静脉和肠系膜上静脉合成
B. 由肝静脉与肠系膜下静脉合成
C. 由肾静脉和肾上腺静脉合成
D. 由腰升汇集而成
E. 胃左静脉和肝静脉合成

10. 关于门静脉侧支说法错误的是
A. 经胃左静脉—食管静脉丛—上腔静脉系
B. 经肠系膜下静脉—直肠静脉丛—下腔静脉系
C. 经脐静脉—脐周静脉网—胸壁浅静脉—上腔静脉系
D. 经附脐静脉—脐周静脉网—腹壁浅静脉—下腔静脉系
E. 经门静脉—肝内静脉—肝静脉—下腔静脉系

11. 胸导管收集淋巴范围不包括
A. 左下半身
B. 左上半身
C. 右上半身
D. 右下半身
E. 腹、盆、下肢

12. 关于淋巴结的说法错误的是
A. 多单个存在
B. 多成群存在
C. 多沿血管分布
D. 多位于较隐蔽部
E. 收纳一定范围的淋巴液

13. 关于脾的说法正确的是
A. 位于右季肋区
B. 与左第 6～8 肋相对
C. 位于左季肋区
D. 下缘有 2～3 个脾切迹长轴与肋弓平齐
E. 位于腹膜外

四、简答题

1. 用简图表示体循环和肺循环。
2. 说出临床行静脉点滴的浅静脉有哪些？
3. 说出临床行静脉穿刺、动脉穿刺选择的血管有哪些？有何意义？
4. 如临床肺炎患者，经右手臂静脉网桡侧静脉点滴给药，问药物经何途径到达发病部位？
5. 心肺复苏时，如何选择心脏胸外按压部位？

学习要求

1. 结合教材认真做好“一章一练”，之后即进行测试，及时检验学习效果，使所学知识得以巩固。

2. 学完理论知识后及时进行组织学实验和人体实验，使理论和实际有机结合。

3. 要深刻理解“学习目标”和“护理应用”，把所学知识与临床实际结合起来。

4. 要描绘插图，在自己身体上辨识临床静脉点滴常选的浅静脉、触脉点及临床常进行的动、静脉穿刺点。

（邵忠富）

第十章　感觉器

学习目标

掌握：眼球壁的三层结构，眼内容物，眼副属器及其主要功能；前庭蜗器的组成，各组成的位置；皮肤的组织结构、附属器。

熟悉：眼球壁中视网膜的眼底，内耳的骨迷路和膜迷路。

了解：视网膜的组织结构，声波的传导。

感觉器是机体接受来自体内、外刺激，并把刺激转变为神经冲动，通过周围神经传入中枢神经，使大脑产生感觉的特殊装置。

感觉器在体内结构形态多种多样，有专门的感受器，如视、听、嗅、味等，还有许多遍及全身的一般感觉器，如痛、温、触、压等。

第一节　视器

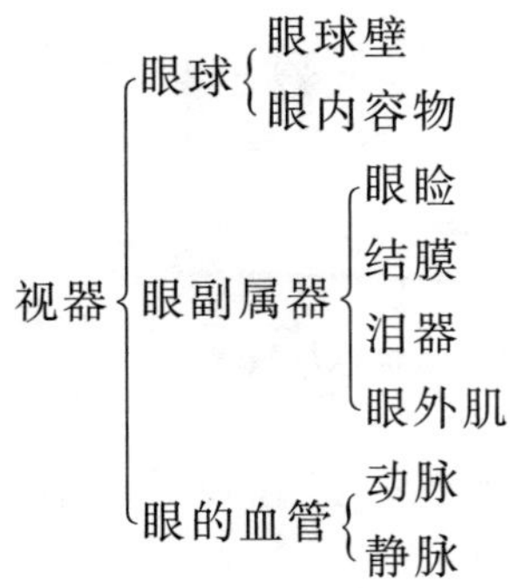

一、眼球

（一）眼球的形态、位置

呈球形，位于眶腔，后端借视神经经视神经孔入颅与脑相连，包括眼球壁、内容物两个方面。

（二）眼球的构造

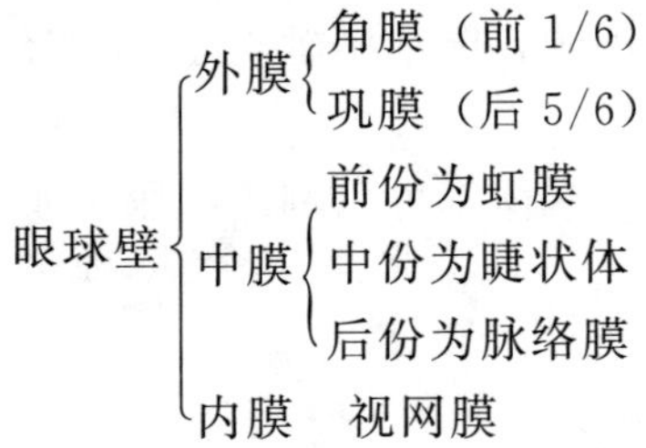

1. **眼球壁的外膜** 为纤维膜，前1/6称**角膜**，无色透明，无血管和淋巴管，但富有神经末梢，对刺激极为敏感，具有折光作用，临床检查昏迷患者常用棉絮刺激角膜检查，引起角膜反射。后5/6称**巩膜**，是由致密结缔组织构成，乳白色是眼球壁最厚的部分，以维持眼球的形态。巩膜与角膜衔接处有环形的静脉窦称**巩膜静脉窦**，房水循环时经此进入该静脉窦。巩膜向后延绕为视神经外膜（图10-1、图10-2）。

2. **眼球壁的中膜** 也称血管膜，其前部是虹膜，中部称睫状体，后部为脉络膜。

（1）**虹膜**：圆盘形，位于角膜后方，由瞳孔括约肌和瞳孔开大肌构成，中央一圆孔为**瞳孔**，该孔可开大和缩小，可以调节进入眼球光线的量。该膜呈棕黑色，但不同种族的人其颜色有所不同，临床常借此用光束来检查其反应，称**瞳孔对光反射**，以检查患者病情程度（图10-1、图10-2）。

（2）**睫状体**：位于虹膜后方，自周围向内突的部分称**睫状突**，突的边缘借**睫状小带**连于**晶状体囊**的周缘部，通过睫状突的伸缩可调节晶状体的曲度（看近物时睫状肌收缩睫状小带松弛，晶状体变厚，看远物时则晶状体变薄）（图10-2）。

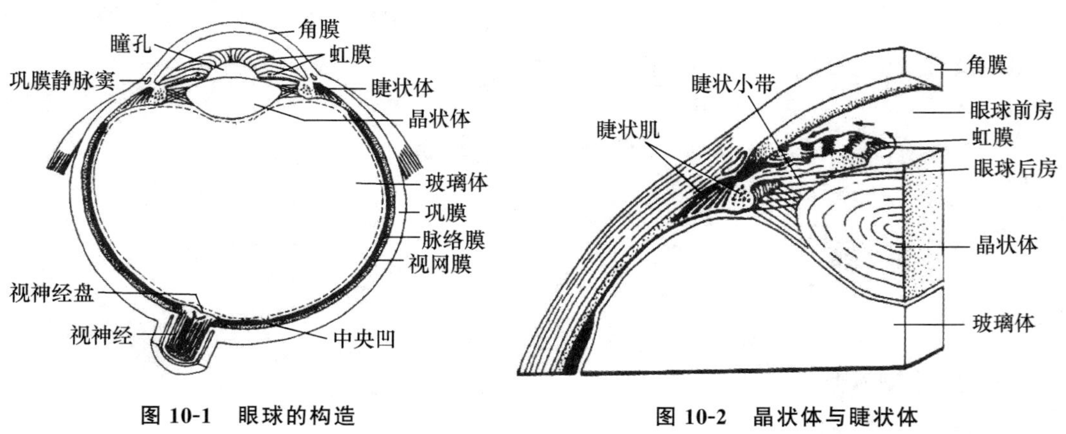

图10-1 眼球的构造　　**图10-2 晶状体与睫状体**

（3）**脉络膜**：血管膜的后部，衬于巩膜内面，棕黑色，富有血管，有避光作用。

（4）**视网膜**：位于眼球壁的最内层，后部中央偏鼻侧，有一白色的盘状隆起，称**视神经盘（视神经乳头）**，于视神经盘颞侧约4 mm处有一黄色小斑，称**黄斑**，其中央略凹称**中央凹**，此处是对光最敏感处。视网膜衬于睫状体后部分无感光作用，称**盲区**，其后大部分为**视区**。

视网膜的组织结构由外向内为色素细胞层、视细胞层和神经细胞层三层构成。**色素细胞层**能吸收光线保护视细胞；**视细胞层**有感受强光的视锥细胞和感受弱光的视杆细胞，为感光细胞层；**神经细胞层**包括双极细胞和节细胞，节细胞轴突于视神经盘处集中，穿出眼球壁形成**视神经**（图10-3、图10-4）。

视网膜的小动脉、静脉，视神经盘、黄斑等结构在活体都可以利用检眼镜观察到（图10-4），临床也常借此协助诊断某些疾病。

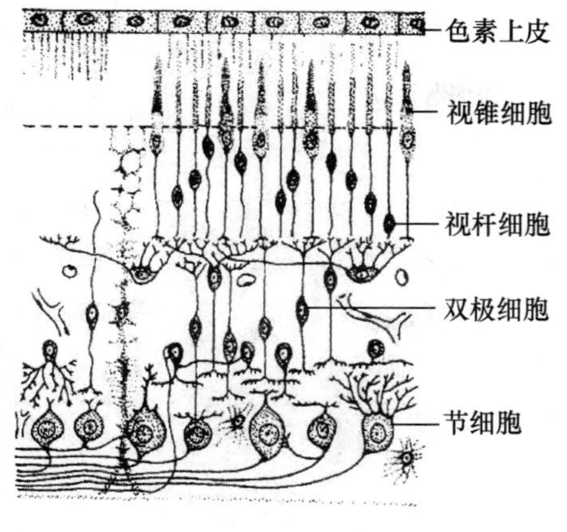

图 10-3 视网膜的结构

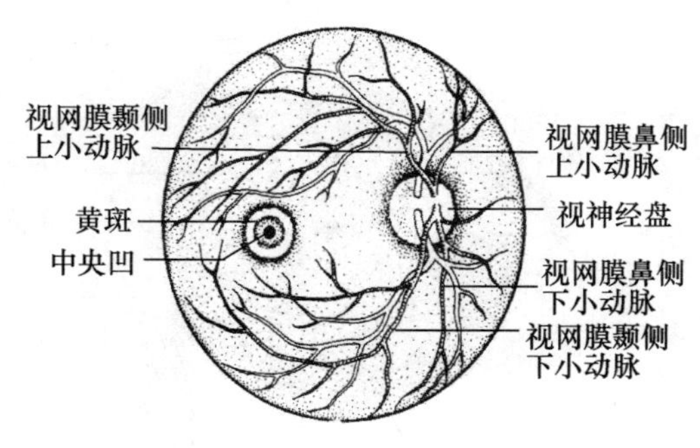

图 10-4 眼底（右眼）

（三）眼球内容物

具有屈光作用。

内容物：房水、晶状体、玻璃体

1. **房水** 是无色透明的液体，充于眼房，眼房是角膜与晶状体之间的腔隙，被虹膜分隔成**前房**和**后房**，二者之间借瞳孔相通。房水由睫状体产生，入后房经瞳孔入前房，再经虹膜角膜角渗入虹膜静脉窦（图 10-2），具有营养角膜、晶状体和维持眼压的功能。若房水回流障碍，使眼压升高，称**青光眼**。

2. **晶状体** 为双面凸的透镜状，无色透明，无血管、神经、淋巴管，具有弹性和较强的折光作用，其表面有一层透明的薄膜，称**晶状体囊**，周边部借睫状小带与睫状体相连，通过睫状肌的舒缩调节晶状体的曲度，引起视力的改变。晶状体混浊称**白内障。**

3. **玻璃体** 充于晶状体和视网膜之间，无色透明的胶冻样，具有支撑视网膜和折光的作用，临床若有混浊会影响视觉。

光线经角膜、房水、晶状体和玻璃体等一系列屈光物质将影像投射到视网膜上，从而引起感光作用。

二、眼副属器

眼副属器在眼球完成视觉功能中起运动、保护、营养眼球的作用。

（一）眼睑

眼睑位于眼球前方，分上睑和下睑，具保护眼球的功能。睑的游离缘称**睑缘**，生有睫毛，睫毛根部的皮脂腺称**睑缘腺**，该腺发生炎症时形成**睑腺炎**。上、下睑缘之间称**睑裂**，睑裂的两端分别称为**内眦**和**外眦**，上、下睑缘在近内眦处各有一小孔称**泪点**，是上、下泪小管的开口（图 10-5、图 10-6）。

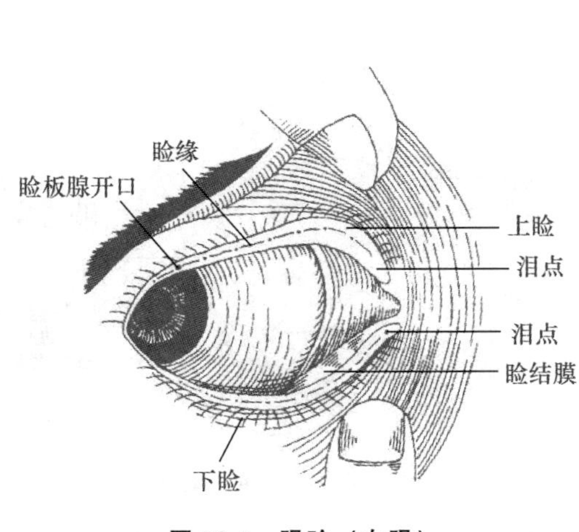

图 10-5 眼睑（右眼）

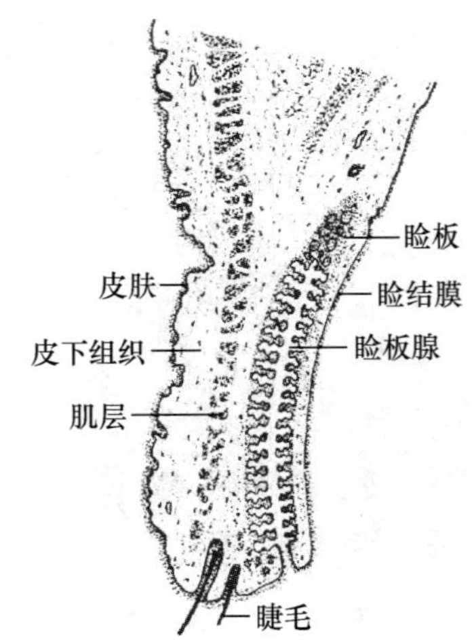

图 10-6 眼睑的结构

（二）结膜

结膜是薄而透明的黏膜，富有血管，衬于眼睑内面（睑结膜）和被于巩膜（白眼球）前部（球结膜），两部结膜间的间隙称**结膜穹**，上睑后称**上穹**，下睑后称**下穹**（图 10-7）。

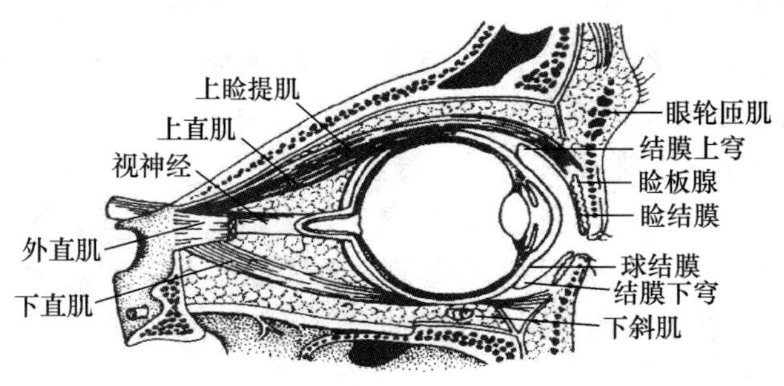

图 10-7 眼副属器

（三）泪器

泪器包括泪腺和泪道两部分（图 10-8）。

1. **泪腺** 位于眼眶前外上方泪腺窝内，排泄管（若干）开口于结膜上穹的外侧，产生泪液，具有湿润角膜、冲洗异物的作用（图 10-8）。

2. **泪道** 泪道包括泪点、泪小管、泪囊和鼻泪管。

（1）**泪点**：上、下睑的内侧端各有一个乳头状突起，其中央有一小孔，称泪点。

（2）**泪小管**：上下各一条，开口于泪点，向内流注到泪囊（图 10-8）。

（3）**泪囊**：位于眼眶内侧壁前部的泪囊窝内。上端为盲端，向下移行为**鼻泪管**，开口于下鼻道（图 10-8）。

（4）**鼻泪管**：是膜性管道，上部埋于骨性鼻泪管中，下部末端开口于下鼻道。

（四）眼外肌

分布于眼球周围。每侧 7 块，由上、下直肌，内、外直肌，上、下斜肌，上睑提肌等，除上斜肌受滑车神经支配和外直肌受展神经支配外，其余 5 块均受动眼神经支配（图 10-9）。

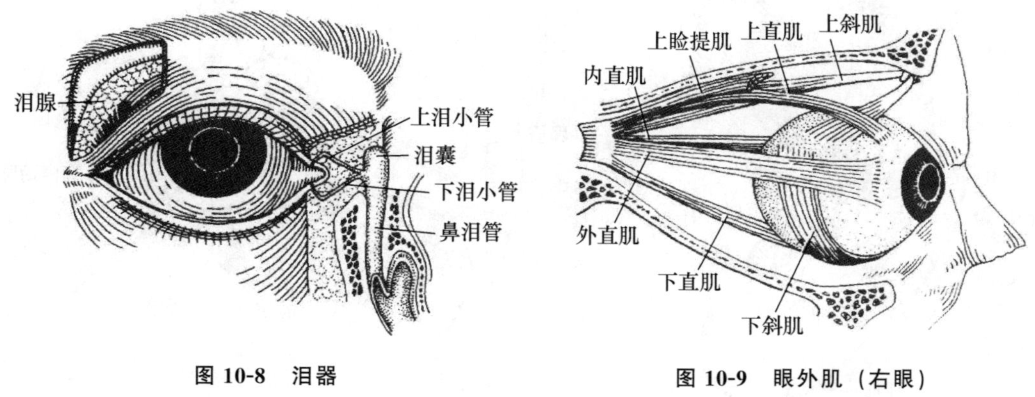

图 10-8　泪器　　　　图 10-9　眼外肌（右眼）

第二节　前庭蜗器

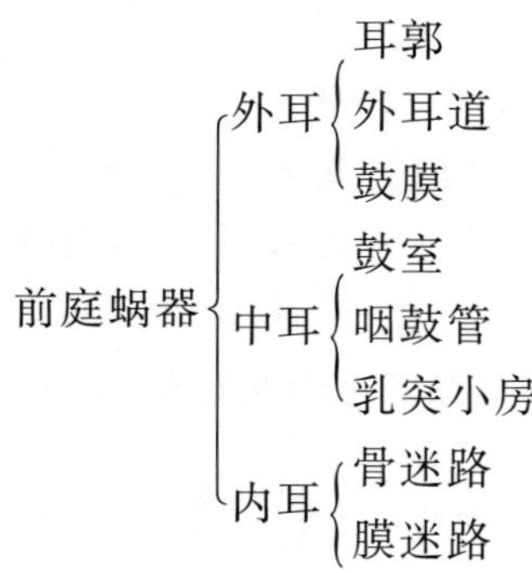

一、外耳

（一）耳郭

耳郭由弹性软骨为基础，外被以皮肤，其下部无软骨部分为**耳垂**，是临床常用的采血部位。其外面中部深凹的凹底有**外耳门**，前方的突起称**耳屏**（图 10-10）。

（二）外耳道

位于外耳门和鼓膜之间，长 2～2.5 cm，其外 1/3 为软骨部，内 2/3 为骨部，外耳道呈“S”形弯曲，临床检查外耳道和鼓膜时，需向后上牵拉耳郭，使其变直，儿童则需将耳部拉向后下方。外耳道皮内有毛囊、皮脂腺、耵聍腺（一种变态汗腺），耵聍腺能分泌耵聍，有保护作用（图 10-11）。

（三）鼓膜

位于外耳道与中耳之间，卵圆形半透明薄膜，呈漏斗状，中央略向内凹陷，称**鼓膜脐**，上 1/4 为松弛部，下 3/4 为紧张部，前下有一三角形的反光区，称**光锥**（图 10-11、图 10-12）。

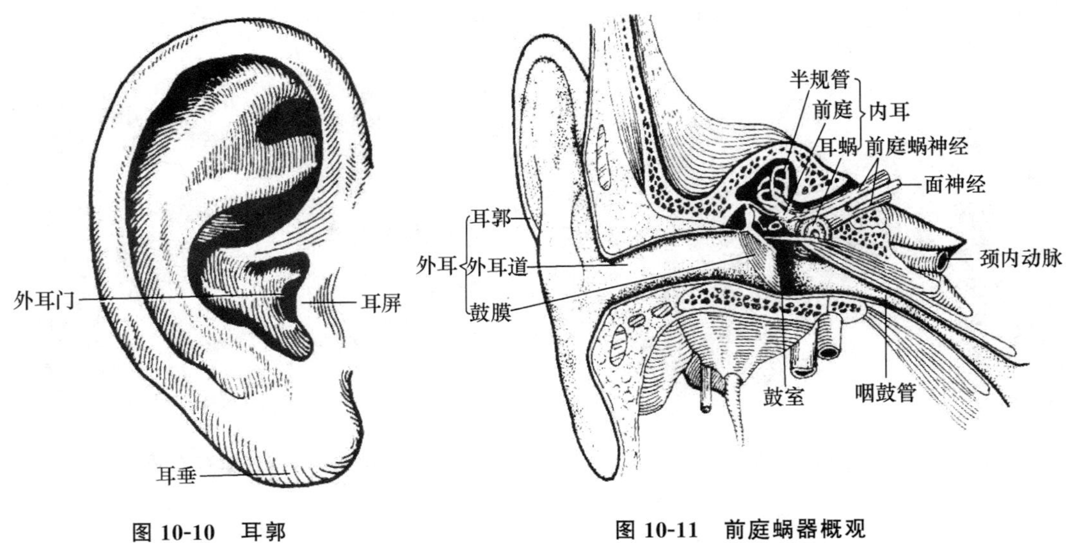

图 10-10　耳郭

图 10-11　前庭蜗器概观

二、中耳

（一）鼓室

鼓室位于颞骨岩部鼓膜与内耳之间。形态不规则，室壁内衬黏膜，其黏膜与咽鼓管黏膜连续，间接与咽黏膜连续，因此，当上呼吸道感染时（咽炎），易引起中耳炎。鼓室有 6 个壁，即上、下壁，前、后壁，内、外壁（图 10-11）。

听小骨位于鼓室内，**锤骨**连于鼓膜，**镫骨**连于前庭窗。二者之间是**砧骨**（镫骨敲、砧骨鸣，镫骨震前庭）（图 10-13）。

（二）乳突小房

乳突小房位于颞骨乳突内骨性小腔隙，腔内壁的黏膜与鼓室黏膜相连续。故中耳炎易蔓延至乳突，引起乳突炎。临床发生化脓性中耳炎时，可于乳突部打开一孔，插管引流。

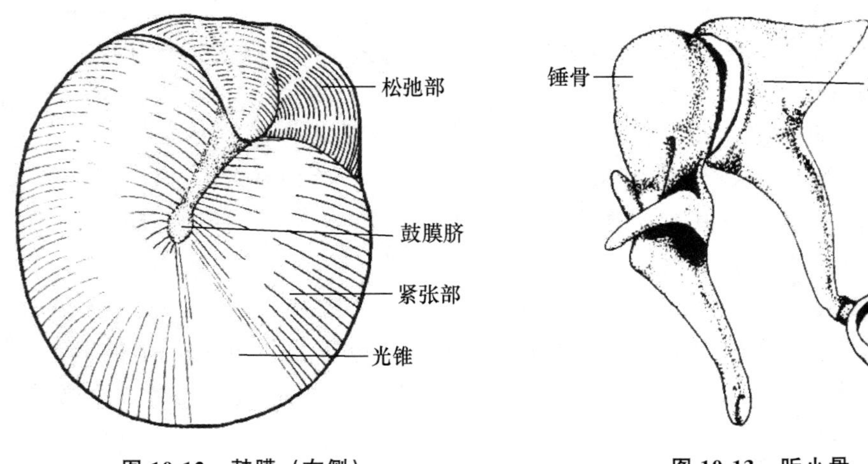

图 10-12　鼓膜（右侧）

图 10-13　听小骨

(三) 咽鼓管

咽鼓管是鼻咽部至鼓室间的一个管道，于鼓室的开口称咽鼓管鼓室口；于鼻咽部的开口称咽鼓管咽口，其黏膜相互连续（图 10-11）。

三、内耳

内耳包括骨迷路和膜迷路，位于颞骨岩部内。骨迷路与膜迷路之间的间隙流动着外淋巴液，膜迷路内流动着内淋巴液。

(一) 骨迷路

骨迷路由骨半规管、前庭、耳蜗组成（图 10-14、图 10-16）。

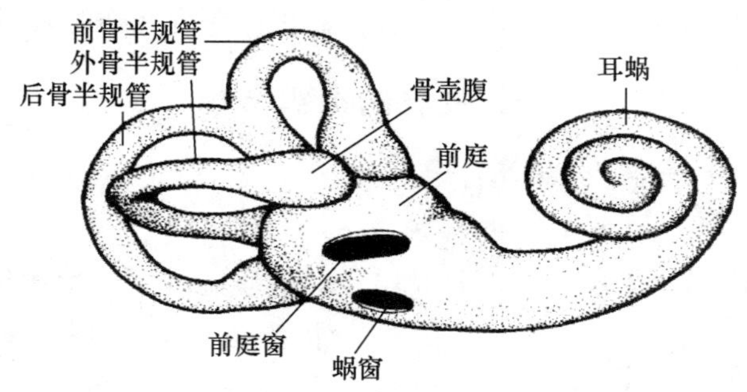

图 10-14　骨迷路

(二) 膜迷路

膜迷路由膜半规管、球囊和椭圆囊、蜗管组成（图 10-15、图 10-16）。

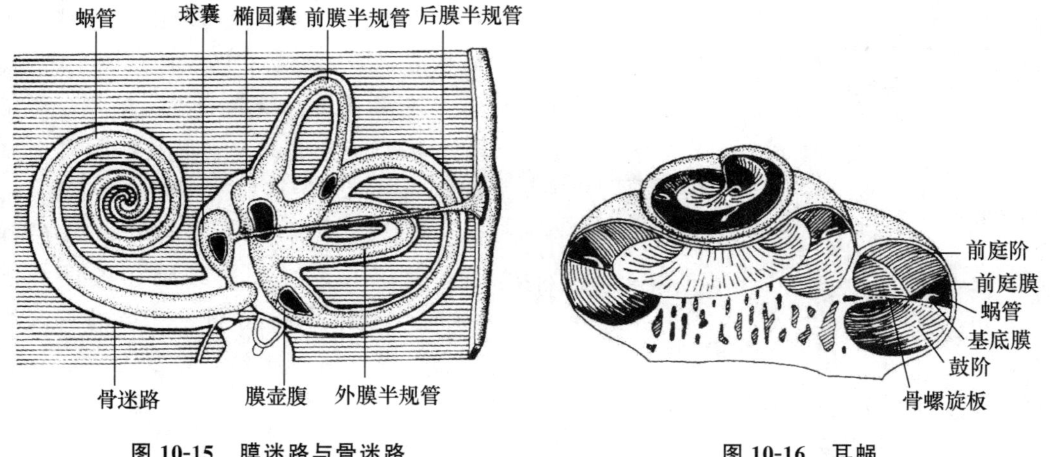

图 10-15　膜迷路与骨迷路

图 10-16　耳蜗

四、声波传导

有两种方式，即气导和骨导。

气导：声波—耳郭—外耳门—外耳道—鼓膜—鼓室（锤骨—砧骨—镫骨）—前庭窗和蜗窗—外耳淋巴振动—内淋巴共振—刺激内耳基底膜上的毛细胞—蜗螺旋神经节—听神经—中枢。

骨导：音叉（振动）—颅骨—耳外淋巴振动—内淋巴共振—刺激内耳基底膜上的毛细胞—蜗螺旋神经节—听神经—中枢。

此两种方式是临床上常用的听力检查方式。

前庭蜗器的半规管的壶腹嵴与前庭部的球囊斑和椭圆囊斑有对运动的感觉，如有病变会引发前庭性眩晕。

第三节 皮肤

皮肤覆盖于人体表面，借皮下组织与深部组织结构相连，具有保护机体、感受刺激、调节体温、排泄与吸收等功能，当皮肤大面积或深度烧伤时，可危及生命。

一、皮肤的组织结构

皮肤分表皮和真皮两层（图 10-17）。

（一）表皮

表皮为皮肤的浅层，由浅入深，分 5 层，即角质层（多层角质细胞），透明层（角化前细胞），颗粒层（2～3 层梭形细胞），棘层（4～10 层多边形细胞），基底层（是一层排列整齐的低柱状细胞）。表面细胞不断角化、脱落，由基底层细胞不断增殖来弥补。

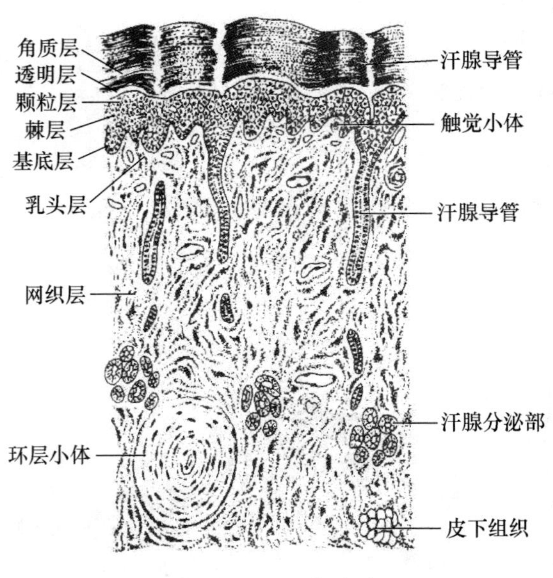

图 10-17 手指皮肤

（二）真皮

真皮位于表皮深面，由致密结缔组织构成，分乳头层和网织层（图 10-17）。

1. **乳头层** 紧靠表皮，结缔组织呈乳头状突向表皮，内含丰富的毛细血管和感觉末梢（游离末梢、有被膜末梢）。

2. **网织层** 较厚，位于乳头层深面，此层含许多胶原纤维和弹性纤维（决定皮肤的弹性），此层中含有许多小血管、淋巴管和神经，以及毛囊、皮脂腺、汗腺和环层小体、触觉小体等。

（三）皮下组织

皮下组织即浅筋膜，它连结于皮肤与深部组织之间，使皮肤具有一定的移动性，皮下组织含有脂肪组织、浅静脉、淋巴管和皮神经。皮下注射时，药物即注入此层，静脉点滴选择的浅静脉也在此层（图 10-17）。

二、皮肤的附属结构

皮肤的附属结构包括体毛、皮脂腺、汗腺、指（趾）甲。

(一) 体毛

体毛分**毛干**和**毛根**两部分。主干露于皮肤表面，**毛根**埋于皮肤内，毛根周围包有**毛囊**，毛根和毛囊的下端较膨大，底部向内凹陷，结缔组织突入其内，形成**毛乳头**，毛乳头对体毛的生长有重要作用。体毛一侧附有斜行的平滑肌束，称**竖毛肌**。其一端连于毛囊，另一端连于真皮乳头层，收缩时可使体毛竖立，皮肤发生“鸡皮疙瘩”现象（图 10-18）。

(二) 皮脂腺

皮脂腺位于毛囊和竖毛肌之间，腺导管开口于毛囊上部，分泌皮脂，有柔润皮肤、保护体毛的作用（图 10-18）。

(三) 汗腺

全身的皮肤，除乳头、阴茎头等处外，都有汗腺分布，其中手掌和足底最多。其导管开口于皮肤表面，有湿润皮肤、调节体温的作用。同时，汗腺还随水排出一部分离子和含氮化合物，有助于调节水盐平衡和排泄代谢产物（图 10-18）。腋窝、会阴等处的皮肤含大汗腺，其分泌物经细菌作用后，可产生特殊臭气（如狐臭），大汗腺在青春期较发达，随年龄增长而逐渐退化。

(四) 趾（指）甲

趾（指）甲位于指（趾）端背面，是表皮角质层增厚而成的板状结构，甲的前部露于体表称甲体；后部埋入皮肤内，称甲根；甲根深部的上皮为甲母质，是甲的生长点，拔甲时不可破坏。甲体所在位置称为甲床，甲体两侧和甲根处的皮肤皱襞，称甲襞。甲襞与甲体之间的沟，称甲沟（图 10-19）。

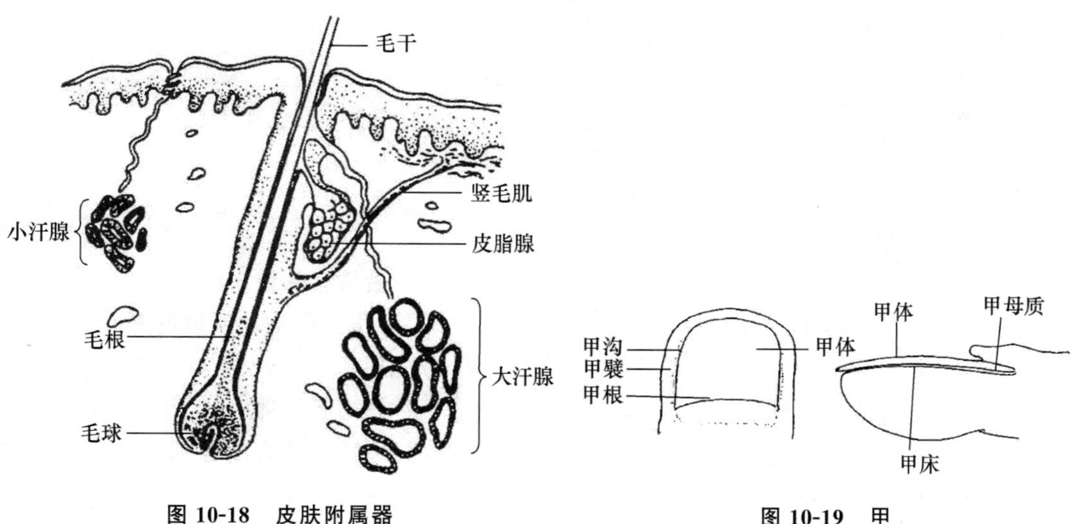

图 10-18 皮肤附属器

图 10-19 甲

护理应用

1. 根据角膜的结构特点，临床常用棉絮刺激角膜引起眨眼反射，根据反射敏感情况，了解患者的病情轻重。

2. 利用瞳孔对光反射了解患者的病情，尤其是危重患者。

3. 利用耳垂进行采血（通常用于血型化验）。

4. 掌握皮肤调节体温特点，可对高热患者进行发汗降温或施以酒精物理治疗以降低体温。

5. 用发汗法促进皮肤对体内毒素的排泄，是对药物的辅助治疗。

6. 临床静脉滴注的浅静脉即在皮肤浅筋膜内选择；皮内注射选择表皮与真皮之间。

【一章一练】

一、名词解释

1. 巩膜静脉窦　2. 瞳孔　3. 视神经盘　4. 黄斑　5. 咽鼓管
6. 泪点　7. 甲沟　8. 毛囊　9. 毛乳头　10. 眼房　11. 鼓室

二、填空题

1. 眼球壁由内向外是________、________和________。
2. 眼球内容物包括________、________和________。
3. 视网膜三层细胞由外向内为________、________和________。
4. 瞳孔位于_______后方，它调节进入眼球光线的量，当光线强时，瞳孔_______，当光线弱时，瞳孔________。
5. 眼的折光系统由前向后为________、________、________和________.
6. 外耳包括________、________和________。
7. 中耳包括________、________和________。
8. 两侧听小骨各有三块，分别称________、________和________。
9. 皮肤由________和________构成。
10. 皮肤的附属结构包括________、________、________和________。

三、选择题

1. 关于角膜的说法错误的是
   A. 占纤维膜前 1/6
   B. 无色透明，无血管、淋巴管
   C. 富有神经末梢
   D. 刺激角膜引起眨眼反应
   E. 无屈光作用
2. 关于视网膜的描述正确的是
   A. 紧贴血管膜外面
   B. 无感光作用
   C. 由色素细胞构成
   D. 全层都是神经细胞
   E. 黄斑的中央凹处是感光辨色的最敏感部位
3. 关于房水的描述正确的是
   A. 由睫状体产生
   B. 只充于后房
   C. 经瞳孔进入眼静脉
   D. 无折光作用
   E. 眼内房水过多不会有临床症状
4. 不具折光作用的结构是
   A. 角膜
   B. 虹膜
   C. 房水
   D. 晶状体

E. 玻璃体

5. 巩膜静脉窦位于

A. 虹膜上

B. 巩膜与角膜交界处

C. 巩膜上

D. 睫状体上

E. 血管膜上

6. 不能运动眼球的眼外肌是

A. 上直肌

B. 上斜肌

C. 上睑提肌

D. 外直肌

E. 内直肌

7. 关于外耳道说法错误的是

A. 全长都是以软骨为基础

B. 位于外耳门和骨膜之间

C. 成人呈“S”形弯曲

D. 观察成人鼓膜时，将耳郭拉向后上

E. 皮下有耵聍腺

8. 听感觉器位于

A. 蜗管基底膜上

B. 前庭阶

C. 鼓膜

D. 膜半规管

E. 球囊的椭圆囊

9. 皮内注射是将药物注射到

A. 表皮与真皮之间

B. 真皮与皮下组织之间

C. 皮下组织内

D. 皮下静脉

E. 深筋膜以下

10. 具有感受运动觉的感觉器位于

A. 半规管的壶腹嵴

B. 前庭膜上

C. 骨螺旋板上

D. 蜗管的基底膜上

E. 球囊斑与椭圆囊斑

四、简答题

1. 瞳孔开大或缩小的解剖学基础是什么?
2. 简述房水的产生及循环。
3. 泪器由哪几部分组成，鼻泪管开口于何处?
4. 简述眼睑。
5. 简述临床检查听力采用哪几种方式，论述其传导途径。
6. 论述皮内注射和皮下注射如何选择进行。

学习要求

1. 根据“学习目标”结合教材认真做好“一章一练”，本章内容结束后即进行测试，以使所学的知识及时得到巩固。

2. 结合标本模型及多媒体进行实验，使所学的理论与实际有机结合。

3. 要认真阅读“护理应用”，把所学的人体结构知识与“护理应用”紧密联系起来。

4. 描绘插图。

（彭厚诚）

第十一章　神经系统

学习目标

掌握：神经系统的组成、分部，各部形态结构、位置、神经系统活动方式，脑和脊髓被膜，脑神经的名称、主要功能，脊神经、内脏神经的构成，主要神经的名称。

熟悉：神经系统常用术语、脑的功能分区、脊髓节段与椎骨的对应关系、脑脊液的产生及循环途径。

了解：脑和脊髓的内部结构、感觉神经和运动神经的主要传导通路。

第一节　概述

神经系统由中枢神经系统（脑和脊髓）和周围神经系统（与脑和脊髓相连的神经）组成。神经系统通过感觉器接受来自体内外环境的各种刺激，而引起反应，它一方面协调人体器官、系统的生理活动，使人体成为一个完整统一的机体；另一方面使机体适应不断变化的内外环境。在人体生理活动中起主导作用。

人类在长期进化过程中，随生产劳动和语言机能及社会生活的发展，神经系统特别是大脑皮质获得高度发展。大脑皮质不仅是各种感觉和运动的高级中枢，同时也是思维活动的物质基础，由于大脑皮质的高度发展，又进一步促进劳动和语言的发展，因而人类远远超过了其他动物，人类不但能够适应客观环境，同时能主观能动地认识和改造客观世界，使自然为人类服务。

一、神经系统的分部

神经系统（图 11-1）
- 中枢神经系统
  - 脊髓　颈髓、胸髓、腰髓、骶髓、尾髓
  - 脑　脑干、小脑、间脑、端脑
- 周围神经系统
  - 脑神经　与脑相连的神经
  - 脊神经　与脊髓相连的神经
  - 内脏神经　管理内脏活动的神经（与脑和脊髓相连）

二、神经系统的活动方式

神经系统的活动方式是**反射**，其结构基础是**反射弧**。

刺激⟶感觉器⟶传入纤维⟶中枢⟶传出纤维⟶效应器（图 11-2）。

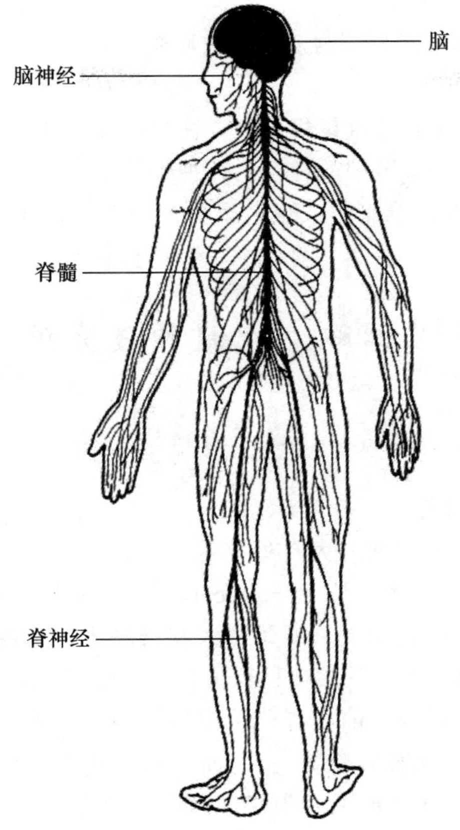

图 11-1 神经系统概观

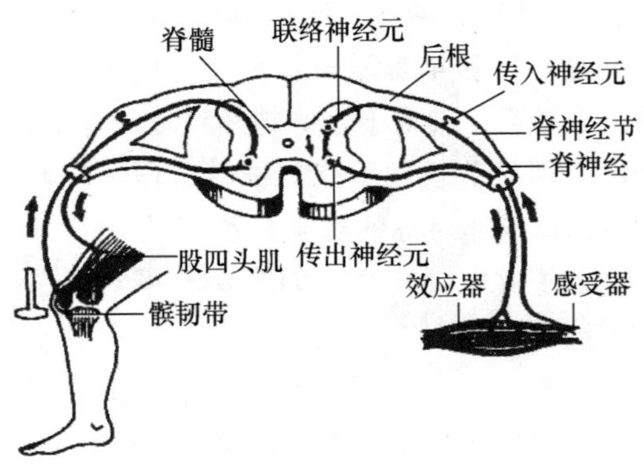

图 11-2 反射弧示意图

三、神经系统的常用术语

(一) 灰质和白质

1. **灰质** 是指在中枢神经系统神经元胞体和树突集中存在的部位。如在中枢内的皮质（大脑皮质、小脑皮质）、髓质内的神经核团、周围神经中的神经节等。

2. **白质** 指在中枢内神经纤维集中存在的部位。

（二）网状结构

网状结构是指在中枢神经系统内灰质和白质交杂在一起的结构。

（三）神经束和神经

1. **神经束** {在中枢内神经纤维聚集成束，往往同性质的纤维聚集在一起。
在周围神经系统中的神经内，神经纤维也形成束，称神经束。

2. **神经** 由许多神经纤维聚集成束，很多神经束集合在一起外包神经外膜形成神经干（神经）。

第二节 中枢神经系统

一、脊髓

（一）脊髓的位置与外形

脊髓位于椎管内，上端在枕骨大孔处接脑干，下端成人平第1腰椎下缘，借**终丝**（属结缔组织）固定于尾骨后面，长40～45 cm，其形态呈前后略扁的圆柱状，全长中有两处膨大，即**颈膨大**和**腰膨大**。末端变细，呈圆锥状，称**脊髓圆锥**，其尖端移行为终丝（图11-3）。

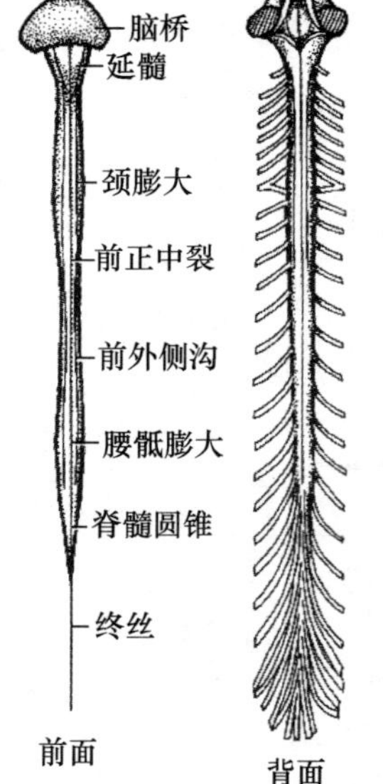

图11-3 脊髓的外图

脊髓表面前后各三条纵沟，前面有前正中裂，裂的两侧有前外侧沟（沟内有脊神经前根出脊髓）；后面有后正中沟，沟的两侧有后外侧沟（沟内有脊神经后根进入脊髓）（图11-4、图11-5）。

脊髓节段与椎骨的对应关系：因与脊髓相连的脊神经有31对，故脊髓分31节（颈8、胸12、腰5、骶5、尾1）。出生时脊髓末端平对第三腰椎下缘，后随年龄增长骨生长速度较神经快，故在成人时，脊髓末端平第1腰椎下缘，神经根也被延长，围绕终丝形成**马尾**。这样脊髓的节段就不能与椎骨节段一一对齐，产生了脊髓节段与椎骨形成非对称的对应关系（图11-6）。

上部颈髓（$C_{1\sim4}$）比同序数椎骨同高。如第3节平对第三颈椎。

下部颈髓和上部胸髓（$C_5\sim T_4$）比同序数椎骨高1节。如颈6平对第7颈椎。

上部胸髓（$T_{5\sim8}$）比同序数椎骨高2节。如胸7节对第5胸椎。

下部胸髓（$T_{9\sim12}$）比同序数椎骨高3节。如胸10节对第7胸椎。

全部腰髓（$L_{1\sim5}$）平对第10、11、12胸椎体。

全部骶尾髓（$S_{1\sim5}$、Co）平对第1腰椎体。

（二）脊髓的内部结构

脊髓平面观察脊髓内部由灰质和白质构成。灰质位于中央，白质位于周围，灰质中央有一纵行小管称脊髓中央管（图11-4）。

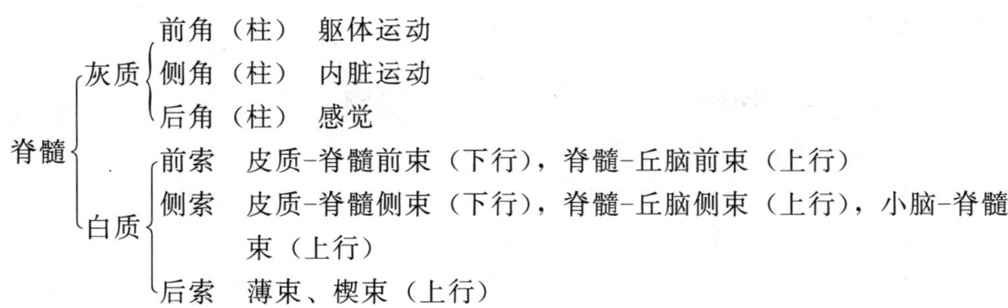

脊髓
- 灰质
  - 前角（柱） 躯体运动
  - 侧角（柱） 内脏运动
  - 后角（柱） 感觉
- 白质
  - 前索 皮质-脊髓前束（下行），脊髓-丘脑前束（上行）
  - 侧索 皮质-脊髓侧束（下行），脊髓-丘脑侧束（上行），小脑-脊髓束（上行）
  - 后索 薄束、楔束（上行）

（三）脊髓的功能

1. **传导功能** 在脊髓内，有上、下行传导束，将周围感觉器通过周围神经传来的冲动传向脑；同时将脑的指令性冲动通过周围神经传向效应器（肌、腺体）等。

2. **反射功能** 脊髓反射如叩击髌韧带，引起股四头肌收缩的（膝腱）反射，肱二头肌反射，排尿、排便反射，发汗及性反射，立毛肌反射等。

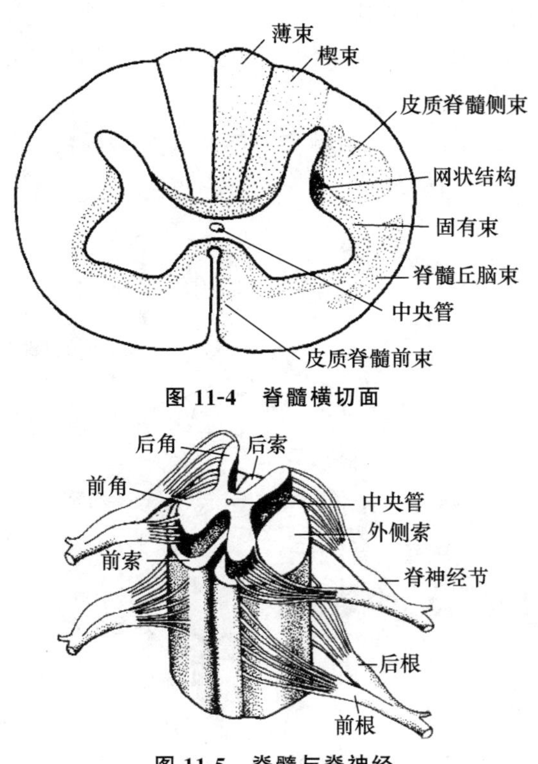

图 11-4 脊髓横切面

图 11-5 脊髓与脊神经

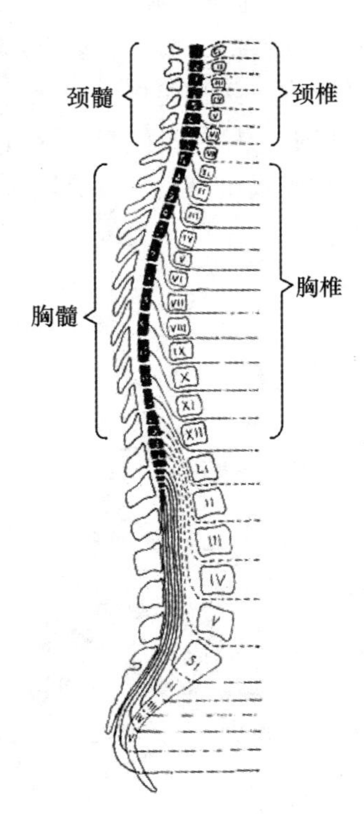

图 11-6 脊髓节段与椎管的对应关系

二、脑

脑位于颅腔，是整个人体的高级指挥系统。

脑
- 脑干 低级中枢
- 小脑 高级中枢
- 间脑 皮质下中枢
- 端脑 高级中枢

（一）脑干

于枕大孔处向下接脊髓，位于间脑、小脑、脊髓之间（图 11-7）。脑干分中脑、脑桥和延髓，中脑内的管腔称中脑导水管，向上通丘脑间的第三脑室；向下通脑桥与小脑间的第 4 脑室和脊髓内的脊髓中央管。

1. **外观**

（1）**前面观**（图 11-8）

1）**延髓**：上部膨大，下部缩细。有**前正中裂**，其外有一对锥形隆起称**锥体**，锥体下方于前正中裂处有**锥体交叉**，锥体外侧有前外侧沟，该处有舌下神经根出脑，向下与脊髓的前外侧沟一致，前外侧沟外面是一对橄榄体，其外侧为**橄榄体外侧沟**，此沟自上而下有舌咽神经根、迷走神经根、副神经根出（入）脑。延髓的上方是脑桥，与脑桥之间的横行沟是**桥-延沟**，该沟自内向外分别有展神经根、面神经根和前庭蜗神经根出（入）脑。

2）**脑桥**：是脑干膨大部分，腹侧向前膨出，称**基底部**。正中有一浅沟称基底沟（是脑桥与枕骨基底部之间基底动脉通过形成的压迹），向两侧后伸入小脑部分称**脑桥臂**，在臂上有三叉神经根出（入）脑。

3）**中脑**：是一对柱状结构伸向间脑，称**大脑脚**，大脑脚之间的深窝称**脚间窝**，该处有动眼神经根出脑，上方有乳头体，借视束与间脑分开。

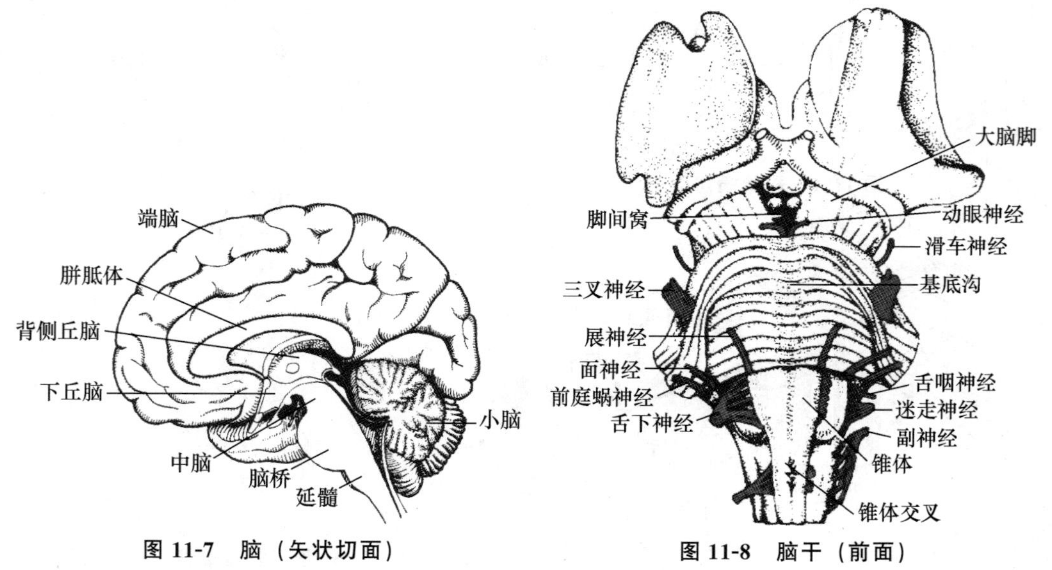

图 11-7 脑（矢状切面）

图 11-8 脑干（前面）

（2）**后面观**（图 11-9）

1）**延髓和脑桥**：延髓下部后面有**后正中沟**，其外侧的两对隆起，分别称**薄束结节**（内侧）和楔束结节（外侧），内含**薄束核**和**楔束核**。延髓上部和脑桥后部与小脑之间形成**第四脑室**，脑室底呈菱形，称**菱形窝**，顶凸入小脑一侧。

2）**中脑**：有上下各一对隆起，上方一对称**上丘**（与视觉传导有关）；下方一对称**下丘**（与听觉传导有关），二者合称**四叠体**。下丘下方有滑车神经根出脑。

2. **内部结构**

由灰质和白质、网状结构等构成。

（1）**灰质**：不同于脊髓灰质呈柱状，脑髓质当中的灰质被上、下、纵、横的纤维穿插成团块状神经核（图 11-10）。

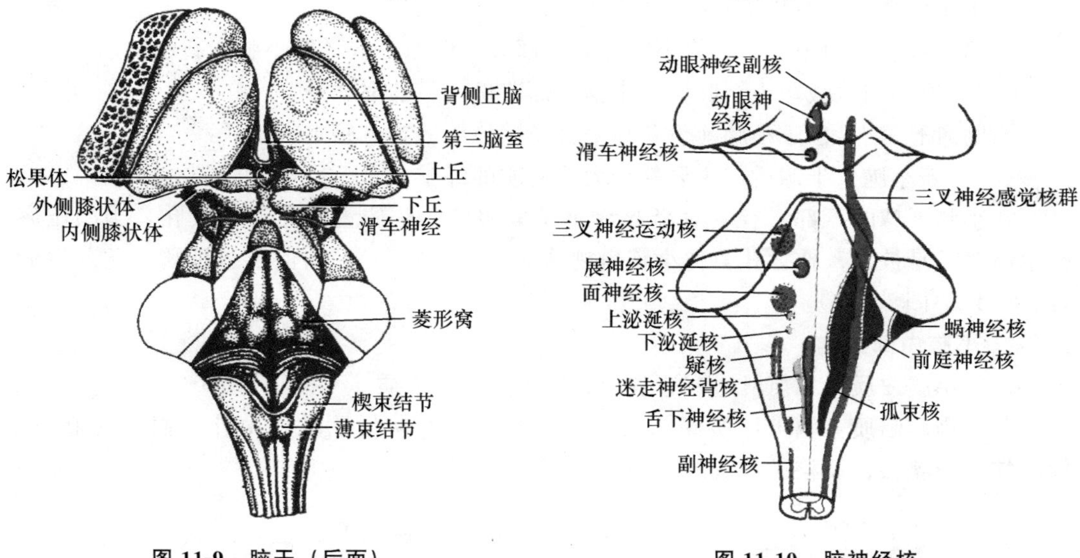

图 11-9 脑干（后面）

图 11-10 脑神经核

（2）**白质**：主要是上、下行传导束和脑干至小脑，小脑至脊髓，小脑至端脑间的神经纤维束。主要有锥体系（下行）、锥体外系（下行）、脊髓丘系（上行）、内侧丘系（上行）、三叉丘系（上行）。

（3）**网状结构**：位于脑干中央部，是脑与周围广泛联系的场所，由网状纤维和网状核团（中继核）构成。

3. **脑干的功能**

（1）**传导功能**：脑干是端脑与脊髓、小脑之间神经纤维传递信息的交通要道。

（2）**反射功能**：如角膜反射、瞳孔对光反射、听觉反射、吞咽反射、咽反射等。延髓内有调节呼吸运动、心血管活动和血压等生命活动的中枢。

（3）**网状结构**：是非特异性上行激动系统，有维持大脑觉醒、调节肌张力和调节内脏活动等功能（图 11-11）。

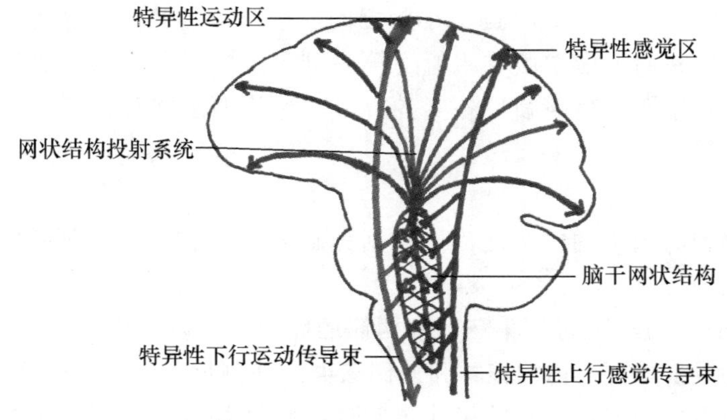

图 11-11 脑干网状结构和功能

（二）小脑

1. **小脑的形态、结构和位置** 小脑两侧膨大，称**小脑半球**，中间缩细，称**小脑蚓**。小脑位于颅后窝、脑桥和延髓的后方。

根据小脑进化的先后，可将小脑分为三部分，即原小脑、旧小脑和新小脑。

小脑
- 原小脑　绒球小结叶位于小脑下面前份，与前庭联系。
- 旧小脑　位于小脑前份，与来自脊髓传导的本体感觉纤维联系。
- 新小脑　半球后部主要接受大脑皮质的纤维。

在小脑半球的下部，有一对隆起称**小脑扁桃体**，从位置上靠近枕大孔，当颅压突然增高时，易被挤入枕大孔，称小脑扁桃体疝（枕大孔疝），向前压迫延髓，危及生命（图 11-12、图 11-13）。

2. **小脑内部结构**

（1）**小脑皮质**：如前所述有原皮质、旧皮质和新皮质。

（2）**小脑髓质**：位于皮质深部（图 11-14）。内有灰质团块，由外向内为**齿状核、栓状核、球状核、顶核** 4 对灰质核团。

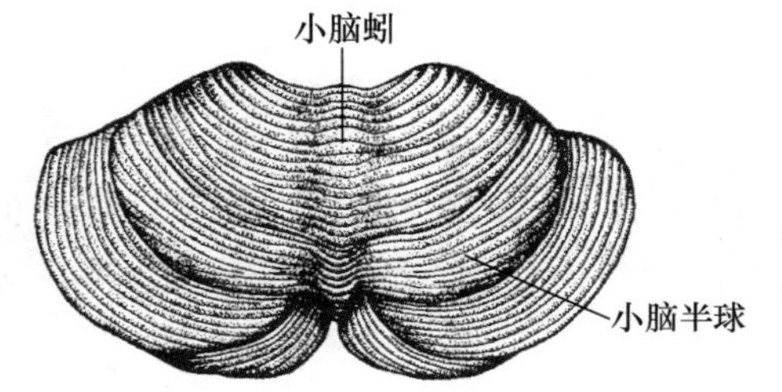

图 11-12　小脑（上面）

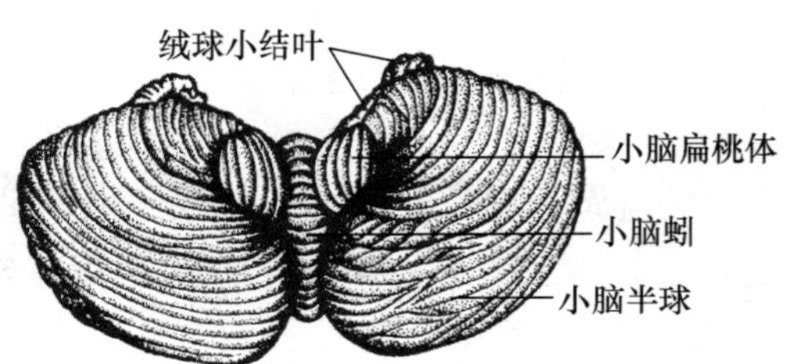

图 11-13　小脑（下面）

3. **小脑的功能**

（1）**前庭小脑（原小脑）**：管理人体平衡，原小脑损伤表现为站立不稳，行走步态蹒跚。

（2）**脊髓小脑（旧小脑）**：调节肌张力，旧小脑损伤表现为肌张力减弱。

（3）**大脑小脑（新小脑）**：协调肌运动，新小脑损伤表现为动作不协调，走路时抬腿过高，取物时手臂过分伸张。

4. **第四脑室** 位于脑桥、延髓与小脑之间的棱锥形的腔。其底为菱形窝，顶凸向小脑前部。第四脑室向上借中脑导水管通第三脑室；向下通脊髓中央管，在顶的后部正中有一孔称后正中孔，第四脑室外侧各有一孔称第四脑室外侧孔，第四脑室借该三个孔与蛛网膜下隙相通（图 11-15）。

（三）间脑

间脑位于端脑与脑干的中脑之间，包括丘脑、下丘脑。丘脑和下丘脑之间形成第三脑室。

1. **丘脑**（背侧丘脑） 位于第三脑室两侧的卵圆形灰质团块，其实质被一“Y”字形的白质板分隔成**前核群、内侧核群**和**外侧核群**。外侧核群又分**背外侧核**和**腹外侧核，腹前外侧核**和**腹后外侧核**，全身的躯体感觉冲动纤维都投射到腹后核中，再投射到大脑皮质躯体感觉区。丘脑后部称**丘枕**，有两个隆起分别称**内侧膝状体**（与听觉传导有关）和**外侧膝状体**（与视觉传导有关）（图 11-16）。

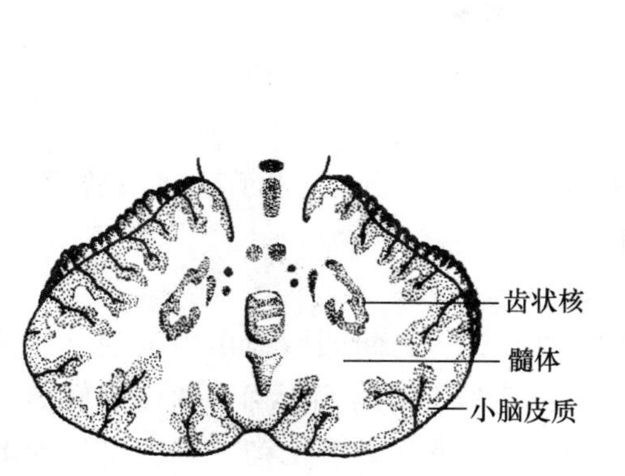

图 11-14 小脑水平切面

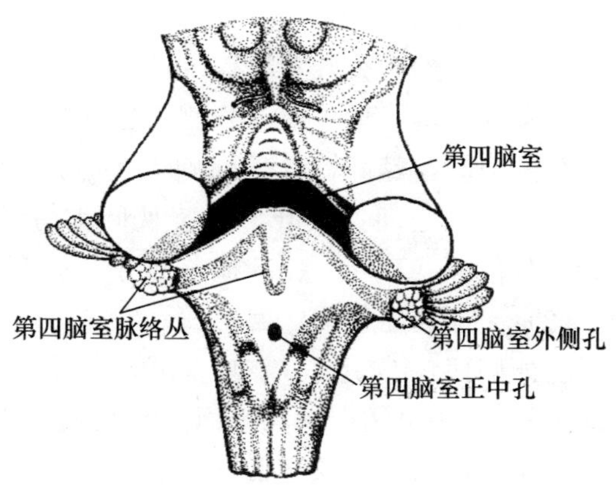

图 11-15 第四脑室

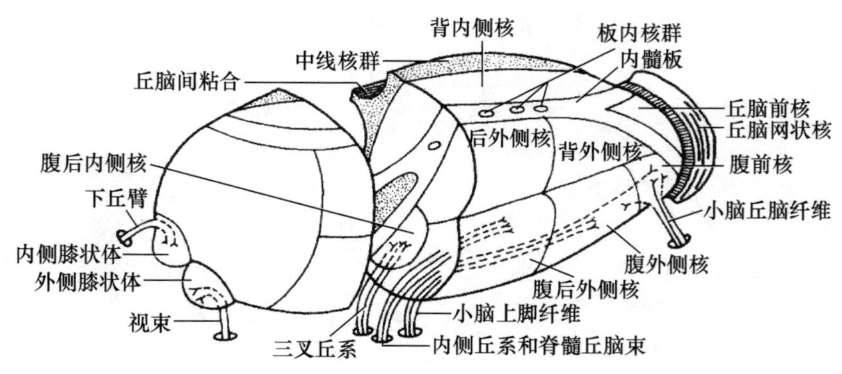

图 11-16 丘脑

2. **下丘脑** 位于丘脑的下方，构成**第三脑室**下壁的下份，包括视交叉，并借漏斗下连脑垂体。乳头体位于视交叉后下方（与内脏活动有关）。下丘脑的主要核团具有神经内分泌功能，如视上核、室旁核。它们产生加压素（抗利尿激素）和催产素，这些物质经漏斗送至垂体，再经垂体释放入血（图 11-17）。

下丘脑的功能较复杂，对人体的内分泌、内脏活动起重要作用，同时，对调节体温、摄食、水电解质平衡和情绪改变等都有作用。

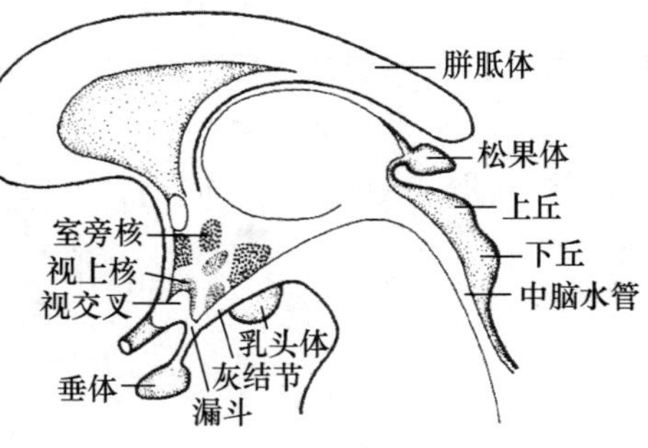

图 11-17 下丘脑

3. **第三脑室** 是位于两侧间脑之间的一个矢状裂隙，它向上借两室间孔连通两侧侧脑室，向下经中脑导水管通第四脑室（图 11-17）。

（四）端脑

由两侧大脑半球组成，两者之间的深裂称**大脑纵裂**，裂底是连接两侧半球的白质板，称**胼胝体**。大脑半球与小脑之间的裂隙称**大脑横裂**。

1. **大脑半球外面观** 大脑半球表面凹凸不平，有很多深浅不同的沟和裂，沟、裂之间的凸部称大脑回，每半球都分为上外侧面、内侧面和下面，并借三条叶间沟分为五个叶（图 11-18）。

（1）**叶间沟和分叶：**

三条叶间沟：位于半球外侧面的外侧沟、中央沟和顶枕沟。

分五个叶：**额叶**，位于外侧沟上方，中央沟的前部；**顶叶**，位于外侧沟上方，中央沟与顶枕沟之间；**颞叶**，位于枕叶前方与外侧沟下方；**枕叶**，位于顶枕沟的后方；**岛叶**，是额叶、顶叶、颞叶掩盖部分（图 11-18）。

（2）**半球的主要沟、回：**

上外侧面：①额叶：在中央沟前方有**中央前沟**，二沟之间的回称**中央前回**（躯体运动中枢），中央沟向前自上而下有额上、下沟，额上沟上方为**额上回**，两沟之间为**额中回**，额下沟以下为**额下回**。②颞叶：有大致与外侧沟平行的**颞上沟**，该沟上份为**颞上回**，于该回的后部向外侧沟深部深入的斜行的短回称**颞横回**。③顶叶：在中央沟后方有一与之平行的**中央后沟**，两者之间的回称**中央后回**（躯体感觉中枢），围绕颞上沟末端的回称**角回**，围绕外侧沟末端的回称**缘上回**（图 11-18）。

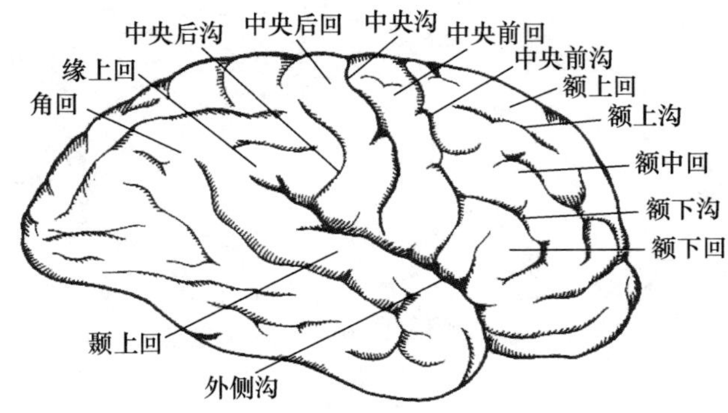

图 11-18　大脑半球（外面）

内侧面：有弓形的**胼胝体**，胼胝体上方有一扣带沟。扣带沟与胼胝体之间的回称**扣带回**，扣带回中部上方有中央前、后回，折入部分称**中央旁小叶**。中央旁小叶后部有**顶枕沟**，再下方有距状沟，两者之间为**枕叶**。扣带回后下部为**海马回**，其前端称**海马回钩**（图 11-19）。

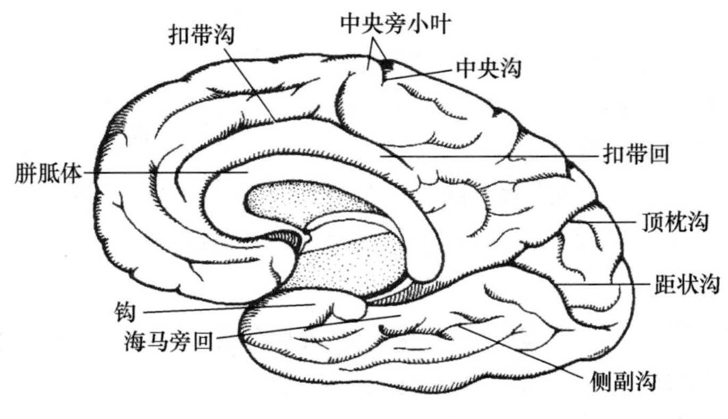

图 11-19　大脑半球（内面）

2. **大脑半球的内部结构**　大脑半球表面灰质称**大脑皮质**，深部为髓质，在大脑与间脑之间称**基底部**。在髓质中主要是白质，白质内散在的灰质团块称**基底核**（豆状核、尾状核、杏仁核）（图 11-20）。在两半球内的腔称**侧脑室**（借室间孔通第三脑室）。

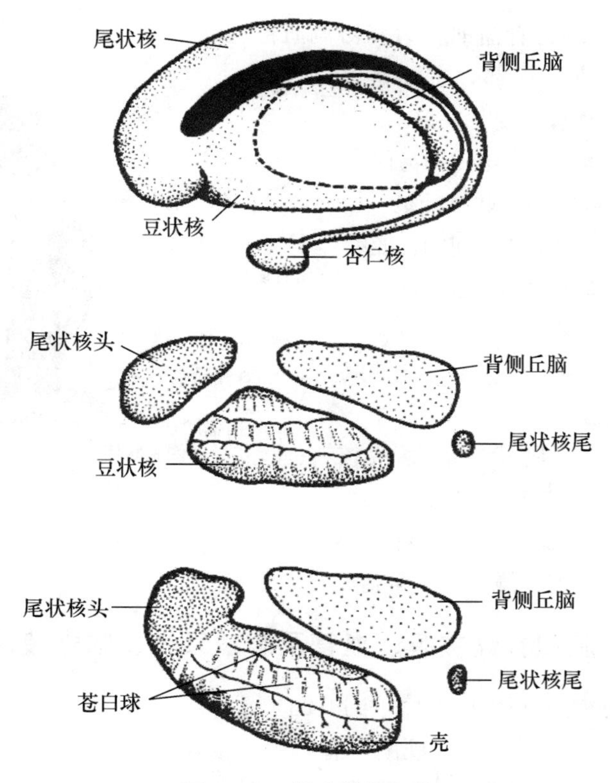

图 11-20　基底核与丘脑

（1）**大脑皮质功能定位：**

1）**躯体运动区：**在中央前回和中央旁小叶前份，支配对侧半身的骨骼肌运动，呈倒置人形分布（头面部不倒）。

2）**躯体感觉区：**在中央后回和中央旁小叶后份，管理对侧半身躯体感觉，呈倒置人形分布（头面部不倒）。

3）**视觉中枢区：**在枕叶距状沟上下皮质。

4）**听觉中枢区：**在颞横回。

5）**语言中枢区：**有两类，一类是运动性语言中枢，另一类是感觉性语言中枢。

语言中枢
- 运动性语言中枢
  - 书写中枢　在额中回后份
  - 说话中枢　在额下回后份
- 感觉性语言中枢
  - 视觉性语言中枢　在角回
  - 听觉性语言中枢　在缘上回

（2）**基底核：**是包埋于大脑皮质下髓质内的灰质团块（图 11-20）。

基底核（纹状体）
- 尾状核　弯曲呈弓状（头、体、尾）
- 豆状核
  - 壳
  - 苍白球
- 杏仁核　位于尾状核尾端（属边缘系统）

（尾状核、壳——新纹状体；苍白球——旧纹状体）

纹状体的功能：维持骨骼的张力和协调肌群运动。

髓质（白质）：位于皮质深部，主要是由大量的神经纤维束构成。

白质
- 联络系　是大脑半球内回与回、叶与叶之间的联络纤维
- 连合系　是两半球之间的神经纤维，如前、后连合，胼胝体等
- 投射系　主要是上、下行纤维束（内囊）

内囊：位于丘脑、尾状核与豆状核之间的上、下行神经传导束（图 11-21）。

一侧内囊损伤（出血）可导致对侧半身的感觉和运动障碍，重者偏盲（三偏症）。

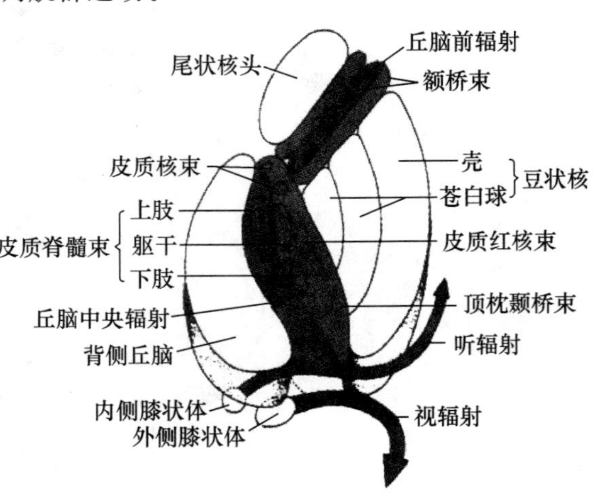

图 11-21　内囊

三、脑和脊髓被膜、血管及脑室系统、脑脊液循环

（一）脑和脊髓被膜（图 11-22、图 11-23）

脑和脊髓被膜及之间的间隙
- 硬脑（脊）膜
- 蛛网膜
- 软脑（脊）膜

（硬脑（脊）膜与蛛网膜之间——硬膜下隙；蛛网膜与软脑（脊）膜之间——蛛网膜下隙）

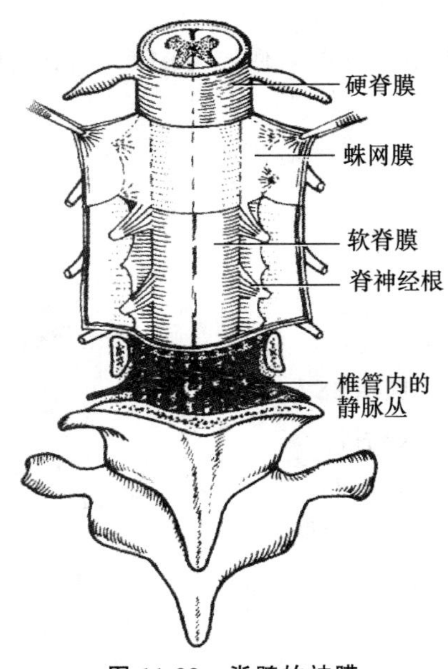

图 11-22　脊髓的被膜

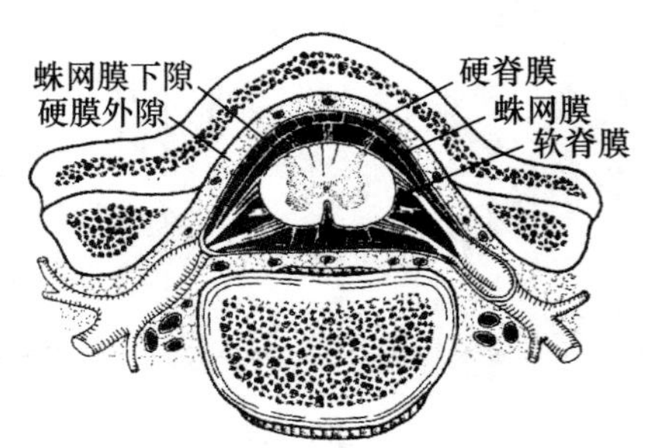

图 11-23　脊髓被膜的横切面

1. **硬脑膜形成的结构**

(1) **大脑镰**：是硬脑膜形成的双层结构，形似镰刀，嵌入大脑纵裂，前端附着于颅前窝的**鸡冠**，后部向两侧分开，嵌入大脑与小脑之间的大脑横裂。

(2) **小脑幕**：大脑镰后部分嵌入大脑横裂形成，前缘游离称**小脑幕切迹**。颅压升高时，海马回和海马回钩挤入该缘与中脑之间，向下压迫小脑，此种情况为小脑幕切迹疝（海马回、海马回钩疝），同时压迫在小脑幕切迹缘内走行的**滑车神经**，引起上斜肌瘫痪出现眼球向内下斜视。

硬膜静脉窦（图 11-24）
- 上矢状窦　位于大脑镰上缘内
- 下矢状窦　位于大脑镰下缘内 } 直窦—窦汇
- 海绵窦　位于蝶鞍周围
- 横窦　位于小脑幕后缘横窦沟内
- 乙状窦　位于乙状窦沟内，向下经颈静脉孔续颈内静脉

2. **蛛网膜**　位于硬膜和软膜之间，与软膜之间的间隙称蛛网膜下隙，该隙内有脑脊液（图 11-22、图 11-23）。在该下隙，某些部位较宽，称蛛网膜池，如**小脑延髓池**（位于小脑和延髓之间），**环池**（位于中脑周围），**终池**（位于脊髓圆锥以下马尾游离的空间）。临床抽取脑脊液在第 3 腰椎下缘进针至蛛网膜下隙的**终池**进行。蛛网膜在上矢状窦向窦内突入，形成许多小突起称**蛛网膜颗粒**，脑脊液通过蛛网膜颗粒，渗入上矢状窦入血（图 11-25）。

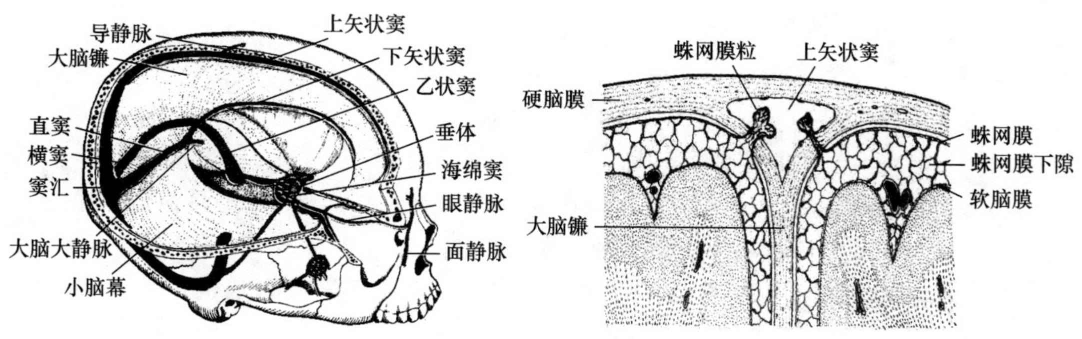

图 11-24　硬脑膜及其形成的结构

图 11-25　硬膜外隙和蛛网膜下隙的穿刺

3. **软膜**　薄而透明，富含血管，紧贴脑和脊髓表面，并随沟、裂深入，向下至脊髓圆锥形成终丝。

4. **脉络丛**　是进入脑内的血管，是血管丛和室管膜上皮（衬于脑室内的上皮）共同突入脑室（即血管外包室管膜上皮）形成的血管团，可产生脑脊液。

(二) 脑和脊髓的血管

1. **脊髓的血管**

(1) **动脉**：由脊髓前动脉和脊髓后动脉组成。脊髓前后动脉来自椎动脉、肋间后动脉和腰动脉（图 11-26）。

(2) **静脉**：脊髓的静脉与脊髓的动脉伴行，其中多数注入硬脊膜外静脉丛（图 11-22）。

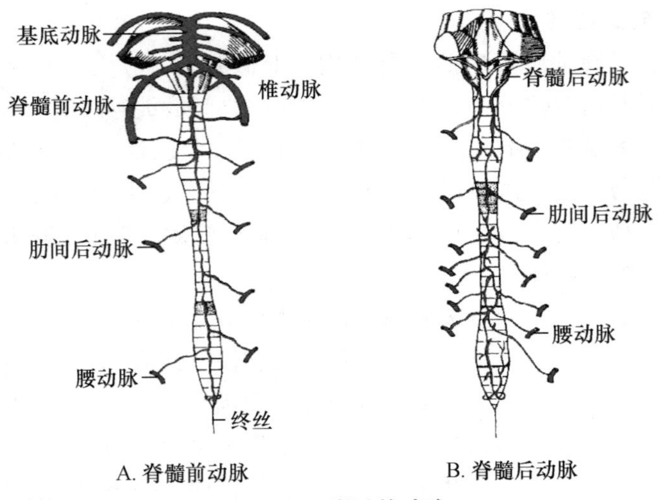

图 11-26　脊髓的动脉

2. **脑的血管**

（1）**动脉**：向颅内脑供血的有椎动脉系和颈内动脉系。颈内动脉系供应大脑半球的前 2/3 和部分间脑。椎动脉系供应大脑半球的后 1/3，部分间脑、脑干和小脑脊髓上段（图 11-27）。

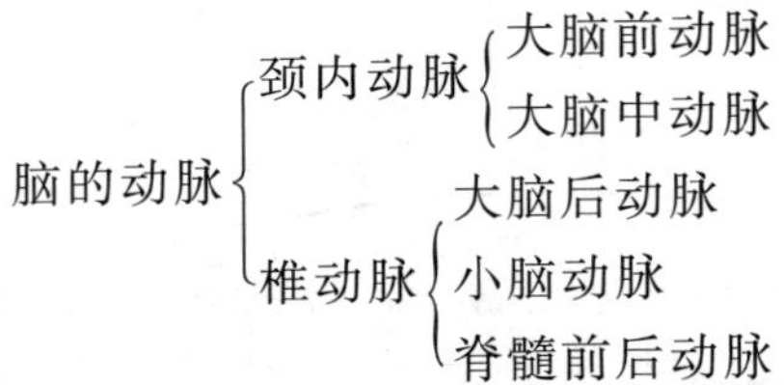

1）**颈内动脉**：起自颈总动脉，经颈内动脉管（颞骨内）入颅，经海绵窦至视交叉的外侧，发出大脑前动脉和大脑中动脉（图 11-28）。

大脑前动脉：发出后在胼胝体的背侧行向后，分布于额叶以前的内侧面和眼球（图 11-29）。

大脑中动脉：发生后沿大脑外侧沟行向后上方，布于大脑半球的背外侧面大部分（图 11-27）。大脑中动脉在行进中还发出许多**中央支**，至内囊、纹状体和丘脑（图 12-30）。

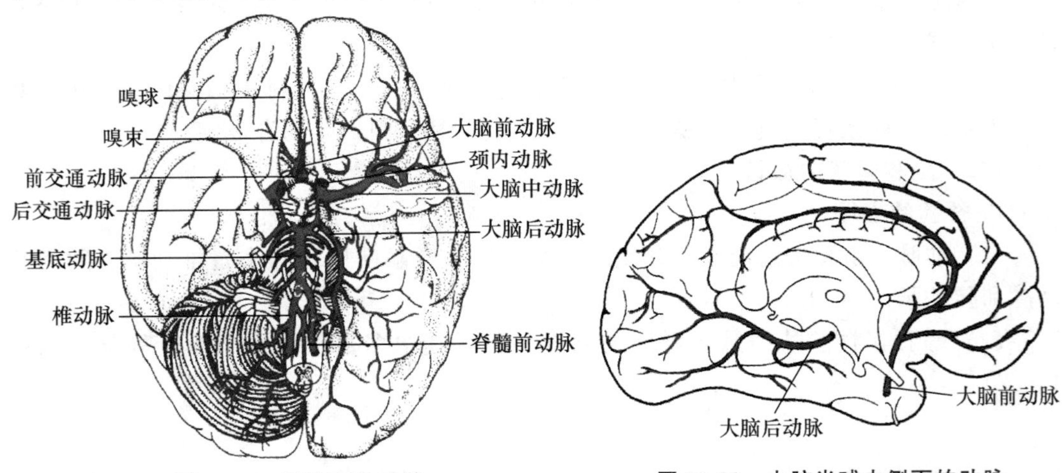

图 11-27　脑底面的动脉

图 11-28　大脑半球内侧面的动脉

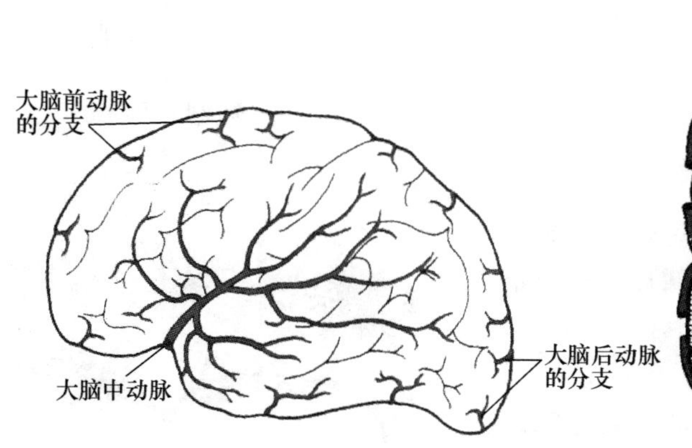

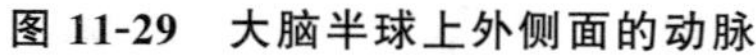

图 11-29 大脑半球上外侧面的动脉

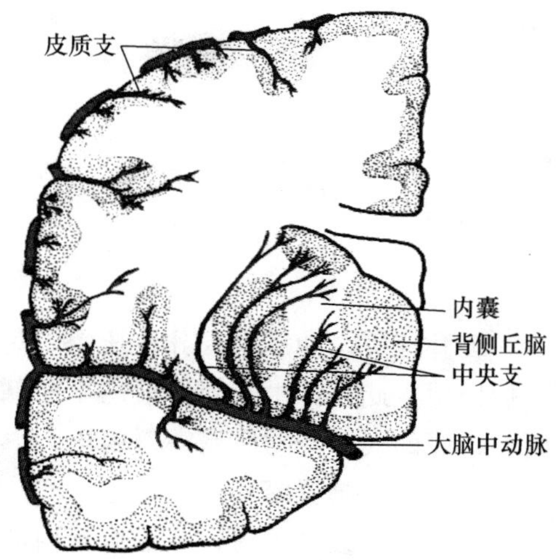

图 11-30 大脑中动脉的皮质支和中央支

2）**椎动脉**：发自两侧锁骨下动脉，经横突孔至枕骨大孔入颅，达桥延沟附近，左、右汇合成一支**基底动脉**，行于脑桥基底部与枕骨基底部之间，至中脑与脑桥交界处又分为左、右大脑后动脉，沿途发出两对小脑动脉和到脑干的分支。

3）**基底动脉环**：在大脑基底面，视交叉、漏斗、乳头体周围，由大脑前动脉、大脑中动脉（颈内动脉）和大脑后动脉之间借前后交通支连接而成，对大脑供血起到循环保障作用（图 11-27）。

（2）**静脉**：大脑的静脉分浅、深两组，深静脉与同名动脉伴行。浅静脉收集大脑皮质和髓质浅部的静脉回流；深静脉收集髓质深部、基底核、内囊、间脑及脑室脉络丛的静脉回流，最后汇入硬脑膜横窦、乙状窦，进入颈内静脉（图 11-31）。

（三）脑脊液及循环

侧脑室、第三脑室和第四脑室内有脉络丛，产生的脑脊液，一是进入脊髓中央管，二是经第四脑室的后正中孔和后外侧孔进入蛛网膜下隙，再经蛛网膜颗粒渗入上矢状窦。脑脊液从血中来，最后又回到血液（图 11-32）。

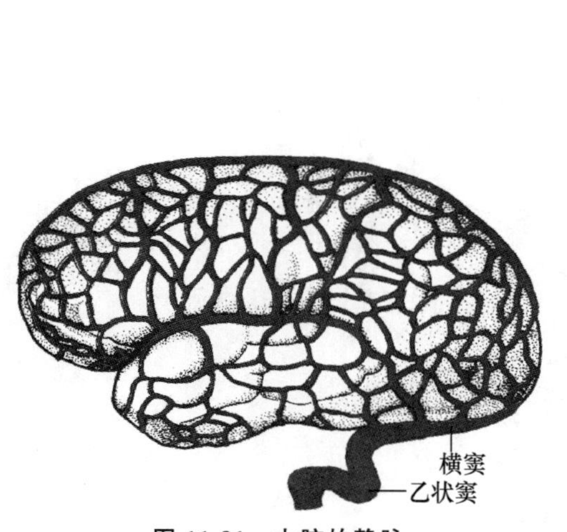

图 11-31 大脑的静脉

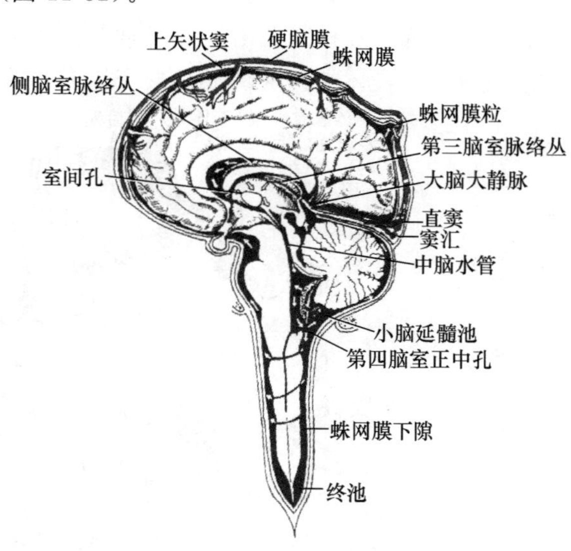

图 11-32 脑脊液循环

左右侧脑室（脉络丛）→室间孔→第三脑室（脉络丛）→中脑导水管→第四脑室（脉络丛）

↓

正中孔、后外侧孔

↓

蛛网膜下隙

↓

蛛网膜颗粒

↓

上矢状窦→颈内静脉

脑脊液可缓冲震动，分散压力，对脑和脊髓有保护作用。此外，由于脑脊液的不断循环，可带走脑和脊髓的代谢产物和调整颅内压。

（四）血-脑屏障

在中枢神经系统内，毛细血管内的血液与脑组织之间的屏障，由毛细血管内皮、基膜和神经胶质构成。其作用一方面可阻止有害物质进入脑组织，维持脑内环境的稳定，二是在临床治疗神经系统疾病时可选择性用药（图 11-33）。

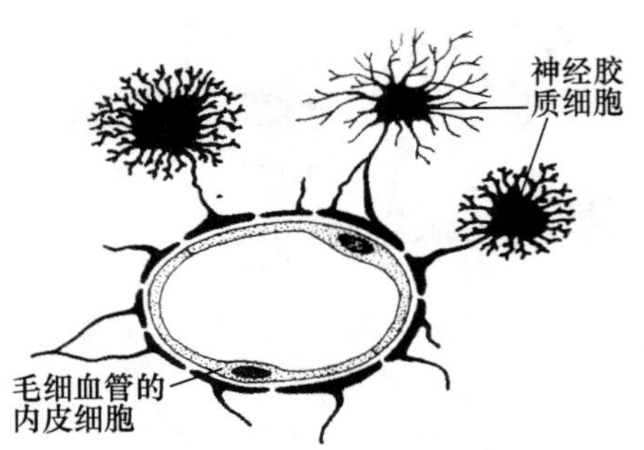

图 11-33　血-脑屏障模式图

第三节　周围神经系统

周围神经由脊神经、脑神经和内脏神经构成。

一、脊神经

脊神经共有 31 对，其中颈神经 8 对，胸神经 12 对，腰神经 5 对，骶神经 5 对，尾神经 1 对，均属混合神经。

（一）脊神经的构成

脊神经内含 4 种纤维，即躯体运动、躯体感觉、内脏运动和内脏感觉。脊神经由前、后根合成，经椎间孔出椎管（第 5 骶神经及尾神经经骶管裂孔出椎管），一般多形成丛后再发出具体神经（图 11-34、图 11-35）。

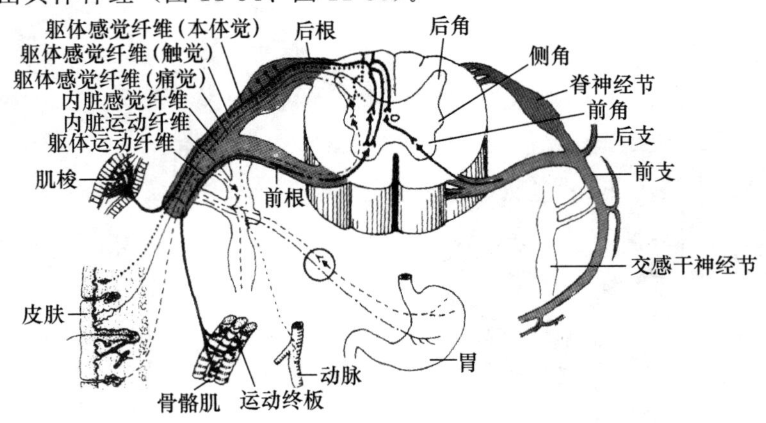

图 11-34　脊神经的构成

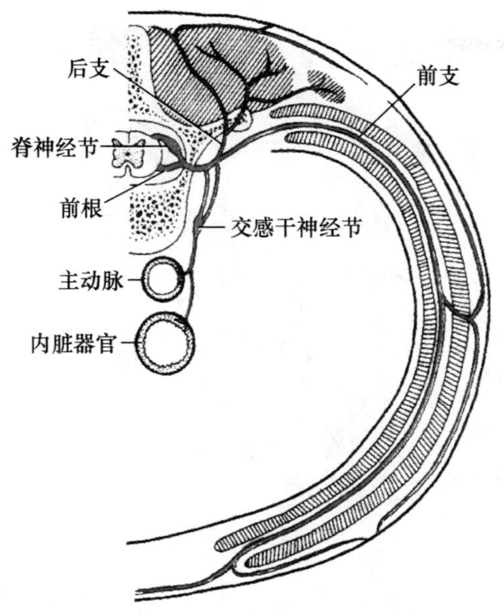

图 11-35 脊神经的分布

(二) 颈丛

（$C_{1\sim4}$前支）位于胸锁乳突肌的深面，发出两种分支，即皮支和肌支。

1. **皮支** 在胸锁乳突肌后缘中点处较集中，故临床颈部手术常选该处为阻滞麻醉点（图 11-36）。

2. **肌支** 主要是膈神经（$C_{3\sim5}$）经锁骨下动、静脉之间入胸腔，沿纵隔两侧下行至膈肌，支配膈肌运动，管理其感觉（图 11-37）。

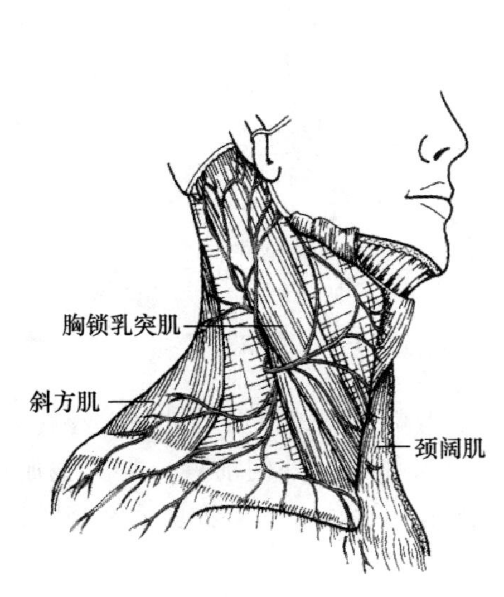

图 11-36 颈丛皮支

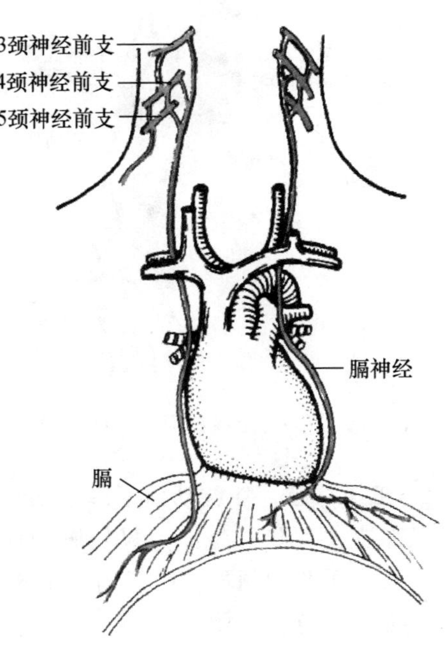

图 11-37 膈神经

（三）臂丛

（$C_{5\sim8}$、T_1）于椎间孔出椎管后，在锁骨上窝至腋窝处形成（图 11-38、图 11-39）。

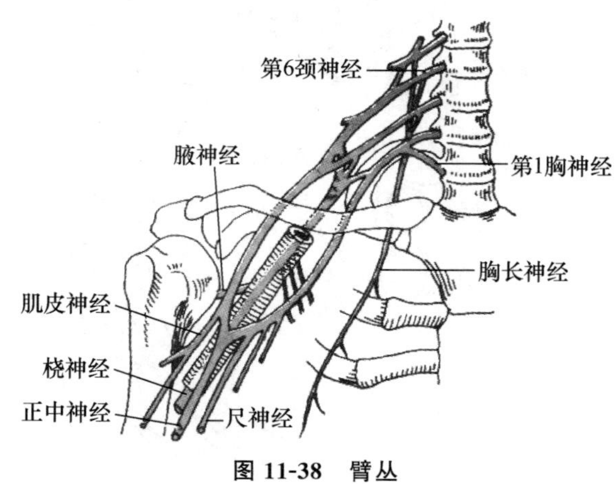

图 11-38　臂丛

1. **肌皮神经**　分布在臂前群肌，支配其运动，管理该处和前臂外侧皮肤感觉（图 11-40）。

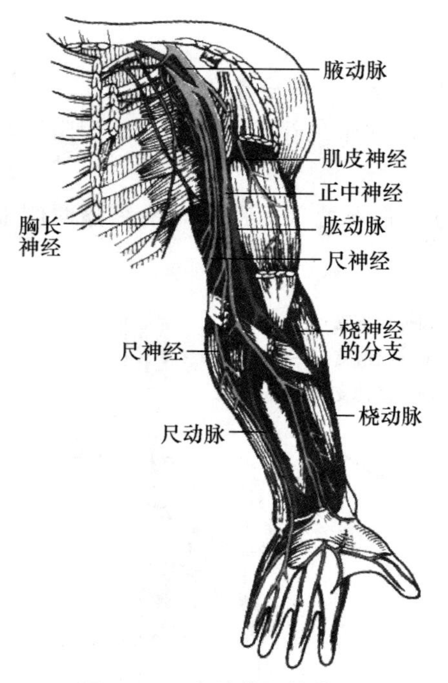

图 11-39　上肢前面的神经

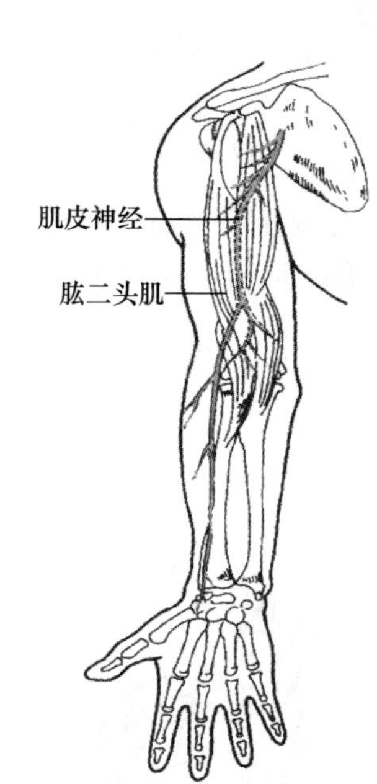

图 11-40　肌皮神经

2. **正中神经**　伴肱动脉下降至肘窝，后行于前臂前群浅、深肌群之间，经腕入手掌。其肌支支配除肱桡肌、尺侧腕屈肌、指深屈肌尺侧半以外的前臂前群其他肌肉，同时分布于手肌中间群（一部分）和外侧群肌，支配其运动。皮支管理手掌桡侧三个半指掌面皮肤感觉（图 11-41）。

3. **尺神经**　伴肱动脉内侧下行，于肘部绕**尺神经沟**，肌支支配尺侧腕屈肌、指深屈肌尺侧半，入手掌后支配小鱼际肌、中间群大部。皮支管理手掌侧面内侧 1 个半手指皮肤，背侧面内侧 2 个半手指皮肤（图 11-42、图 11-43）。

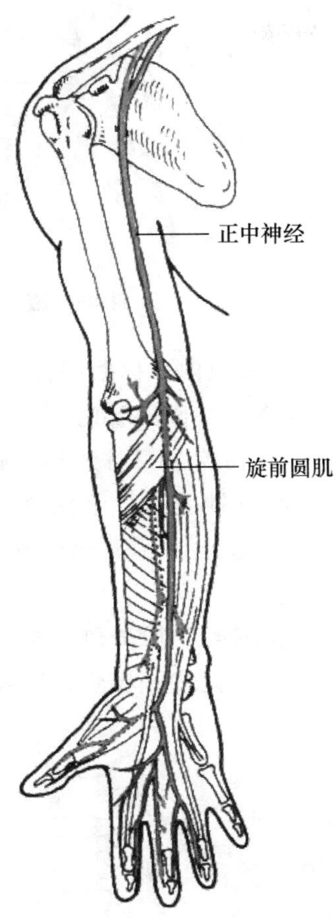

图 11-41　正中神经

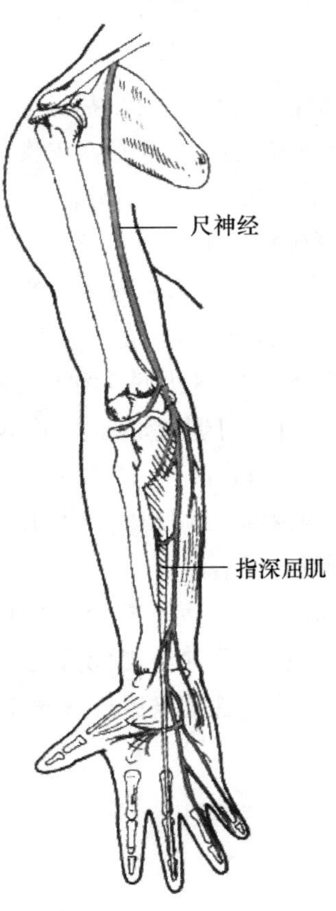

图 11-42　尺神经

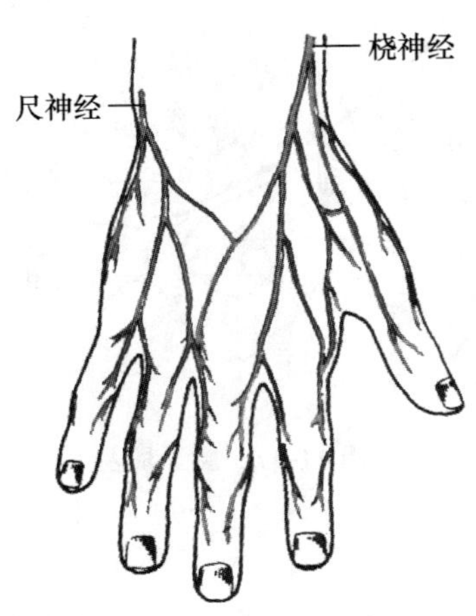

图 11-43　手背的皮神经

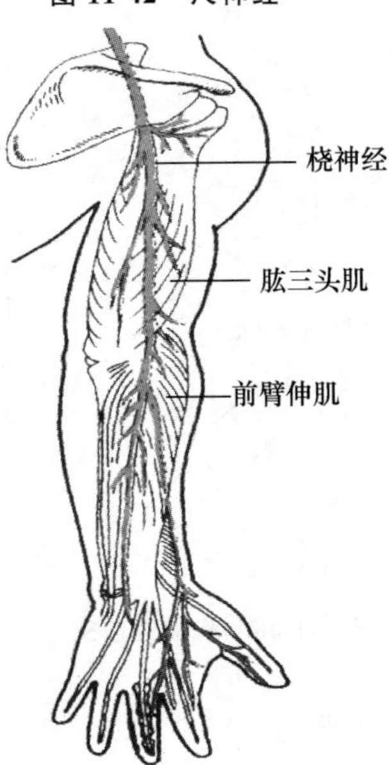

图 11-44　桡神经

4. **桡神经** 沿肱骨桡神经沟下行，于前臂背侧浅深肌群之间发出肌支支配臂及前臂后群肌运动，管理臂、前臂的后面及手掌桡侧 2 个半手指背面的皮肤感觉（图 11-44）。

5. **腋神经** 自臂丛发出后，沿肱骨外科颈向后外走行，发出肌支支配三角肌，皮支管理三角肌区和肩关节处的皮肤感觉（图 11-45）。

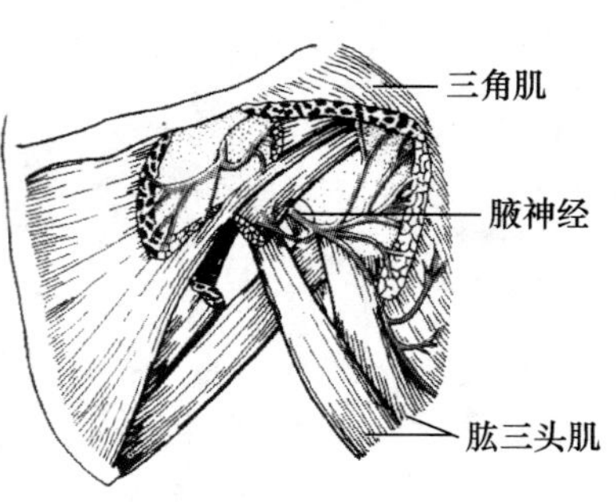

图 11-45 腋神经

（四）胸神经（$T_{1\sim12}$）

胸神经前支共 12 对，除第 1 对参与臂丛、第 12 对参与腰丛外，其余的不形成丛。第 1～11 对前支行于肋间隙内，称**肋间神经**，第 12 对行于第 12 肋下，故称**肋下神经**。肋间神经分上、下两支，行于肋骨的上、下缘，肋间肌之间，下支走行于肋骨的肋沟内较隐蔽，故临床进行胸腔穿刺时选择于腋中线第 8 肋下缘进针（图 11-46）。第 7～11 肋间神经及第 12 肋下神经除行于相应的肋间或肋下，其纤维前部深入到腹外侧壁肌之间，并支配该处肌的运动，管理该区皮肤感觉。

（五）腰丛（T_{12}、$L_{1\sim4}$）

腰丛其分支有髂腹下神经、髂腹股沟神经、生殖股神经、股外侧皮神经、闭孔神经及股神经等。闭孔神经支配大腿内收肌群运动，管理该区皮肤感觉，股神经支配大腿前群肌的运动，管理该区皮肤感觉（图 11-47）。

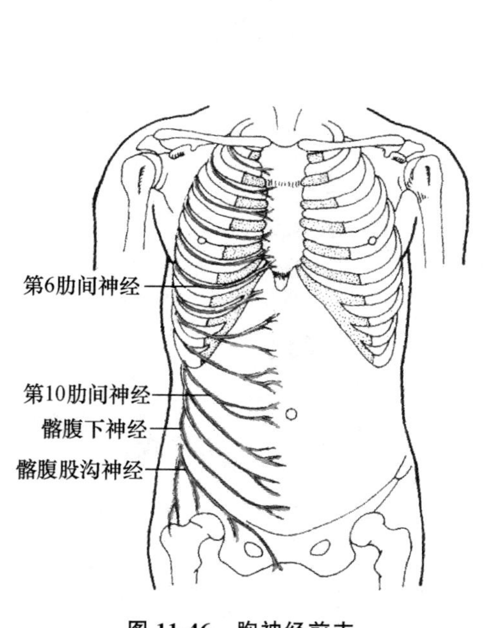

图 11-46 胸神经前支

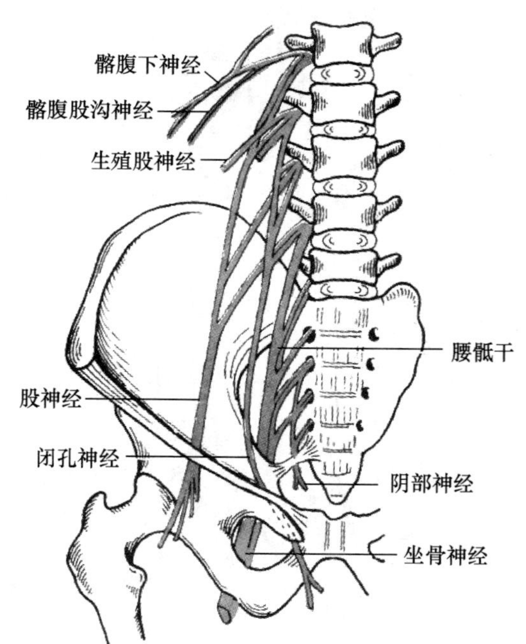

图 11-47 腰、骶丛

（六）骶尾丛（L_5、$S_{1\sim5}$、Co）

骶尾丛位于盆腔内壁，分支分布于盆壁、会阴、臀部、大腿后部、小腿及足。

1. **臀上神经** 臀大肌深面、梨状肌上孔出骨盆，支配臀中肌、臀小肌。

2. **臀下神经**　臀大肌深面、梨状肌下孔出骨盆，支配臀大肌和髋关节。

3. **阴部神经**　绕坐骨棘入坐骨直肠窝，发出肛门神经，支配**肛门外括约肌**及皮肤；**会阴神经**分布于会阴部肌群和阴囊（大阴唇）的皮肤；**阴茎（阴蒂）背神经**，分布到阴茎或阴蒂。

4. **坐骨神经**　是全身最大的神经，在臀大肌深面，梨状肌下孔出骨盆，在股后肌群深面下行至腘窝，分为胫神经和腓总神经（图 11-47、图 11-49）。坐骨神经的体表投影是取坐骨结节至大转子连线中点，至腘窝中点连线（图 11-49）。

（1）**胫神经**：沿腘窝中点下降，经小腿三头肌与深部肌群之间至内踝后方，分为**足底内侧神经**和**足底外侧神经**，分支支配膝关节、小腿后群肌的运动及该区的皮肤、足底肌运动及皮肤感觉。

（2）**腓总神经**：于腘窝上外侧下降，绕腓骨头外下方，分为**腓浅神经**和**腓深神经**（图 11-48、图 11-49）。

1）**腓浅神经**：经小腿外侧群肌的深面下行至足背外侧，沿途分支支配小腿外侧群肌，该区皮肤及足背外侧皮肤感觉。

2）**腓深神经**：行于胫前肌群深面，分支支配小腿前群肌运动，管理足背内侧皮肤感觉。

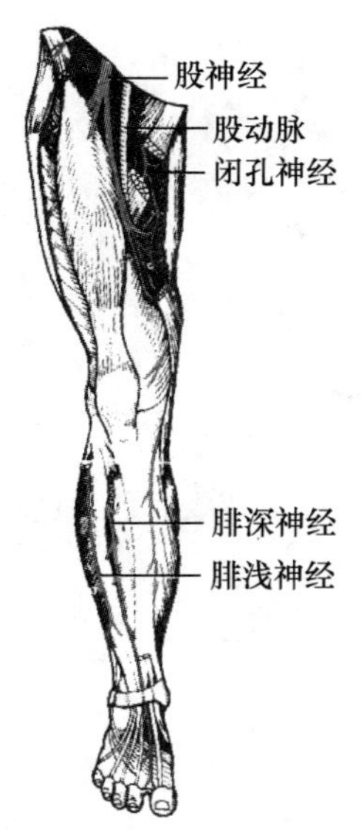

图 11-48　下肢前面神经

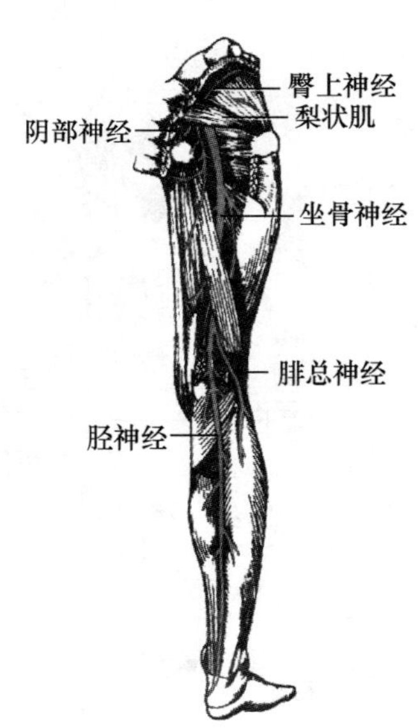

图 11-49　下肢后面神经

二、脑神经

与脑连接的神经有 12 对（图 11-50）：

Ⅰ嗅神经　　　　Ⅱ视神经

Ⅲ动眼神经　　　Ⅳ滑车神经

Ⅴ三叉神经　　　Ⅵ展神经

Ⅶ面神经　　　　Ⅷ听神经

Ⅸ舌咽神经　　　　　　Ⅹ迷走神经

Ⅺ副神经　　　　　　　Ⅻ舌下神经

脑神经性质：Ⅰ、Ⅱ、Ⅷ对是单纯感觉神经；

Ⅴ、Ⅶ、Ⅸ、Ⅹ对是混合神经；

Ⅲ、Ⅳ、Ⅵ、Ⅺ、Ⅻ对是单纯运动神经（图 11-50）。

（一）嗅神经（Ⅰ）

嗅神经为内脏感觉神经（图 11-50）。通过嗅丝布于鼻黏膜嗅区，管理嗅觉。

（二）视神经（Ⅱ）

视神经为躯体感觉神经（图 11-50）。由视网膜节细胞的轴突组成。经视交叉、视束绕向视觉中枢，感受光和色觉。

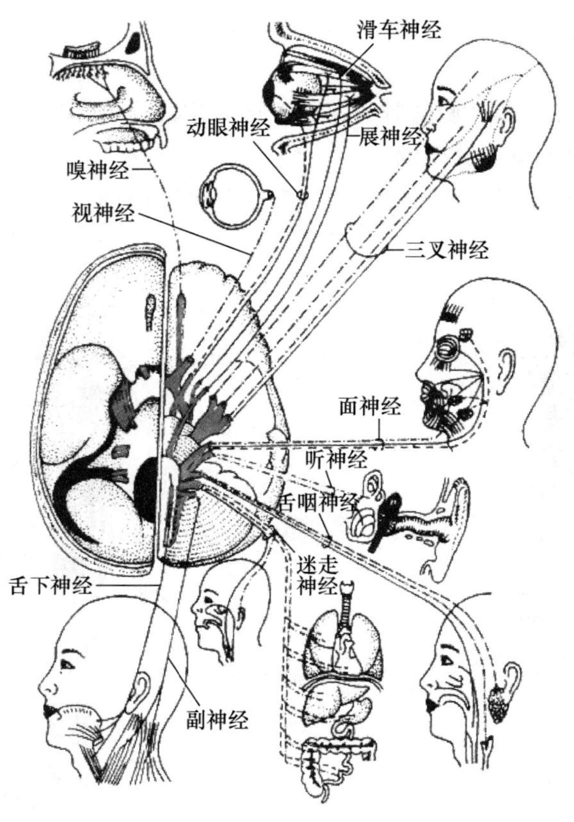

图 11-50　脑神经概观

（三）动眼神经（Ⅲ）

动眼神经为躯体运动神经（图 11-51）。

躯体运动：支配除上斜肌和外直肌以外的其他 5 块眼外肌。

内脏运动：其纤维离开该神经至睫状神经节换元后纤维分布于虹膜、瞳孔括约肌，使瞳孔缩小。

（四）滑车神经（Ⅳ）

滑车神经为躯体运动神经（图 11-51）。出脑、出颅入眶，支配眼外肌的上斜肌。

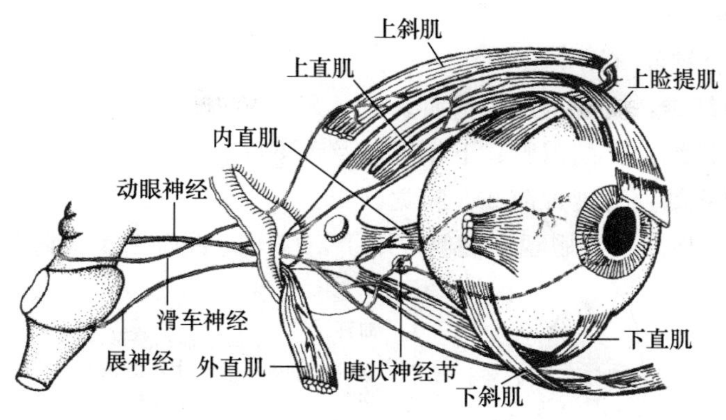

图 11-51　动眼、滑车和展神经

（五）三叉神经（Ⅴ）

三叉神经为混合神经。三叉神经根从脑桥臂出（入）脑后形成三叉神经半月结，之后分成三支神经（图 11-52）。

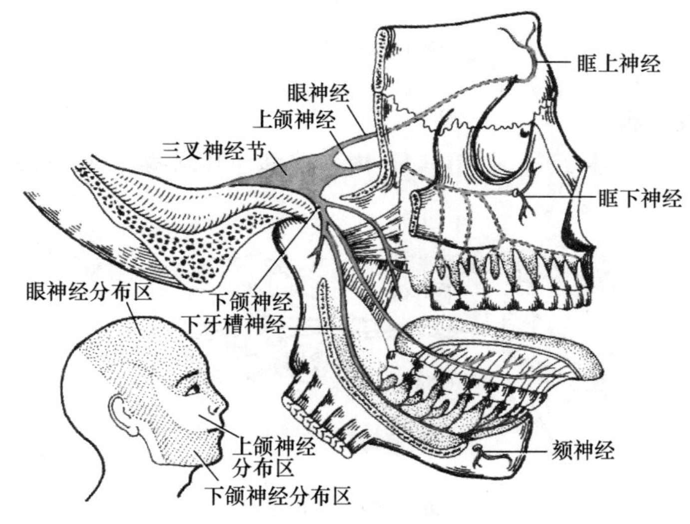

图 11-52　三叉神经

1. 第一支为**眼神经**，为感觉神经，经眶上裂入颅，接受来自泪腺、球结膜、眼上睑和鼻背的皮肤感觉，另有一支为经眶上切迹入眶管理额部皮肤感觉的**眶上神经**。

2. 第二支为**上颌神经**，为感觉神经，经眶下沟、管、孔再经眶下裂、圆孔入颅。出于面部，分布于上颌窦、鼻腔和口腔顶的黏膜、口裂和睑裂之间的皮肤及上颌牙齿、牙龈。

3. 第三支为**下颌神经**，为混合性神经，经卵圆孔出（入）颅，分为数支，其中最大的分支是**下牙槽神经**。运动纤维支配咀嚼肌；感觉纤维分布口裂以下皮肤、口底黏膜、下颌牙齿及牙龈、牙槽骨。**颏神经**出颏孔，分布于下唇和颏部皮肤。

（六）展神经（Ⅵ）

展神经为运动神经（图 11-51）。出脑后经眶上裂出颅入眶，支配眼外肌的外直肌。

（七）面神经（Ⅶ）

面神经为混合神经（图 11-53）。

1. **躯体运动纤维**：支配全部表情肌。

2. **内脏运动纤维**：支配泪腺、下颌下腺及舌下腺。

3. **内脏感觉纤维**：管理舌前 2/3 味觉。

面神经损伤，出现口、眼歪向健侧，眼干，口干，舌前 2/3 味觉消失。

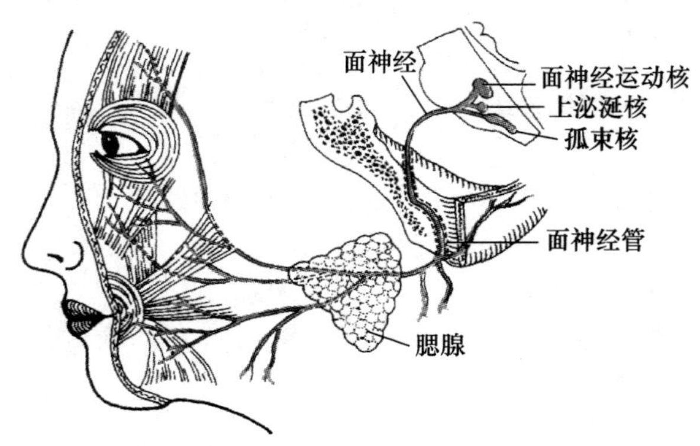

图 11-53　面神经

（八）听神经（Ⅷ）

听神经为躯体感觉神经（图 11-54）。内含前庭和耳蜗两种感觉纤维，分别管理平衡、运动和听觉。

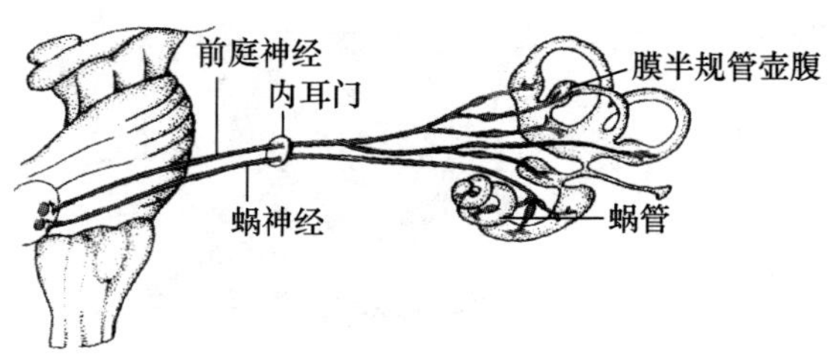

图 11-54　听神经

（九）舌咽神经（Ⅸ）

舌咽神经为混合神经（图 11-55）。

1. **躯体运动纤维**　支配咽部肌运动。

2. **内脏运动纤维**　支配腮腺分泌。

3. **内脏感觉纤维**　管理舌后 1/3 味觉。

（十）迷走神经（Ⅹ）

迷走神经为混合神经（图 11-55、图 11-56）。

1. **躯体运动纤维**　支配软腭和喉外肌。

2. **躯体感觉纤维**　分布于硬脑膜、耳部和外膜皮肤。

3. **内脏运动纤维**　支配声带肌、心脏、肺、肝、腹膜、横结肠以上消化道、脾、肾、肾上腺等腺体分泌，平滑肌运动。

4. **内脏感觉纤维** 分布于颈、胸、腹部多种器官和硬脑膜、耳郭、外耳道、皮肤。

迷走神经自橄榄体外侧沟出（入）脑，颈静脉孔出（入）颅后，与颈总动脉、颈内静脉内侧下行入胸腔，左、右迷走神经于食管周围形成食管丛，并随食管经膈食管裂孔入腹腔，分布于腹腔器官。

沿途有喉上神经、颈心支（2～3 条）、喉返神经等分支（图 11-56）。

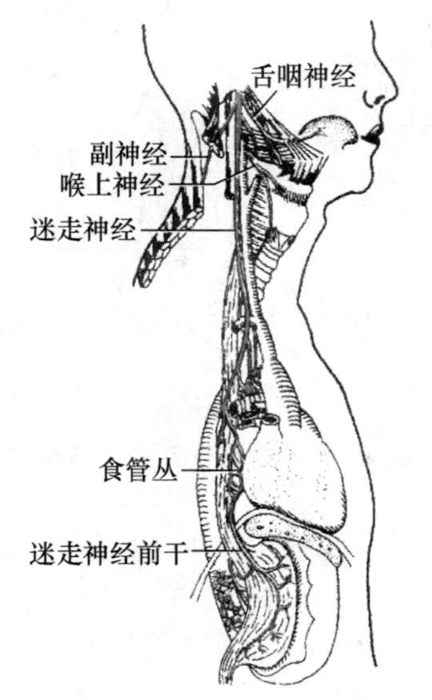

图 11-55 舌咽神经、迷走神经和副神经

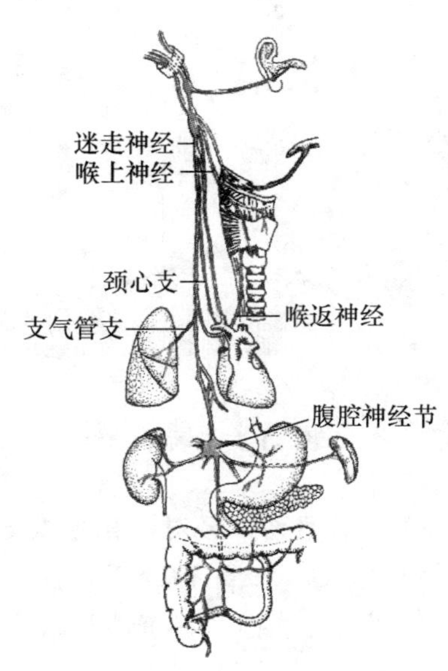

图 11-56 迷走神经的分布

（十一）副神经（Ⅺ）

副神经为运动神经（图 11-55）。自迷走神经下方出脑，经颈静脉孔出颅，分支支配胸锁乳突肌和斜方肌。

（十二）舌下神经（Ⅻ）

舌下神经为运动神经（图 11-57）。自延髓前外侧沟出脑，舌下神经管外口出颅，分支分布于舌内、外肌。

三、内脏神经

内脏神经（自主神经）主要分布于内脏、心脏、血管和腺体，主要支配心肌、平滑肌的运动和腺体的分泌，管理所分布区域的感觉，分内脏运动神经和内脏感觉神经。

（一）内脏运动神经

内脏运动神经包括**交感神经**和**副交感神经（自主神经）**。

1. **内脏运动神经**（图 11-58）
   - 交感神经 低级中枢位于脊髓 $T_1 \sim L_3$ 侧角内形成神经节，并借灰白交通支形成**交感干**于脊柱两侧，故节前纤维短，节后纤维长
   - 副交感神经 低级中枢在脑干和脊髓 $S_{2\sim4}$ 侧角内，神经节在所支配的器官旁或壁内，故节前纤维长，而节后纤维短

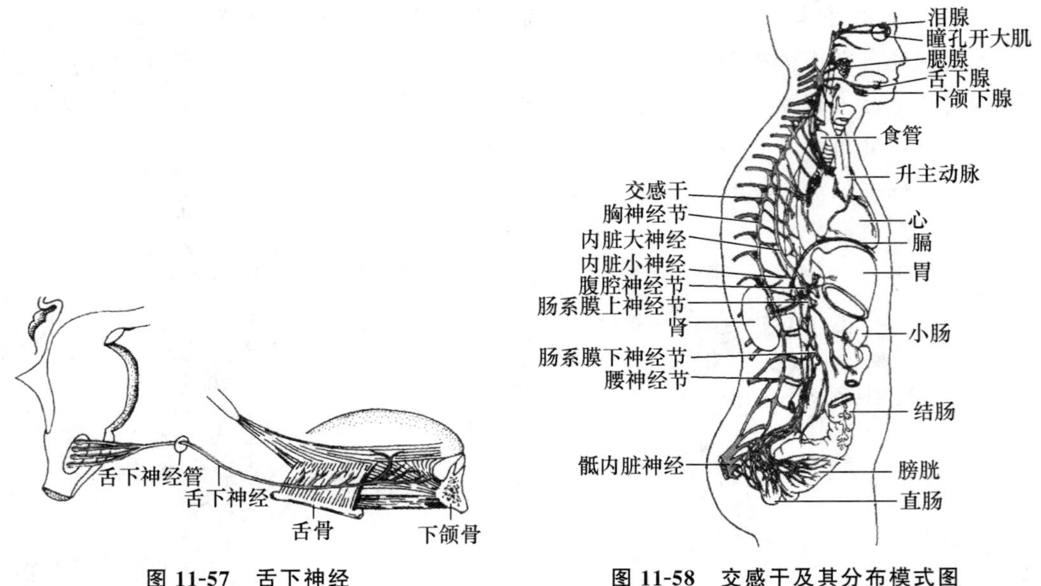

图 11-57 舌下神经

图 11-58 交感干及其分布模式图

2. **内脏运动神经对器官组织支配情况** 交感神经和副交感神经兴奋性，24 小时内都在变化，白天交感神经兴奋性升高，副交感神经兴奋性降低；夜间交感神经兴奋性降低，而副交感神经兴奋性升高，对器官组织的支配作用也有所不同（图 11-59）。

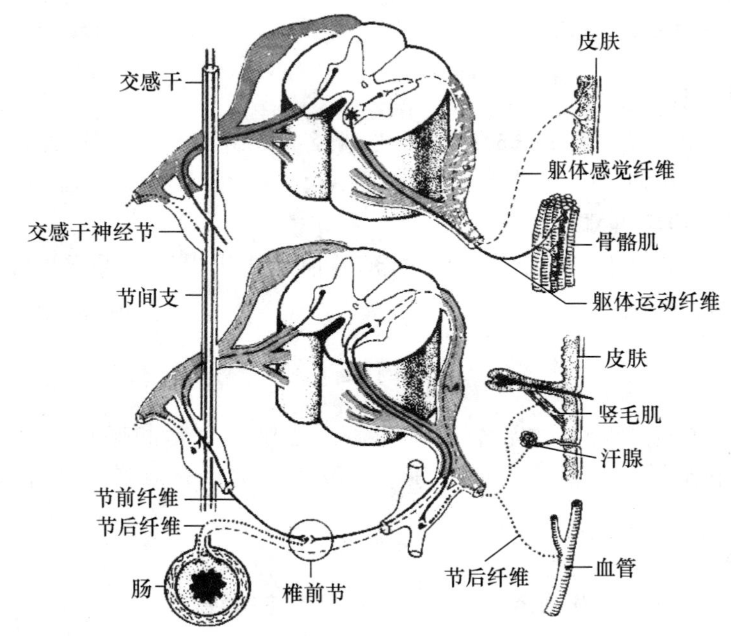

图 11-59 交感神经纤维的走行模式图

（1）**心脏**：交感神经兴奋，使心跳加强、加快，血压升高；副交感神经兴奋，则使心跳减弱、减慢，血压降低。

（2）**瞳孔**：交感神经兴奋，使瞳孔开大；副交感神经兴奋，使瞳孔缩小。

（3）**腺体**：交感神经兴奋，腺体分泌抑制；副交感神经兴奋，腺体分泌增强。

（4）**平滑肌**：交感神经兴奋，使平滑肌收缩，副交感神经兴奋，使平滑肌舒张。

（二）内脏感觉神经

内脏感觉神经元胞体在脑神经节和脊神经节内。中枢突入脑和脊髓，周围突分布于组织器官。内脏感觉神经传入躯体运动，部分参与完成内脏反射，如排尿、排便、性反射等，另一部分经脑干传入大脑内脏感觉中枢而产生感觉。

1. 内脏器官的一般活动不引起感觉，强烈活动时，才引起感觉，如平滑肌持续性收缩（痉挛）可引起剧痛；胃空虚时，平滑肌收缩会引起饥饿感等。

2. 对牵拉、膨胀和冷热刺激敏感。如临床手术切割内脏时，患者无明显感觉，但牵拉内脏时则反应明显。

3. 由于感觉神经的传入比较分散，即一个脏器的感觉冲动可经几条神经后根进入脊髓的几个节段，一条脊神经可包含来自几个脏器的感觉纤维。因此，内脏的疼痛都往往比较弥散，定位性差。

（三）牵涉痛

当某些器官发生病变时，在体表的一定区域产生感觉过敏或疼痛，这种现象称为牵涉痛（图 11-60）。

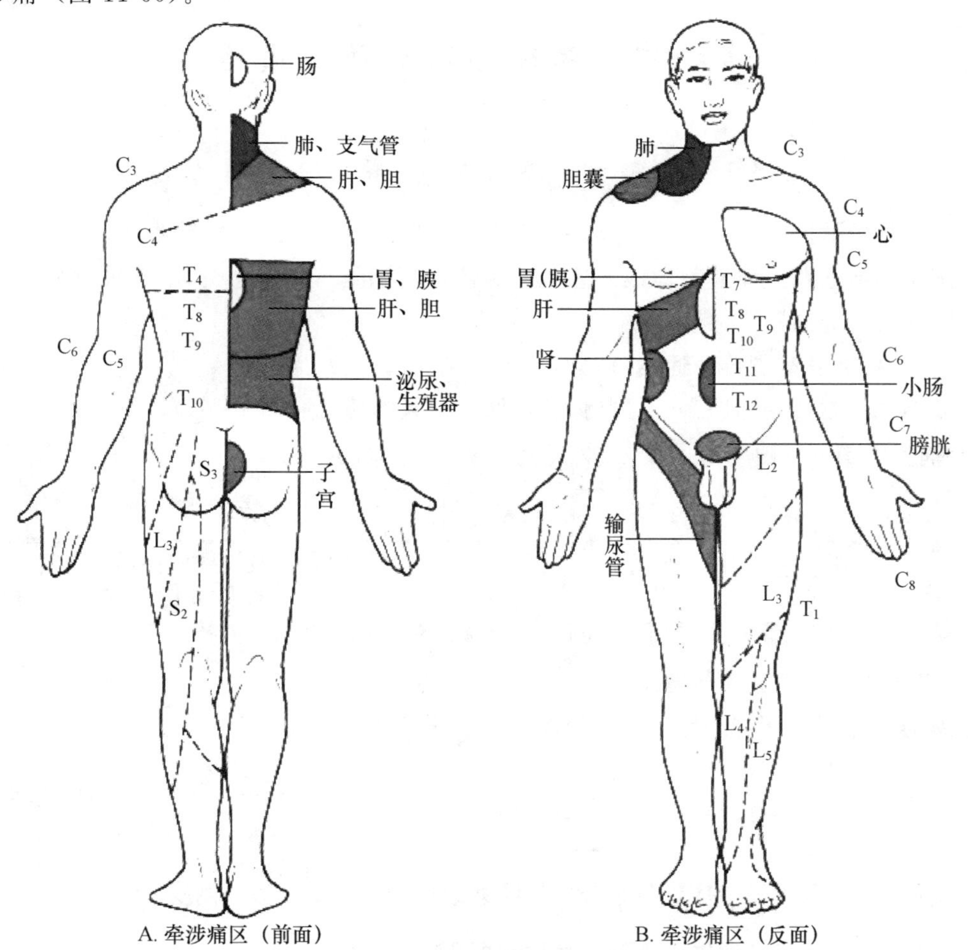

图 11-60　内脏病的牵涉痛区

一般认为，传导患病脏器的神经和牵涉痛区的感觉神经传入的是同一脊髓节段（表 11-1）。

表 11-1　脏器牵涉痛区与脊髓节段的关系

脏器	牵涉痛区	对应的脊髓节段
心	左胸前、左肩	C_8、$T_{1\sim5}$
胃	腹上区、后背 $T_{4\sim5}$ 平面	$T_{6\sim10}$
小肠	脐区	$T_{7\sim10}$
肝、胆	右季肋区、右肩区	$T_{7\sim10}$
肾、输尿管	腰区、腹股沟区	$T_{11}\sim L_1$
膀胱	腹下区	$S_{2\sim4}$
子宫	骶骨区	$T_{11}\sim L_{1\sim2}$
睾丸、卵巢	后腰区	T_{10}

第四节　脑和脊髓的传导通路

一、感觉传导通路

感觉传导通路是由三级神经元连接起来的传导通路，为上行传导通路。

感觉传导通路主要有躯体浅部感觉、躯体深部感觉（本体感觉）、头面部感觉、视觉和听觉等传导通路。

（一）肢体浅感觉传导通路

肢体浅感觉传导通路是传导肢体、皮肤、黏膜的感觉（图 11-61）。

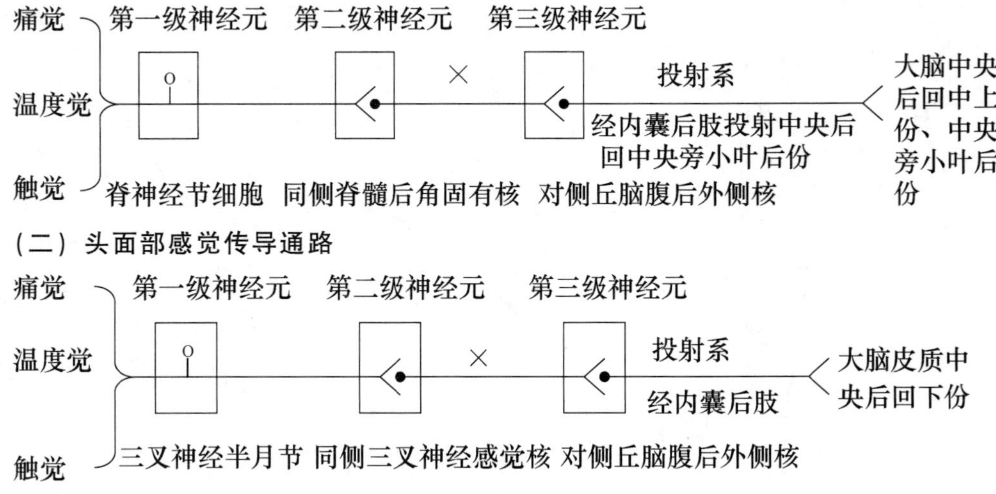

（二）头面部感觉传导通路

（三）肢体深部感觉传导通路（本体感觉）

肢体深部感觉传导通路是传导来自肢体、肌肉、肌腱、关节的感觉（图 11-62）。

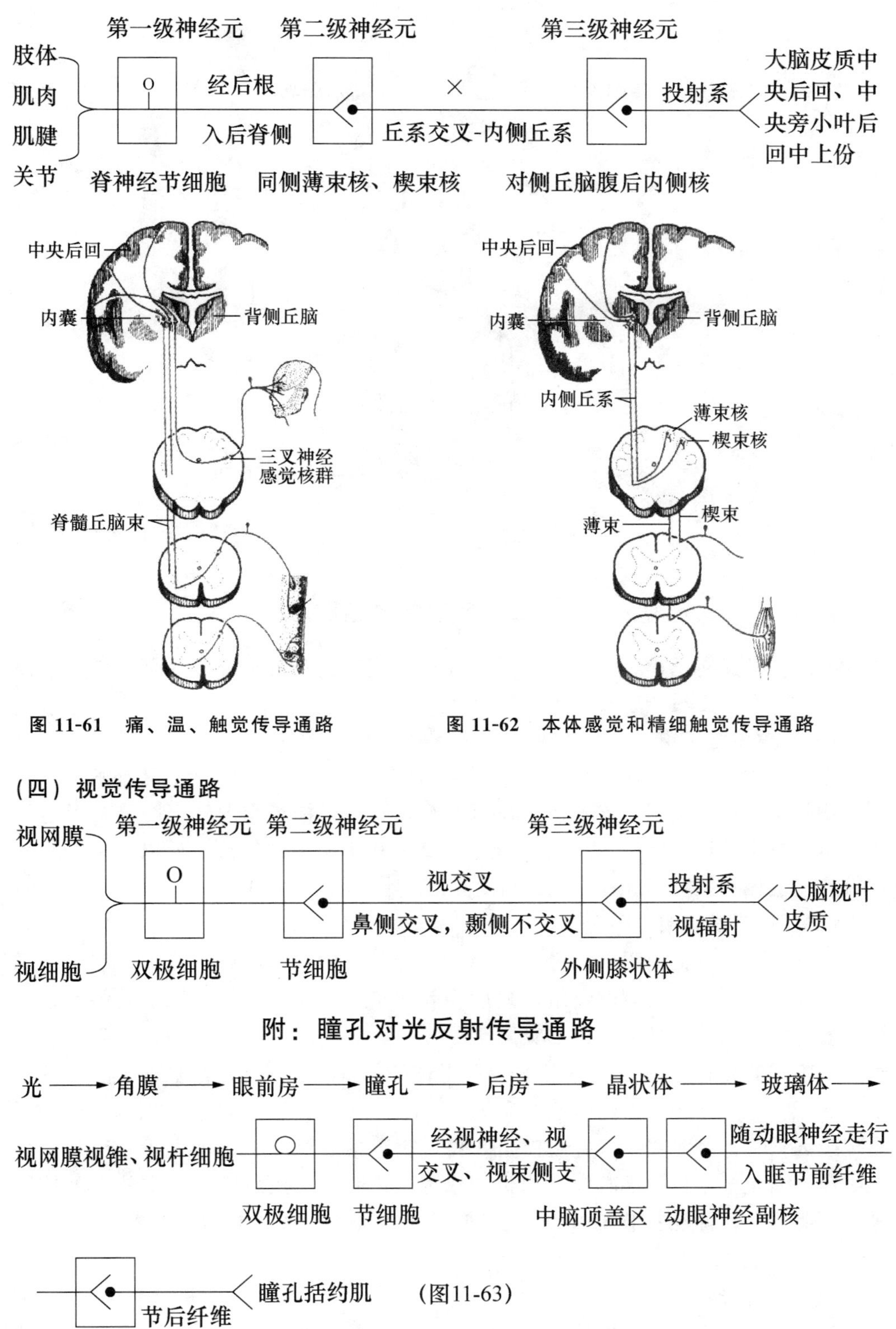

图 11-61 痛、温、触觉传导通路

图 11-62 本体感觉和精细触觉传导通路

（四）视觉传导通路

附：瞳孔对光反射传导通路

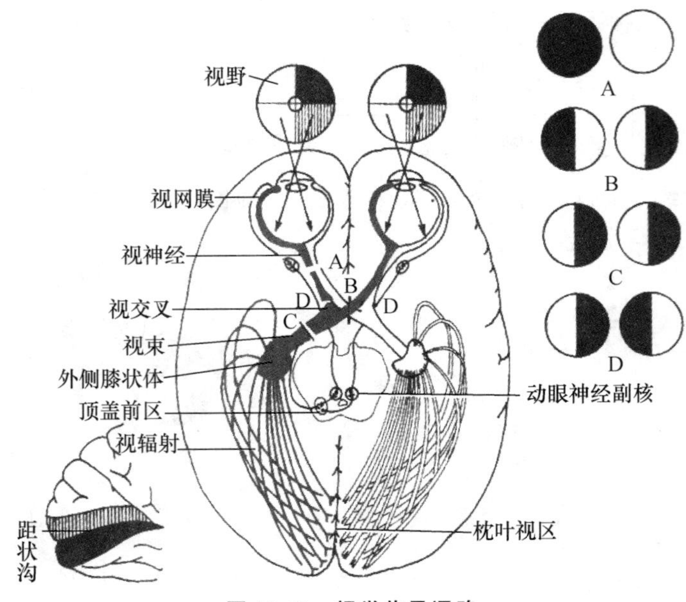

图 11-63　视觉传导通路

二、运动传导通路

运动传导通路是由上、下两级神经元连接起来的传导通路，为下行传导通路，包括皮质脑干束（皮质核束）和皮质脊髓束。

（一）皮质脑干束（皮质核束）

上神经元即中上前回下份大脑皮质锥体细胞，其轴突经内囊下降至脑干，经交叉到对侧脑干的运动核团，脑干运动核团神经元发出**下神经元**的轴突随脑神经达头面部骨骼肌，支配其运动（图 11-64）。由于有交叉和不交叉的纤维，所以面神经、舌下神经就有核上瘫和核下瘫表现不同的情况（图 11-65、图 11-66）。

（二）皮质脊髓束

上神经元即中央前回中上份和中央旁小叶前份的锥体细胞，其轴突经内囊下降至延髓，大部分交叉到对侧侧索组成**皮质脊髓侧束**；未交叉的纤维行于同侧前索组成**皮质脊髓前束**，但在脊髓平面也都交叉到对侧（只在胸 4 以上）。二束抵达脊髓前角运动细胞（**下神经元**），下神经元发出轴突随脊神经分布于对侧肢体骨骼肌（图 11-64）。

临床上、下神经元损伤引起的症状不同，上神经元损伤（脑出血、脑血栓、外伤）出现**硬瘫**；下神经元损伤（脊髓前角灰白质炎、椎管肿瘤、椎骨骨折）出现**软瘫**。一般临床诊断是根据症状推断损伤部位，称定位诊断。在**皮质脑干束**中的舌下神经及面神经的躯体运动神经损伤有**中枢性损伤**（核上瘫）和**周围性损伤**（核下瘫）的区分（图 11-65、图 11-66）。

（三）锥体外系

锥体外系是指锥体束以外控制骨骼肌运动的纤维束，这些纤维束起自额叶和顶叶皮质，纤维下降过程中，与纹状体、小脑、红核、黑质、网状结构发生联系，经多次换神经元，最后抵达脊髓前角小运动神经元，由小运动神经元发出轴突再抵达骨骼肌。它们的作用是保证锥体系支配肢体骨骼肌运动的质量和准确度。

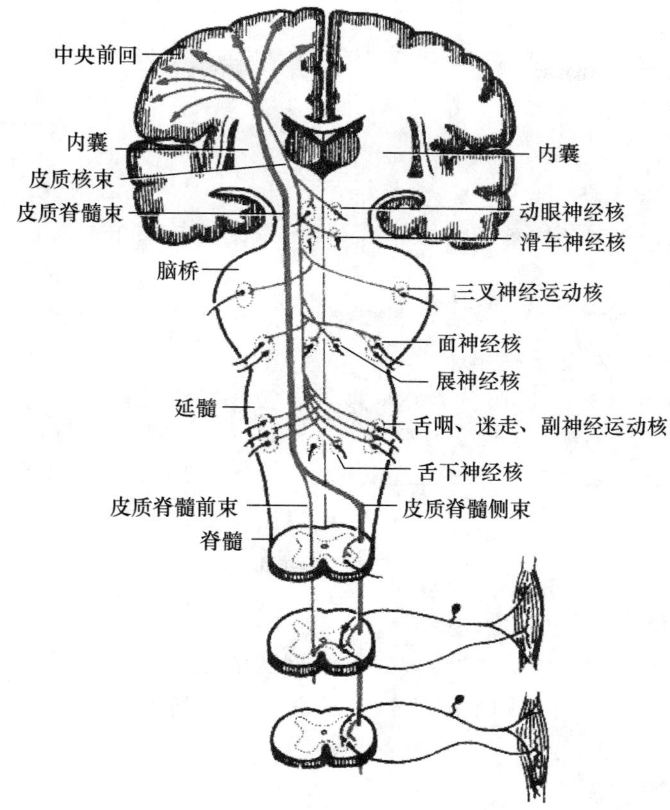

图 11-64 运动传导通路

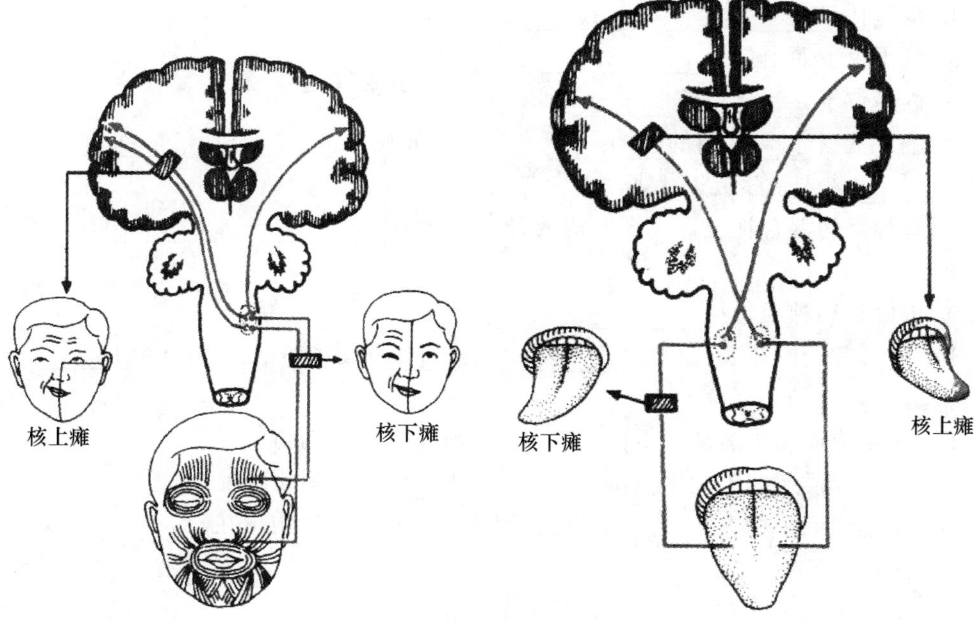

图 11-65 面肌的核上瘫和核下瘫

图 11-66 舌肌的核上瘫和核下瘫

护理应用

1. 掌握神经系统各器官的结构、位置、功能，对护理患有神经系统疾病的患者可做到心中有数。

2. 了解神经反射这一特点，可熟练运用临床上患者的各种反射如角膜反射、瞳孔对光反射、吞咽反射、排便反射等，以确定患者的病情程度，采取适当的护理措施。

3. 了解脑、脊髓被膜及间隙和脑脊液的产生及循环，可正确施行蛛网膜下隙穿刺抽取脑脊液和施行硬膜外麻醉。

4. 掌握坐骨神经的起点和体表投影，可正确选择臀部肌内注射点及注射深度，避免因错误注射而引起不必要的损伤。

【一章一练】

一、名词解释

1. 灰质　2. 白质　3. 神经核　4. 网状结构

5. 硬膜外腔　6. 蛛网膜下隙　7. 脑室　8. 基底动脉环

二、填空题

1. 中枢神经系统包括________和________。

2. 周围神经系统包括________、________和________。

3. 脊髓灰质前角的性质是________，侧角性质是________，后角性质是________。

4. 脑包括________、________、________和________。

5. 脑干由下而上包括________、________和________。

6. 内囊位于________、________和________之间。

7. 脑脊液由_______内的_______产生，经第4脑室_______和_______到________，再经________渗入硬膜上矢状窦。

8. 脊神经为混合神经，其纤维构成是________、________、________、________等4种。

9. 内脏运动神经包括________和________，又称自主神经。

10. 坐骨神经的体表投影是________、________间连线中点，向下至________中点连线。

11. 大脑皮质躯体运动中枢位于________和________前份。

12. 大脑皮质躯体感觉中枢位于________和________后份。

13. 大脑说话中枢在________后份，阅读（视觉语言）中枢在________，理解中枢（听觉语言）中枢在________。

14. 大脑视觉中枢在________，听觉中枢在________。

15. 小脑功能是________、________和________。

三、选择题

1. 中枢神经系统中，由灰质、白质混合的结构是
   A. 神经核
   B. 传导束
   C. 网状结构
   D. 神经节
   E. 皮质
2. 下列答案中哪项不属脑干网状结构的功能
   A. 特异性上行激动系统
   B. 维持大脑觉醒
   C. 引起睡眠
   D. 调节肌张力
   E. 调节内脏活动
3. 颈内动脉供应脑的范围是
   A. 大脑半球前 1/3
   B. 大脑半球前 2/3
   C. 大脑半球后 1/3
   D. 大脑半球后 2/3
   E. 脑干、小脑和部分间脑
4. 脑、脊髓被膜由外向内为
   A. 蛛网膜、软脑（脊）膜、硬脑（脊）膜
   B. 软脑（脊）膜、蛛网膜、硬脑（脊）膜
   C. 硬脑（脊）膜、软脑（脊）膜、蛛网膜
   D. 硬脑（脊）膜、蛛网膜、软脑（脊）膜
   E. 软脑（脊）膜、硬脑（脊）膜、蛛网膜
5. 关于内囊的描述正确的是
   A. 是大脑与小脑之间的纤维束
   B. 只是脑干与间脑之间的纤维束
   C. 是大脑、间脑、脑干、脊髓间的往返纤维束
   D. 全部是运动性的纤维束
   E. 全部是感觉性的纤维束
6. 胸锁乳突肌受下列哪一神经支配
   A. 副神经
   B. 迷走神经
   C. 舌咽神经
   D. 颈丛神经
   E. 臂丛神经
7. 下列说法，哪项不是脊神经的特点
   A. 大多神经根先形成丛，然后在丛上发出具体神经
   B. 脊神经形成中只有躯体运动纤维
   C. 形成脊神经含有躯体感觉纤维
   D. 形成脊神经含有躯体运动纤维
   E. 脊神经中含有内脏感觉纤维和内脏运动纤维
8. 管理舌前 2/3 味觉的神经是
   A. 舌咽神经
   B. 面神经
   C. 三叉神经
   D. 迷走神经
   E. 舌下神经
9. 肢体浅感觉传导通路中第二级神经元位于
   A. 脊神经节内
   B. 后角内
   C. 前角内
   D. 丘脑腹后核
   E. 薄、楔束核
10. 内脏神经不分布于
    A. 骨骼肌
    B. 内脏
    C. 心脏
    D. 血管
    E. 腺体
11. 实行硬膜外麻醉，其药物注入
    A. 蛛网膜下隙
    B. 终池
    C. 小脑延髓池

D. 硬膜下腔
E. 硬脊膜与椎管之间的腔隙

12. 臂丛麻醉在下列哪个部位进行
A. 腋窝
B. 锁骨上窝
C. 肘窝
D. 胸锁乳突肌后缘
E. 胸锁乳突肌前缘

13. 瞳孔对光反射的中枢位于
A. 小脑
B. 中脑
C. 脑桥
D. 延髓
E. 间脑

14. 下列脑神经中，哪个不是混合性的
A. 三叉神经
B. 面神经
C. 舌咽神经
D. 迷走神经
E. 舌下神经

15. 下列脑神经中，哪个不是单纯运动性的
A. 动眼神经
B. 滑车神经
C. 副神经
D. 面神经
E. 展神经

16. 关于副交感神经说法错误的是
A. 低级中枢主要位于脑干的副交感核
B. 在脊髓骶 2～4 侧角是副交感的低级中枢
C. 副交感节位于中枢附近
D. 节前纤维长，节后纤维短
E. 属于内脏运动神经

17. 成人脊髓下端位于
A. 平第 12 胸椎下缘高度
B. 平第 1 腰椎下缘高度
C. 平第 2 腰椎下缘高度
D. 平第 3 腰椎下缘高度
E. 平第 4 腰椎下缘高度

18. 生命活动中枢在
A. 中脑
B. 间脑
C. 脑桥
D. 延髓
E. 小脑

19. 管理手掌桡侧皮肤的是
A. 桡神经
B. 腋神经
C. 正中神经
D. 尺神经
E. 肌皮神经

20. 第 4 胸神经平
A. 胸骨角
B. 乳头
C. 剑突
D. 脐
E. 腹上区

21. 腰椎穿刺抽取脑脊液所经过的结构说法哪个正确
A. 皮肤、皮下组织、棘上韧带、棘间韧带、总韧带、硬脊膜、蛛网膜至蛛网膜下隙
B. 皮肤、硬脊膜、蛛网膜、蛛网膜下隙
C. 硬脊膜、蛛网膜、蛛网膜下隙、软脊膜
D. 硬脊膜、硬脊膜外膜、蛛网膜
E. 蛛网膜下隙

四、简答题

1. 简述大脑的躯体运动区、躯体感觉区、视区、听区。
2. 简述语言中枢。

3. 简述脊髓的功能。
4. 简述脑干和小脑的功能。
5. 简述内囊。
6. 简述脑脊液的产生及循环。

学习要求

1. 结合教材做好“一章一练”，本章内容结束后即进行测试，以及时巩固所学的知识。

2. 认真理解“学习目标”，把人体结构知识与“护理应用”中的护理专业知识紧密结合起来。

3. 利用多媒体、挂图、标本、模型上好实验课，使理论和实际有机结合起来。

4. 描绘插图。

（彭厚诚　屈　丹）

第十二章　内分泌系统

学习目标

掌握： 内分泌系统的组成，各内分泌器官的形态、结构、位置及功能。

熟悉： 各内分泌器官的组织结构。

了解： 内分泌系统对人体生理功能的调节，与神经系统共同构成神经—体液调节。

第一节　概述

一、内分泌系统的组成

内分泌系统由内分泌细胞、某些器官内的内分泌组织和内分泌器官组成（图 12-1）。

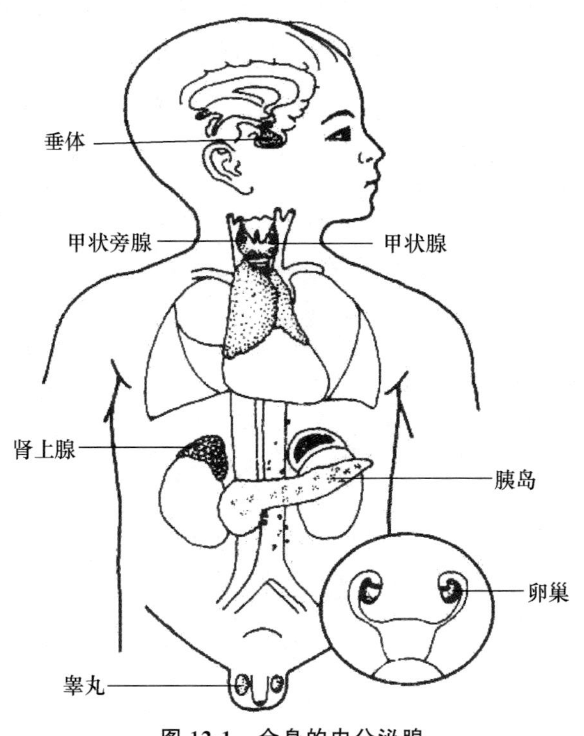

图 12-1　全身的内分泌腺

（一）内分泌细胞

内分泌细胞指分散在胃肠道、呼吸道、前列腺、胎盘、心、肝、肺、肾、脑等器官内的内分泌细胞。

（二）内分泌组织

内分泌组织指分散在各器官内的内分泌细胞团，如胰腺内的胰岛、睾丸内的间质细胞、卵巢内的卵泡壁和黄体等。

（三）内分泌器官

内分泌器官指由内分泌腺组织构成的独立存在的器官，如甲状腺、甲状旁腺、肾上腺、垂体、松果体等。

二、内分泌系统的特点

属无导管腺，发生时来自被覆上皮，后又与被覆上皮脱离，形成团块或囊泡状，腺组织内有丰富的毛细血管和毛细淋巴血管。内分泌腺产生的物质称**激素**，激素通过毛细血管和毛细淋巴管进入血液和淋巴，经血液循环被送到全身各组织器官，而产生特定效应的细胞、组织、器官称为靶细胞、靶组织、靶器官。

三、内分泌系统的功能

内分泌系统产生的激素对人体的调节，与神经系统对人体的调节关系密切，神经系统对内分泌进行调节、控制，内分泌系统对神经系统也有调节控制作用，二者对全身各系统的调节、控制是协调统一的。它们对人体的调节、控制称为**神经—体液调节**。内分泌系统产生的各种不同的激素，直接对机体的新陈代谢、生长发育和生殖等进行调节，这种调节称为**体液调节**。本章重点叙述部分重要的内分泌器官（甲状腺、甲状旁腺、肾上腺、垂体）。

第二节　甲状腺

一、甲状腺的形态、结构、位置

（一）甲状腺的形态

甲状腺呈“H”形，为实质性器官（图 12-2）。

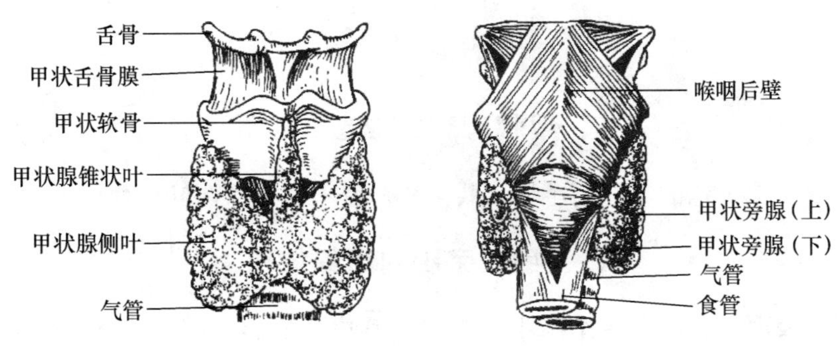

图 12-2　甲状腺

（二）甲状腺的结构

甲状腺分左、右两个侧叶，连接两侧叶的为甲状腺峡，有时在峡上延伸一个锥状叶。

（三）甲状腺的位置

甲状腺位于颈中部，喉与上段气管的两侧。峡位于2～4气管软骨环的前方，由颈筋膜包裹并将其固定于喉软骨和上段气管软骨上，因此，当做吞咽动作时，甲状腺可随之上下移动。临床检查甲状腺时命受检查者做吞咽动作，以鉴别肿块与甲状腺是否有关。

二、甲状腺的组织结构

甲状腺表面包有结缔组织被膜，从被膜发出小梁包绕血管、淋巴管和神经伸入实质，将实质分隔成许多不完全的小叶，每个小叶内有20～40个滤泡，滤泡壁由单层立方上皮围成。滤泡间有结缔组织，其内有丰富的毛细血管、淋巴管和**滤泡旁细胞**（图12-3）。

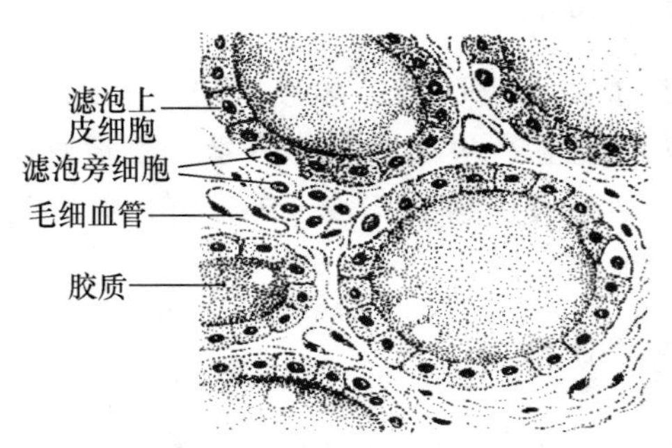

图12-3　甲状腺的组织结构

（一）滤泡

滤泡由单层立方上皮围成，滤泡细胞核圆，位于中央。滤泡上皮细胞不断从血液中获得酪氨酸（氨基酸），在细胞内合成甲状腺素（含碘激素），送泡腔内贮存，机体需要时再将其吸收入细胞并释放到血液，随血液送往全身。其作用是提高机体兴奋性，促进生长、发育，特别对婴幼儿的骨和中枢神经系统的发育影响较大。在女性妊娠期，若缺碘或甲状腺功能低下，母体甲状腺素产生不足，不仅引起胎儿生长障碍，同时脑发育障碍，致使出生后婴幼儿时期发育迟缓，身材矮小，智力障碍，称**呆小症**。母体因缺碘而使甲状腺肿大，如**地方性甲状腺肿**。若成人**甲状腺功能亢进**，甲状腺素产生过多，则代谢升高，耗氧量增加，脂肪代谢紊乱，导致**突眼性甲状腺肿**。

（二）滤泡旁细胞

滤泡旁细胞常单个位于或嵌于滤泡上皮细胞之间，也可成群存在于滤泡旁结缔组织内，细胞体积大，卵圆形，胞质色浅。细胞产生降钙素，能增强成骨细胞活性，动员血钙入骨使血钙降低，与甲状旁腺细胞产生的甲状旁腺激素共同调节血钙。

第三节　甲状旁腺

一、甲状旁腺的形态、位置

甲状旁腺为棕黄色的卵圆形小体，共4枚，位于甲状腺侧叶后面，上下各一对。

二、甲状旁腺的组织结构

甲状旁腺表面都有一薄层结缔组织被膜，其内为实质。实质内的腺细胞排列成索状或团状，其间为结缔组织，结缔组织内有丰富的毛细血管、淋巴管。腺细胞体积小，呈圆形，产生甲状旁腺素（升钙素），可增强破骨细胞作用，动员骨钙入血，还可促进小肠和肾小管对钙的吸收，从而使血钙升高（图12-4）。其间还夹杂有较大的嗜酸性细胞（功能不详）。

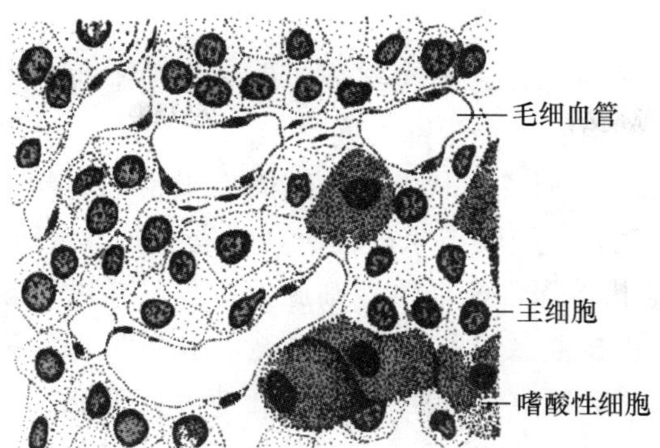

图 12-4　甲状旁腺的组织结构

第四节　肾上腺

一、肾上腺的形态、位置

肾上腺为成对器官，左右各一，左侧半月形，右侧三角形，分别位于两肾上端，包于肾筋膜和脂肪囊内。

二、肾上腺的组织结构

肾上腺表面有薄层结缔组织被膜，其内为肾上腺实质，实质又分浅部的皮质和深部的髓质（图 12-5）。

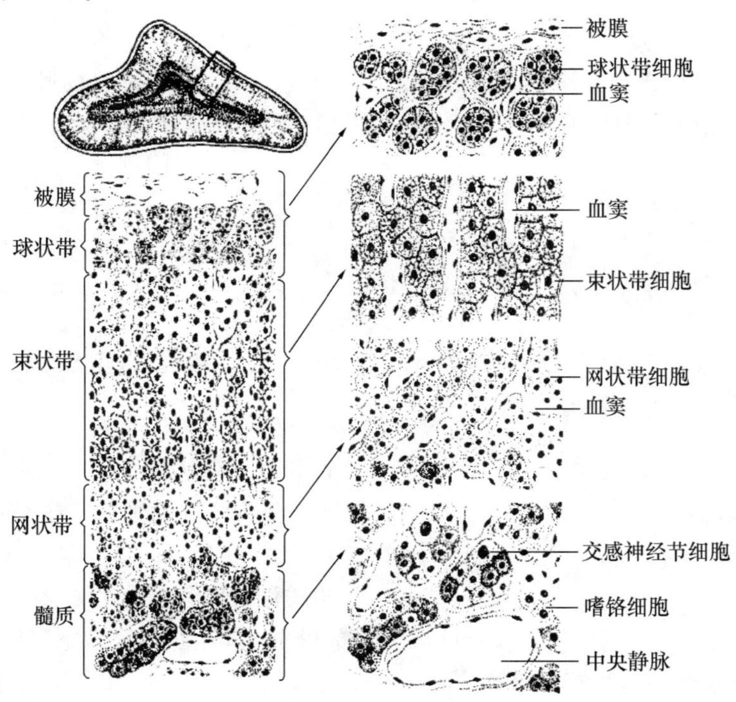

图 12-5　肾上腺的组织结构

（一）皮质

肾上腺皮质位于实质浅部，占绝大部分，由于腺细胞排列形式不同，将其分为位于浅部的球状带、中份的束状带和深部的网状带。

1. **球状带** 细胞小，排列成团状，细胞团间有丰富的窦状毛细血管。该带细胞产生**盐皮质激素，**如醛固酮，主要调节水盐代谢，促进远曲小管和集合管吸钠排钾。

2. **束状带** 位于球状带深面，最厚，细胞大，呈索样纵行排列。索间有纵行的血窦。该带的腺细胞产生**糖皮质激素**，如可的松类，主要调节脂肪和蛋白质的代谢，使蛋白质和脂肪分解，转化为糖（糖异生），此外还能降低免疫反应的炎症反应。

3. **网状带** 位于皮质的最深部与髓质交界处，该带细胞产生性激素，以雄激素为主，也产生少量的雌激素。

（二）髓质

髓质占肾上腺中央部，主要由髓质细胞构成，该种细胞若用铬盐处理，胞质可见黄褐色嗜铬颗粒，故又称**嗜铬细胞**，这种细胞分两种，一是**肾上腺素细胞**，约占80%，该细胞产生肾上腺素，作用于心脏，使心肌收缩增强，心率加快，皮肤血管收缩，骨骼肌血管扩张；二是**去肾上腺素细胞**，约占20%，该细胞产生去甲肾上腺素，能使血压升高，心、脑和骨骼肌的血流加快。

第五节 垂体

一、垂体的形态、位置

垂体呈椭圆形，位于视交叉下方颅底的垂体窝内（图12-1、图12-6），重0.4～0.9 g，女性略大于男性，妊娠时可达1 g。

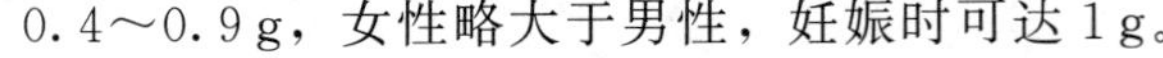

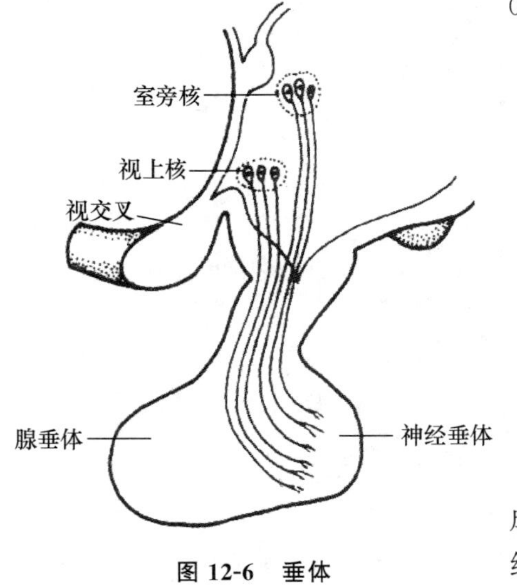

图12-6 垂体

- 垂体
  - 腺垂体
    - 远侧部（前叶）
    - 结节部
    - 中间部 } 后叶
  - 神经垂体
    - 神经部 } 后叶
    - 漏斗
      - 正中隆起
      - 漏斗柄

二、垂体的组织结构

（一）腺垂体

腺垂体约占垂体的75%，由多种腺细胞构成。腺细胞分为嗜酸性细胞、嗜碱性细胞和嫌色细胞三类（图12-7）。

1. **嗜酸性细胞** 细胞数量多，胞体大，圆形或多边形，胞质内充满嗜酸性颗粒，该类细胞有两种，即生长激素细胞和催乳激素细胞。

（1）**生长激素细胞** 数量多，产生生长激素，刺激骨、软骨和肌肉生长及促进多种代谢过程。

（2）**催乳激素细胞**　该种细胞在女性较多，能促进乳腺发育和乳汁分泌。

2. **嗜碱性细胞**　该类细胞数量较少，细胞大小不一，胞质充满嗜碱性颗粒，可分三种。

（1）**促甲状腺激素细胞**：产生促甲状腺激素，促进甲状腺滤泡上皮细胞合成和分泌甲状腺激素。

（2）**促肾上腺皮质激素细胞**：产生促肾上腺皮质激素，主要调节肾上腺束状带细胞分泌糖皮质激素。

（3）**促性腺激素细胞**：产生促卵泡激素（FSH）和黄体生成素（LH）。促卵泡激素在男性促进生精小管的支持细胞合成雄性激素结合蛋白，促进精子的发生与成熟，又称间质细胞刺激素。

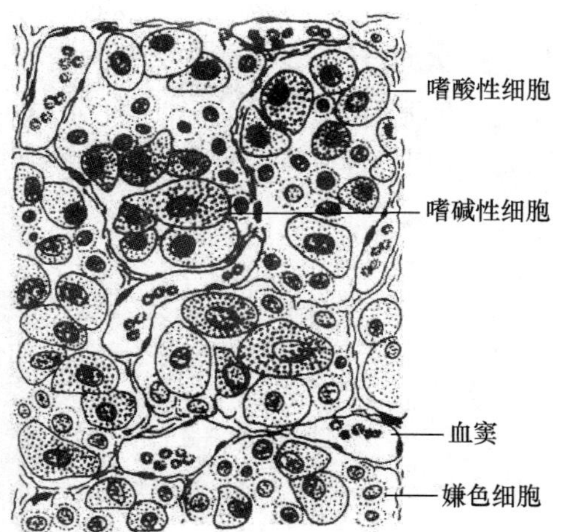

图 12-7　垂体远侧部组织结构

3. **嫌色细胞**　数量多，胞体小，是嗜酸性细胞和嗜碱性细胞的**前体细胞。**

（二）神经垂体

该处无腺细胞，有丰富的毛细血管和无髓神经纤维，故该处不能分泌激素，只能贮存由下丘脑视上核和室旁核产生的**加压素（抗利尿激素）**和**催产素**（图 12-6、图 12-8）。

1. **加压素（抗利尿激素）**　促进肾的远曲小管和集合管对水的重吸收（尿浓缩），如分泌过量，会使小动脉收缩，使血压升高（故称加压素）；若分泌过少，会导致尿崩症。

2. **催产素**　促使子宫平滑肌收缩（宫缩），并促进乳腺的分泌。

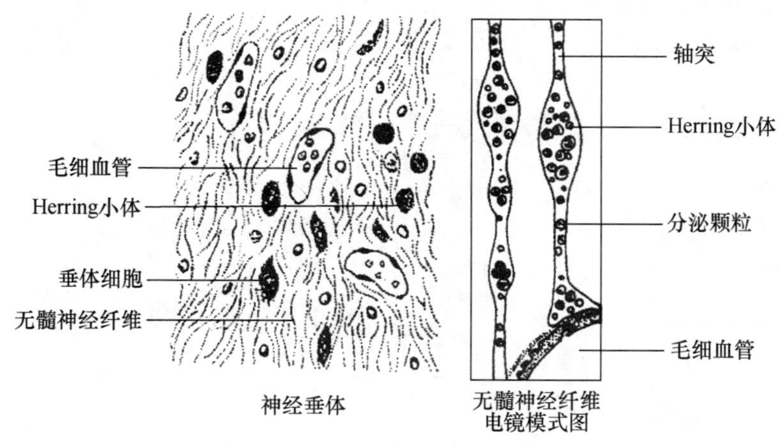

图 12-8　神经垂体

三、垂体与下丘脑的关系

垂体与下丘脑之间是通过垂体门脉系统来实现的。

1. **垂体门脉系统** 腺垂体的动脉来自大脑基底动脉环发出的垂体上动脉，于腺垂体形成两次毛细血管网后汇入静脉而构成。

2. **与下丘脑的关系** 下丘脑产生的激素经视上垂体束和视旁垂体束送到神经垂体，再经垂体门脉系统经血液送到全身而发挥作用（图 12-9）。

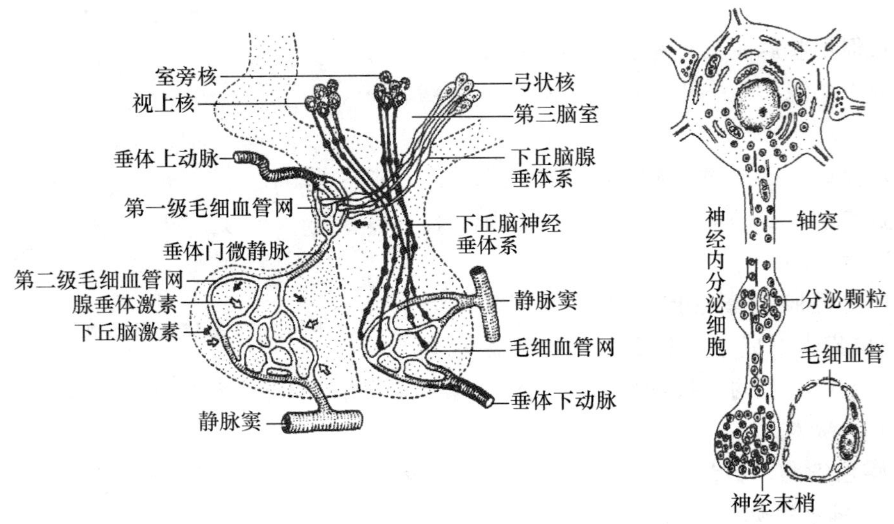

图 12-9 垂体的血管分布及其与下丘脑的关系

护理应用

理解内分泌系统的知识，有利于理解内分泌和神经系统对机体的共同调节、控制机体的新陈代谢、生长发育及生理、病理现象，深刻理解内分泌系统各器官形态、结构和功能，对内分泌系统疾病有更清楚的认识，同时为学习其他基础课、护理专业课和内分泌疾病的专科护理奠定基础。

【一章一练】

一、名词解释

1. 内分泌腺　　2. 激素　　3. 靶器官　　4. 神经—体液调节

二、填空题

1. 内分泌系统由________、________和存在于某些器官内的________组成。

2. 人体内主要的内分泌腺有_______、_______、_______和_______；内分泌组织分散在胰腺内的______，睾丸内的______，卵巢内的______，卵泡壁的________。

3. 甲状腺产生_______，其作用是根据机体的_______和_______，促进________。

4. 肾上腺皮质由外向内依次分为________、________和________。

5. 甲状旁腺有两对，位于_______的后面，产生_______，作用是一可加强_______作用，二可促进小肠和肾小管对________的吸收，从而使________升高。

6. 垂体由________和________两部分组成。

三、选择题

1. 内分泌腺不包括
   A. 胰岛
   B. 垂体
   C. 肾上腺
   D. 甲状腺
   E. 甲状旁腺
2. 甲状腺激素是下列哪项产生的
   A. 滤泡上皮细胞
   B. 滤泡旁细胞
   C. 甲状旁腺主细胞
   D. 滤泡腔
   E. 滤泡间质内的毛细血管
3. 分泌降钙素的细胞是
   A. 甲状腺滤泡上皮细胞
   B. 滤泡旁细胞
   C. 甲状旁腺主细胞
   D. 甲状旁腺的嗜碱性细胞
   E. 嗜铬细胞
4. 不属于腺垂体分泌的激素是
   A. 催产素
   B. 催乳素
   C. 促甲状腺激素
   D. 促肾上腺激素
   E. 促性腺激素
5. 幼年时生长激素缺乏导致
   A. 呆小症
   B. 肢端肥大症
   C. 侏儒症
   D. 黏液性水肿
   E. 糖尿病
6. 肾上腺皮质束状带分泌的激素是
   A. 糖皮质激素
   B. 盐皮质激素
   C. 雌激素
   D. 雄激素
   E. 肾上腺素
7. 肾上腺球状带分泌
   A. 糖皮质激素
   B. 盐皮质激素
   C. 雌激素
   D. 肾上腺素
   E. 去甲肾上腺素
8. 直接影响骨、肌肉的神经系统发育的激素是
   A. 胰岛素
   B. 肾上腺素
   C. 去甲肾上腺素
   D. 生长激素
   E. 甲状腺素
9. 神经垂体的作用是
   A. 贮存抗利尿激素
   B. 产生抗利尿激素
   C. 产生催产素
   D. 产生生长激素
   E. 贮存生长激素
10. 关于内分泌腺的描述，错误的是
   A. 不受神经调节
   B. 富有毛细血管
   C. 分泌物称激素
   D. 激素入血后送到全身
   E. 是独立的器官

四、简答题

1. 简述甲状腺的形态、位置和功能。
2. 简述肾上腺的组织、结构和功能。
3. 简述垂体的位置、分部及各部功能。

学习要求

1. 结合教材做好“一章一练”，本章内容结束后即进行测试，以及时巩固所学的知识。

2. 认真理解“学习目标”，把人体结构知识与“护理应用”中提到的护理专业知识紧密结合起来。

3. 利用多媒体、挂图、标本模型上好实验课，使理论知识与实际有机结合。

4. 描绘插图。

（战　伟）

第十三章　胚胎学概要

学习目标

掌握： 受精、卵裂、植入、蜕膜的概念，胎儿的附属结构、胎盘构成及功能。

熟悉： 受精条件、部位，胎儿血液的特点及变化。

了解： 三胚层形成与分化、双胎与多胎、先天畸形的原因。

人体的发生，开始于**受精卵**；受精卵在母体内经过一系列复杂的发育过程，形成**胎儿**。

胚胎学一般按受精龄计算胎龄。第 8 周末，胚胎各器官的原基已经形成，并初具人的外形，第 9 周开始组织器官进一步分化，功能逐渐建立。所以人体胚胎的发生分两个时期，在第 8 周以前，称**成胚期**（早期发育），在第 9 周之后称**胎儿期**。妊娠 28 周至产后一周，这段时间称**围产期**。妊娠 26 周至出生后 4 周这段时间称**围生期**（产前、产中、产后）。

第一节　胚胎的早期发育

一、受精和卵裂

（一）受精

成熟的精、卵结合过程称受精。

1. **受精过程**　受精一般发生在卵子排出后 12 小时之内，最适地点在输卵管壶腹部。受精时，已获能的精子穿过卵子外的放射冠、透明带、卵细胞膜，进入卵子内，精子头端（核）膨大、变圆，形成**精原核**。此时，卵细胞受到精子的激发，立即完成第二次成熟分裂，其核为**卵原核**。精、卵原核邂逅并融合，形成**受精卵**（图 13-1）。

精子数量不足（正常是 3 亿～5 亿个/次）或异常精子过多（超 20%），男、女性生殖管道不通畅，都会影响受精的发生，导致不孕。目前，由于用**人工授精**方法，特别是试管婴儿诞生为某些不孕症、优生学及遗传工程展示了新的前景。

2. **受精的意义**

（1）**受精标志着新生命的开始**，受精卵逐步发育成一个新的个体。

（2）**精子与卵子由于结合，其各自的染色体（23 个），恢复成 23 对**，其中 23 条来自精原核，23 条来自卵原核，因此，受精卵具有双亲的遗传物质。

（3）**受精决定性别**，带 Y 染色体的精子与带 X 染色体的卵子结合的受精卵（XY），发育成男性胎儿；带 X 染色体的精子与带 X 染色体的卵子结合的受精卵（XX），发育成女性胎儿。

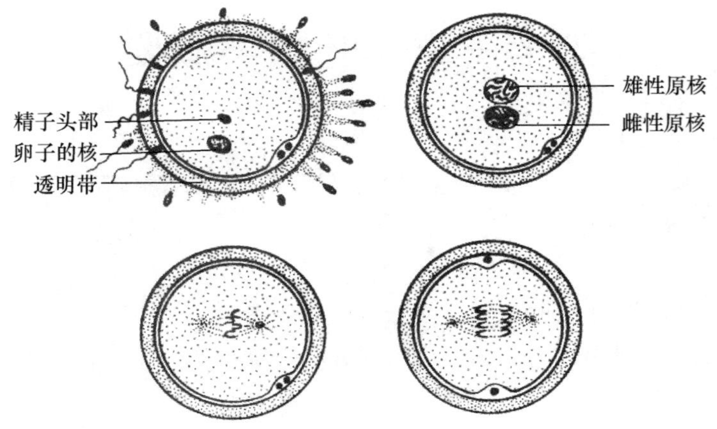

图 13-1　受精过程

(二) 卵裂

受精卵的分裂过程称**卵裂**，卵裂形成的细胞称卵裂球。在受精后 72 小时，受精卵已分裂成 12～16 个卵裂球，形似桑葚，故称**桑葚胚**，此时已进入宫腔，经进一步发育，使桑葚胚中心出现了液体腔，形成**囊胚**（图 13-2）。

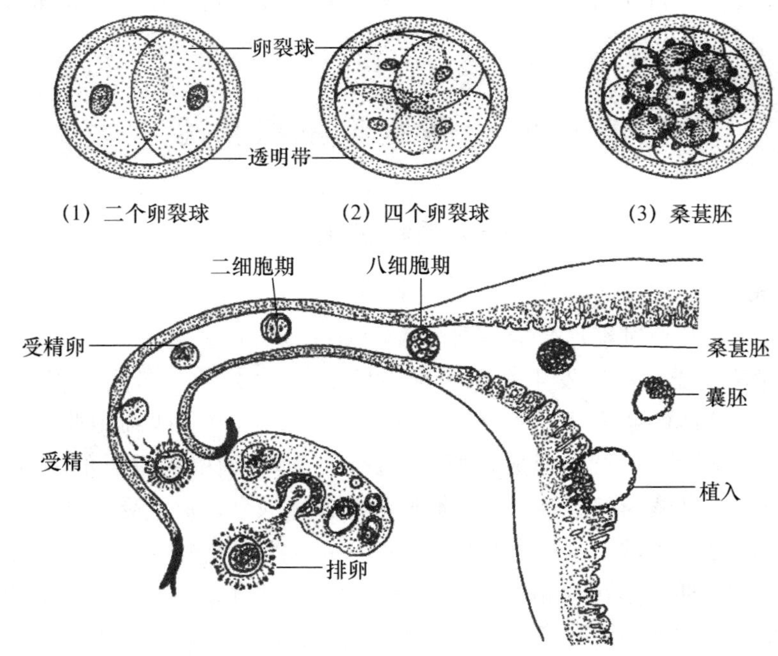

图 13-2　排卵、受精、卵裂和植入的位置

二、囊胚（胚泡）、植入和蜕膜

(一) 囊胚（胚泡）的形成

桑葚胚进入宫腔后，继续进行细胞分裂，并产生液体，将分裂后的细胞挤向周边，

中央出现液体腔，挤向周边的囊胚壁称滋养层，其内的液体腔称**囊胚（胚泡）腔**。在囊胚腔内的一侧贴滋养层内面形成一团细胞，称**内细胞群**（是成胚的基础），与内细胞群相对的滋养层称极端滋养层（将来形成胚盘的部分）。随囊胚形成透明带消失（图 13-3）。

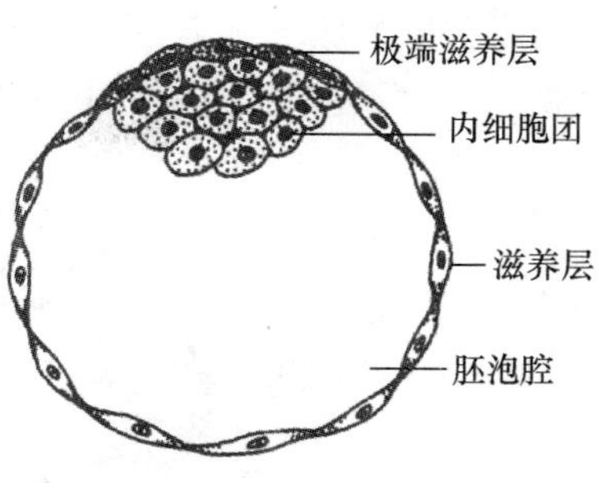

图 13-3　胚泡

（二）植入

植入即囊胚（胚泡）埋入子宫内膜的过程。植入开始于受精的第 6 天，11～12 天完成（图 13-4）。

囊胚埋入子宫内膜时，极端滋养层与子宫内膜接触，并产生蛋白水解酶，将接触部的子宫内膜溶解，形成一缺口，囊胚即由此逐渐向子宫内膜深处陷入，直至子宫周围的上皮增生将缺口修复，此时囊胚完全埋入子宫内膜。此处即是胚胎发育的场所。这时子宫内膜正处于分泌期，能为早期胚胎发育提供丰富的营养物质。

囊胚植入的位置正常与否，取决于受精部位是否正常，如在排卵后于腹腔受精，在输卵管内即完成卵裂并形成囊胚就极易于输卵管黏膜植入，甚至未到输卵管而在腹腔内形成卵裂，形成囊胚就极易于腹膜植入，那么凡未在子宫腔内子宫内膜植入的，而在子宫外包括腹腔输卵管等处植入的均称**子宫外孕**。若于子宫腔下部至子宫颈管上口附近形成囊胚并开始植入，胎盘靠近子宫颈管内口处，称**前置胎盘**。由于在子宫以外发生植入，其条件极不适合胎儿的生长、发育，随胚胎逐渐长大而发生破裂造成大出血，以及前置胎盘易发生胎盘早剥，造成大出血。

囊胚植入是在神经、内分泌调节下进行的，雌、孕激素的协同作用使子宫内膜维持在分泌期。囊胚的发育阶段和适时进入子宫腔，以及正常子宫内环境等，都是植入的必要条件。如果母体的内分泌失调，囊胚不能适时到达子宫腔，或子宫有异物干扰（如避孕环）时，都会影响植入的完成。

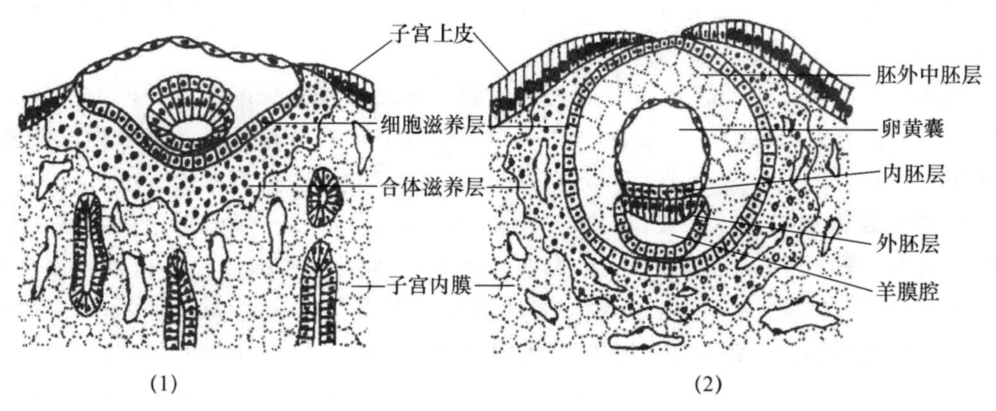

图 13-4　植入过程

（三）蜕膜

妊娠的子宫内膜功能层在分娩时，将随胎儿娩出而脱落，故称蜕膜。蜕膜分三部分：与极端滋养层相对的宫内膜称**底蜕膜**；覆盖于胚胎表面的宫内膜称**包蜕膜**；余部宫内膜称**壁蜕膜**。随着胚胎的生长发育，由于胚胎增大，宫腔逐渐变窄，最后包、壁蜕膜相贴，子宫腔消失（图 13-5）。

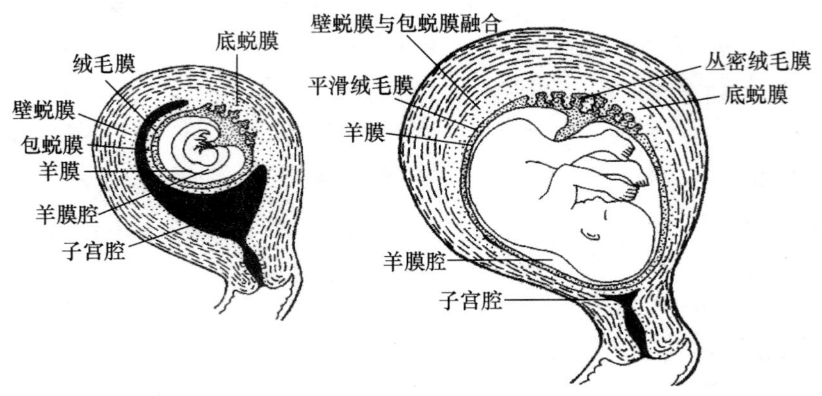

图 13-5 胎膜和蜕膜的位置关系

三、三胚层的形成及分化

（一）三胚层的形成

1. **内胚层和外胚层的形成** 囊胚在植入过程中，其内细胞群逐渐形成整齐排列的两层细胞，即靠囊胚腔一侧的一层小立方状细胞称**内胚层**，靠极端滋养层一侧的一层柱状细胞称**外胚层**。在囊胚的两层细胞呈盘状，故称**两胚盘**。

在外、内胚层形成的同时，外胚层背侧出现一液体腔，称**羊膜腔**，由羊膜上皮构成，同时产生液体，称**羊水**。在内胚层腹侧出现一囊，称**卵黄囊**。

2. **滋养层与胚外中层** 胚胎第 2 周，在内、外胚层形成时，原由单层细胞构成的滋养层增殖分化，形成内、外两层。外层无细胞边界称**合体滋养层**，内层细胞边界清楚称**细胞滋养层**。细胞滋养层部分细胞进入囊胚腔内，形成星形细胞网，称**胚外中胚层**。

胚胎第 3 周初，在外胚层内形成一个大腔，称**胚外体腔**。该腔将胚外中胚层分成两部分，一部分衬于滋养层内表面，另一部分覆盖于羊膜及卵黄囊的外表面，两者于胚胎尾端相连，形成体蒂，将来形成脐带部分。

3. **中胚层的形成** 胚胎第 3 周初，外胚层的细胞向胎盘中轴线的一端迁移，形成一条细胞索，称**原条**。在原条形成的同时，原条的细胞向深部迁移至内外胚层之间，由内外胚层之间形成一个新的细胞层，即**中胚层**（图 13-8）。胎盘具有原条的一端为尾端；另一端为头端。原条头端细胞增殖成团称**原结**。原结细胞在内外胚层之间向胎盘头端延伸，形成一细胞索，称**脊索**。脊索头侧和原条尾侧分别有一片只有内、外胚层而无中胚层的圆形区，分别称口咽膜和泄殖腔膜（图 13-6、图 13-7）。

（二）三胚层的分化

在胚胎发育过程中，结构和功能相同的细胞，分裂增殖，形成结构和功能不同的细胞，称**分化**。三胚层的**细胞**经分化增殖，形成了人体各种细胞和**组织**，各种组织构成人体**器官**。

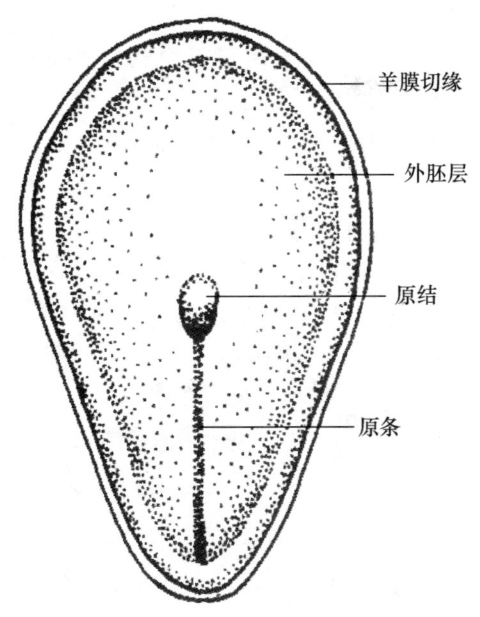

图 13-6　胚盘（背面）

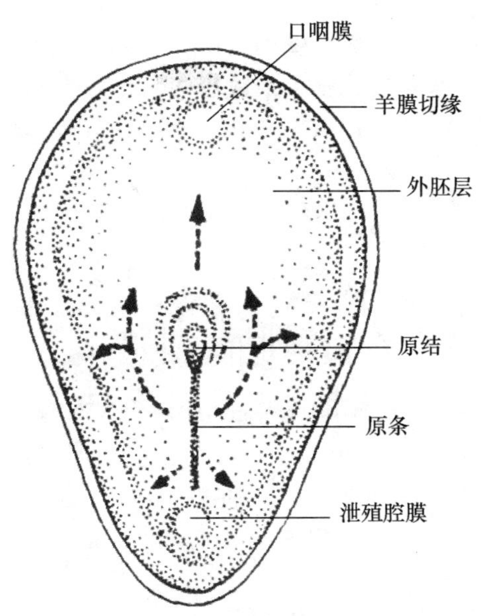

图 13-7　胚盘外胚层细胞的迁移示意图

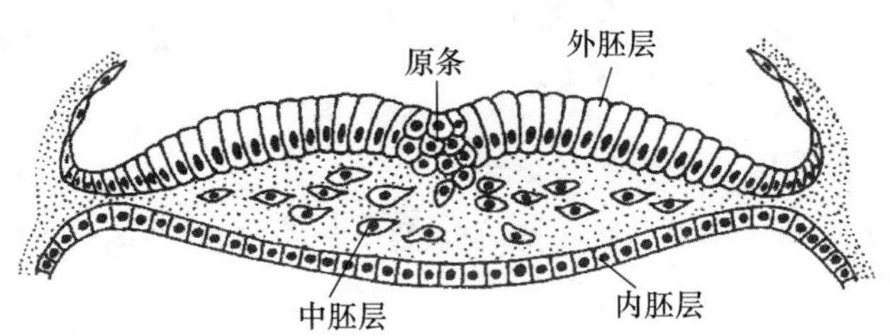

图 13-8　胚盘横切面（示中胚层的发生）

1. **外胚层的早期分化**　随着脊索的形成，位于其背侧的外胚层细胞，分裂增殖呈板状称**神经板**。神经板中线两侧隆起称**神经褶**，神经褶之间形成的沟，称**神经沟**，随神经褶不断隆起沟逐渐加深，前后两神经褶上部靠拢融合后神经沟合成了**神经管**。神经管头端逐渐膨大，形成了脑室和脊髓中央管，尾部细长形成了脊髓。外胚层其余部分分化成表皮及附属结构（图 13-9、图 13-10、图 13-11）。

2. **内胚层的早期分化**　胚胎第 3 周，胎盘的周缘部向腹侧卷折，平板状的胎盘变成了桶状的胚体，随胚体的形成，内胚层被包入胚体，形成原肠。原肠头侧称前肠，起端为口咽膜，尾侧部分称后肠，终于泄殖腔膜。前、后肠之间部分为中肠（与卵黄囊相连）。原肠形成消化管、消化腺、气管、肺、膀胱及尿道管处的上皮（图 13-9、图 13-10）。

3. **中胚层的早期分化**　靠近神经管的中胚层生长加厚形成节段状的体节。体节将分化成椎管骨骼肌和皮肤的真皮。体节外层的中胚层称**间介中胚层**，间介中胚层将分化成泌尿生殖系统。

间介中胚层外层的中胚层称侧中胚层。在侧中胚层内形成的腔系称胚内体腔。胚内体腔将分裂成心包腔、胸膜腔、腹膜腔。胚内体腔将侧中胚层分成两部分，即与外胚层相贴的称**体壁中胚层**，将来形成心包膜、胸、腹腔的壁层；附于内胚层的部分称**脏壁中胚层**，将来形成心包膜、胸、腹膜的脏层（图 13-9）。

此外，在内、外胚层之间还有一些散在的中胚层细胞，称**间充质细胞**。

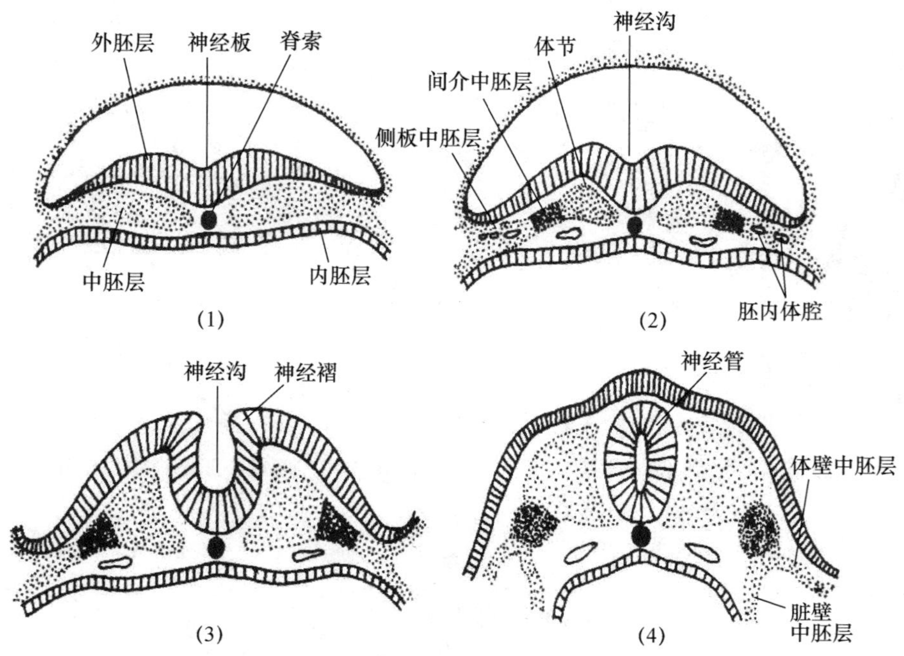

图 13-9　胚盘横切面（示中胚层的早期分化和神经管的形成）

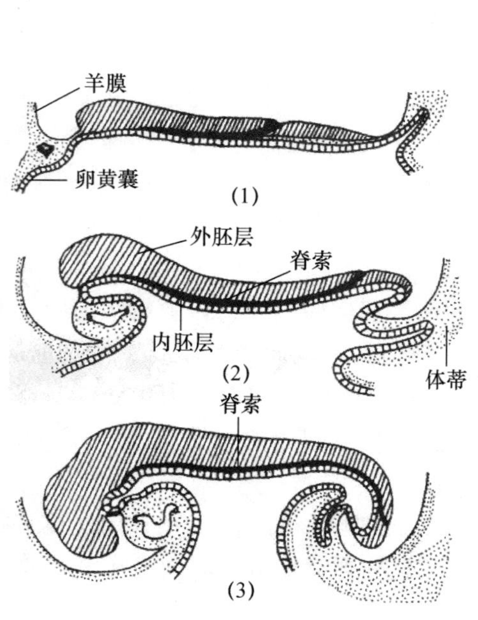

图 13-10　人胚矢状切面（示胚体头、尾两端的反褶和肠管的发生）

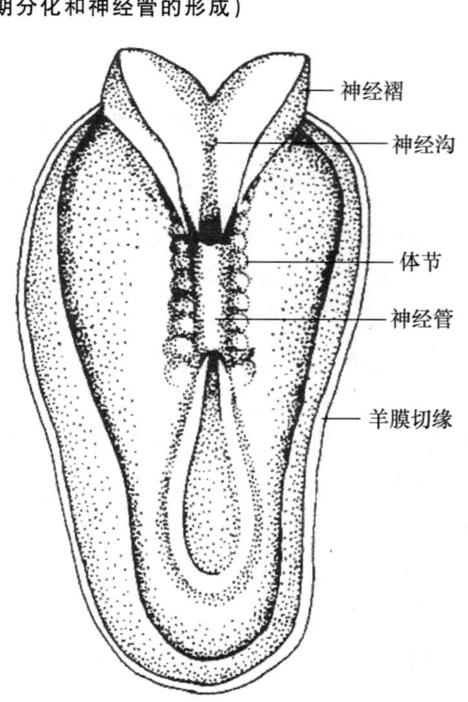

图 13-11　人胚背面观（示体节和神经管的形成）

（三）胎龄推算

推算胎龄有月经龄和受精龄两种。

1. **月经龄**　从末次月经的第一天算起，年加一，月减三，日加七；或月加九，日加七。例如，某孕妇末次月经是 2012 年 5 月 10 日，2012＋1＝2013、5－3＝2、10＋7＝17，预产期是 2013 年 2 月 17 日；也可 5＋9＝14－12＝2、10＋7＝17，也是 2013 年 2 月 17 日。

2. **受精龄**　即胎龄从受精日算起应为 280－14＝266（280 为 10 个月，14 为月经的第 14 天，是受精的时间），实为 9 个月。

第二节　胎儿的附属结构

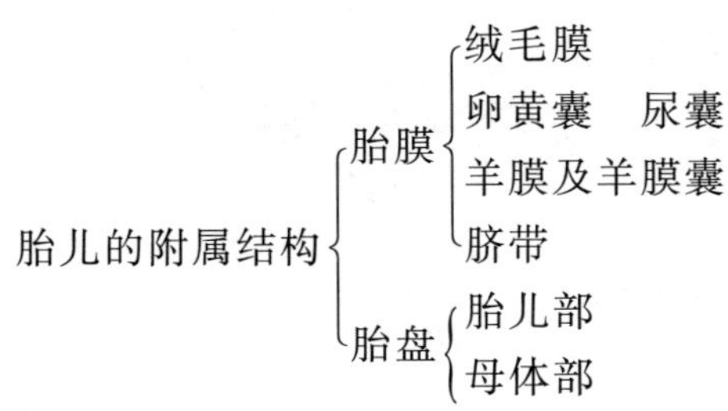

一、胎膜

（一）绒毛膜

绒毛膜由滋养层和胚外中胚层向囊胚表面突起形成绒毛面而得名。绒毛浸于子宫内膜（蜕膜）中，胚胎第 2 周时，滋养层向外突起，形成初级绒毛干。在胚胎 3 周时胚外中胚层长入**初级绒毛干**内，形成**次级绒毛干**。在次级绒毛干中形成血管，此时称三级绒毛干。三级绒毛干的表面发出分支，形成许多细小的绒毛。绒毛表面的滋养层继续溶解周围的蜕膜，形成**绒毛间隙**。间隙内含有来自母体子宫螺旋动脉的血液，胚胎借绒毛吸收营养并排出胎儿产生的代谢物（图 13-12）。

胚胎发育早期，整个绒毛表层都有绒毛，8 周后包蜕膜相对应的绒毛由于受压逐渐退化，绒毛变平，此处的绒毛膜即形成**平滑绒毛膜**；与基蜕膜相对应的绒毛发育旺盛，呈树杈样，称**丛密绒毛膜**。

（二）羊膜

羊膜为半透明薄膜状，由羊膜上皮和胚外中胚层组成。最初羊膜附于胚盘边缘，随胚盘向腹侧卷曲，羊膜附着缘也被卷到腹侧，最后附着于胎儿脐带根部（图 13-12），使胎儿完全游离于羊膜腔内。

羊膜细胞分泌**羊水**，并充于羊膜腔内，胎儿完全浸于羊水之中，并在其内发育。羊水是不断更新的，羊膜不断产生新的羊水，胎儿不断吞饮羊水，并不断向羊水内排泄代谢产物，再由羊膜不断吸收，通过脐带由母体排出。羊水对胎儿具有保护作用，能缓冲震荡及挤压，胎儿分娩时又能扩张子宫、扩张和冲洗润滑产道。正常羊水呈淡黄色，弱碱性，足月时正常羊水有 1000～1500 ml。若是羊水过多或过少，说明有可能胎儿先天畸形。如果胎儿肾发育不全或尿道闭锁，常伴有羊水过少（少于 500 ml）；如

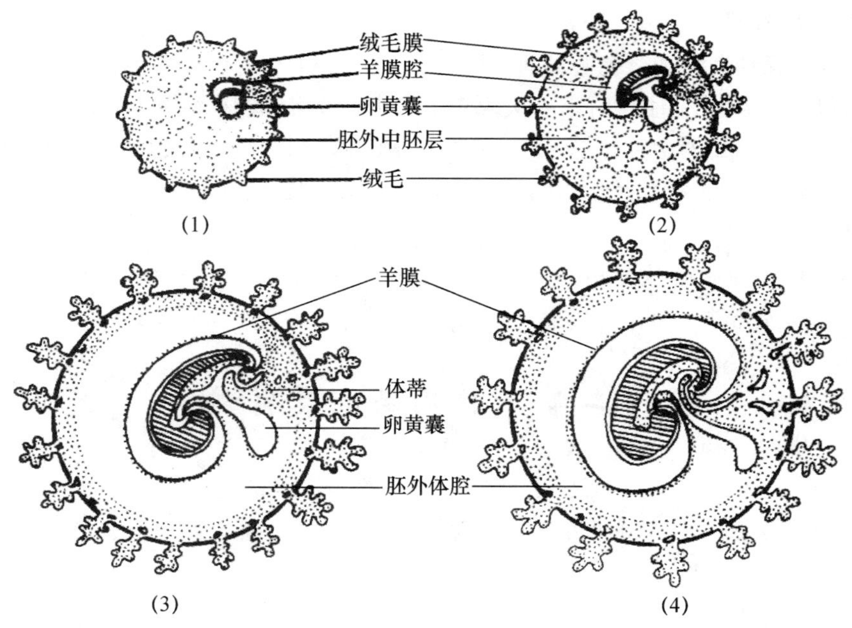

图 13-12　胎膜的形成

果无脑或食管闭锁、口咽膜、泄殖腔膜没有正常破裂，会造成羊水过多（2000 ml 以上）。羊水中有胎儿脱落的上皮细胞，抽取羊水进行细胞染色体检查，一可确定性别，二可早期检测胎儿有无先天性疾病。

（三）脐带

脐带是一圆柱（索）状结构，由羊膜包裹体蒂、尿囊和卵黄囊而成。脐带内含有结缔组织和脐动、静脉（临床在脐带血中可提取干细胞）。足月胎儿脐带长为 40～60 cm，直径约 1.5 cm（图 13-13），易发生脐带绕颈或缠绕肢体，影响胎儿发育，若绕颈会导致胎儿窒息死亡。

二、胎盘

（一）胎盘的结构

足月胎儿的胎盘呈圆盘状（图 13-13），重约 500 g，直径 15～20 cm，厚约 2.5 cm。

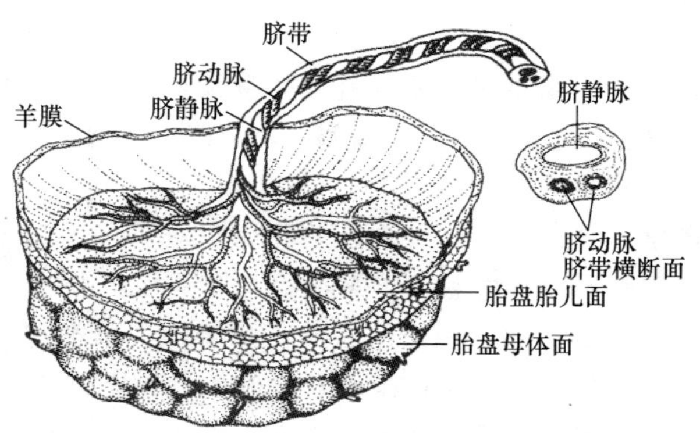

图 13-13　胎盘整体观

胎盘是由**胎儿部**（丛密绒毛膜）和**母体部**（基蜕膜）构成。胎盘的胎儿面光滑，覆有羊膜，脐带位于中央，透过羊膜可见呈放射状走行的脐动、静脉分支；胎盘的母体面粗糙，为剥离后的基蜕膜。胎盘从密绒毛膜上发出40～60根绒毛干，绒毛干又发出许多小突起，浸于绒毛间隙的母血中。绒毛间隙之间有基蜕膜构成的胎盘隔，它将胎盘组成15～20个胎盘小叶，每个小叶容有1～4根绒毛干及分支（图13-14、图13-15）。

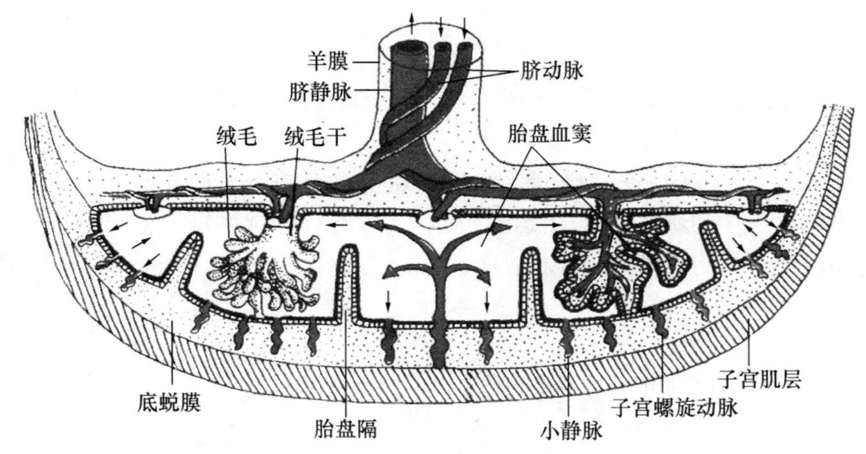

图13-14　胎盘结构模式图

（二）胎盘的血液循环和胎盘屏障

胎盘内有母体和胎儿两套独立的血液循环系统。母体部血液循环系统由子宫螺旋动脉血入绒毛间隙，与绒毛内所含的毛细血管内的胎儿血进行物质交换后，再经子宫静脉流回母体；胎儿部血液循环通过脐动脉（来自胎儿）将胎儿血送到胎盘的绒毛干，在绒毛内毛细血管中的胎儿血与绒毛间隙内母体血进行物质交换后再经脐静脉（含氧气和营养物质），回到胎儿体内。母体血与胎儿血在各自封闭的管道内循环，互不相混，但可进行物质交换。它们进行物质交换所经过的结构称**胎盘屏障（胎盘膜）**，由合体滋养层、细胞滋养层、基膜、绒毛结缔组织、毛细血管基膜和内皮构成。

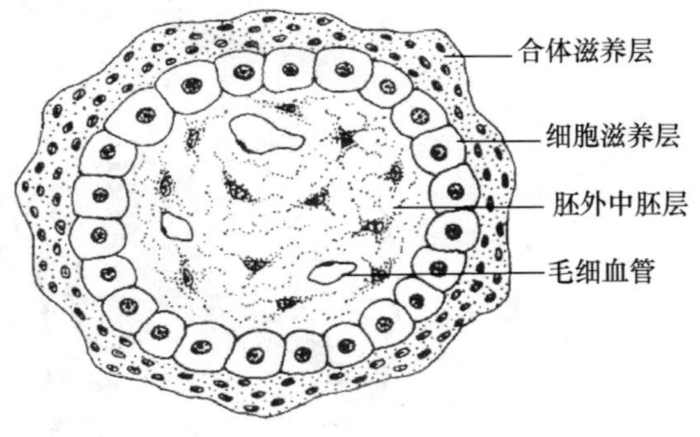

图13-15　早期绒毛的断面

（三）胎盘功能

1. **物质交换功能**　指胎儿和母体间进行物质交换。

2. **屏障作用**　正常情况下胎盘有阻挡细菌或病毒进入胎儿血的作用。某些细菌、病毒偶可在胎盘形成病灶，破坏绒毛，进入胎盘感染胎儿；有些药物也可以通过胎盘屏障，所以，孕妇用药需慎重，并注意防止各种原因的感染。

3. **内分泌功能**　胎盘可产生多种激素，对维持妊娠起着重要作用，主要有：①**人绒毛膜促性腺激素**：作用是使妊娠黄体继续发育，维持妊娠正常进行。该激素在受精后的第3周可在孕妇尿中检出，故临床常用此项检查来判断是否妊娠；②**人胎盘催乳**

素；该激素能促进孕妇的乳腺发育；③雌、孕激素：于妊娠期 4 个月开始分泌，以后逐渐增多。孕妇卵巢内黄体退化后，这两种激素起继续维持妊娠的作用。

第三节 胎儿血液循环的特点及出生后的变化

一、胎儿血液循环的特点

脐动脉将胎儿的静脉血运送到胎盘，在胎儿完成物质交换后，又经静脉把动脉血送回胎儿体内。

连接脐动脉与下腔静脉的静脉导管，使一部分动脉血进入胎儿的下腔静脉。

连接脐动脉与主动脉弓之间的动脉导管，使大部分静脉血进入主动脉。

通过卵圆孔，下腔静脉的动脉血进入右心房，再进入左心房，最后注入主动脉（图 13-16）。

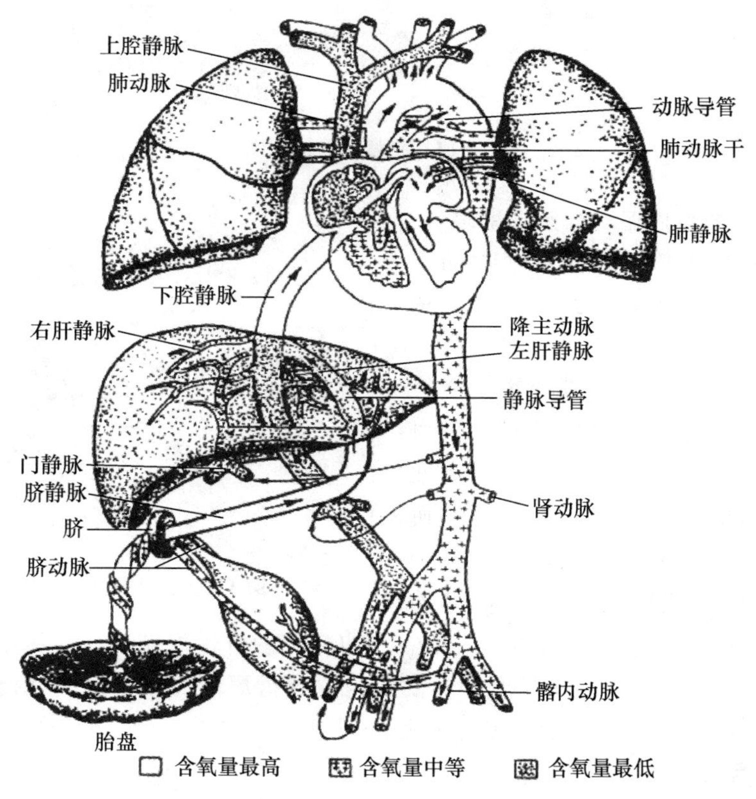

图 13-16 胎儿血液循环途径

二、胎儿出生后血液循环的变化

胎儿出生后（新生儿），胎盘循环停止，肺开始呼吸，使血液循环发生如下变化（图 13-17）。

(一) 脐动脉、脐静脉和静脉导管闭锁

脐动脉、脐静脉和静脉导管闭锁分别形成脐动脉韧带、肝圆韧带和静脉韧带。

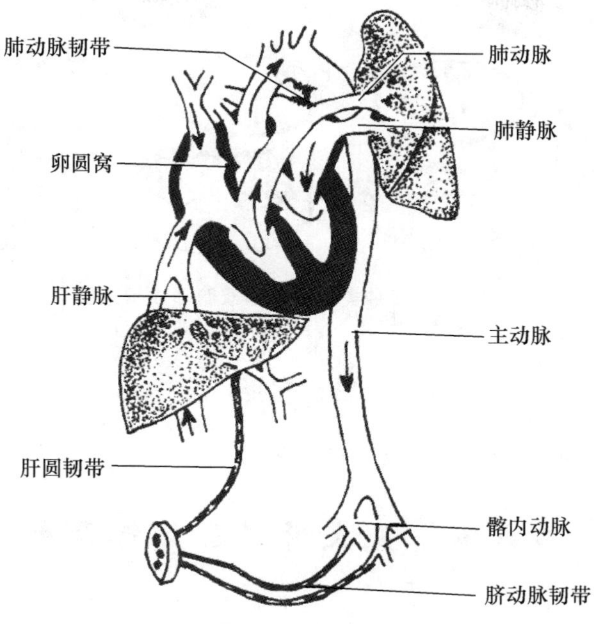

图 13-17　新生儿血液循环

(二) 卵圆孔闭锁

卵圆孔闭锁形成卵圆窝（图 13-17）。

(三) 动脉导管闭锁

动脉导管闭锁形成动脉韧带（图 13-17）。

第四节　双胎与多胎

双胎又称孪生，可分为单卵双胎和双卵双胎，双胎发生率为 1%（图 13-18）。

一、双胎

单卵双胎

单卵双胎由 1 个受精卵发育成两个胎儿，称为单卵双胎，存在三种情况：

1. 1 个受精卵形成 2 个囊胚，每个囊胚形成 1 个胎儿。
2. 1 个受精卵形成 1 个囊胚，在囊胚内形成 2 个内细胞群，每个内细胞群形成 1 个胎儿。
3. 1 个受精卵形成 1 个囊胚，在囊胚内形成 1 个内细胞群，但在 1 个内细胞群上分化出 2 个原条，每个原条发育成 1 个胎儿（此种最易形成连体胎）。

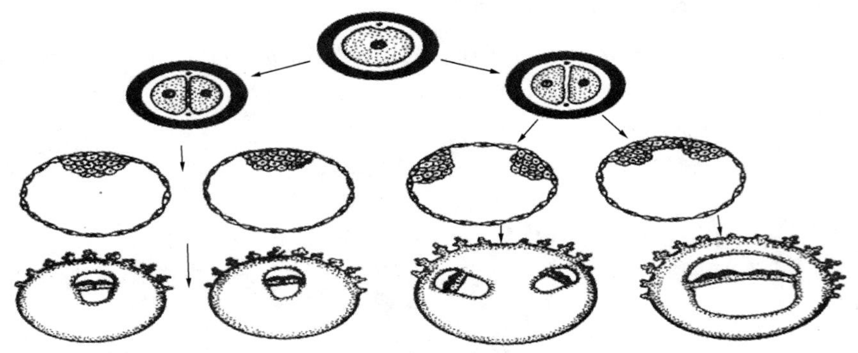

图 13-18 三种类型的单卵双胎形成示意图

二、多胎

多胎是指一次分娩 3 个或 3 个以上的胎儿。

第五节 先天畸形与致畸因素

一、先天畸形

在胚胎发育过程中出现外形和内部结构异常称先天畸形。

二、致畸因素

凡能干扰胚胎正常发育过程，诱发胎儿出现畸形的因素称致畸因素。

(一) 遗传因素

遗传因素包括亲代畸形血缘遗传和受精卵或胚体细胞的染色体畸变。

(二) 环境因素

引起先天畸形的环境因素统称致畸因子，有以下几类：

1. 生物性致畸因子　已确定的生物致畸因子有风疹病毒、巨细胞病菌、单纯疱疹病毒、柯萨奇病毒、弓形体、梅毒螺旋体等。

2. 物理性致畸因子　各种射线、机械性压迫和损伤等。

3. 化学性致畸因子　目前已知企业“三废”、农药、食品添加剂和防腐剂、某些化学药物等。

4. 其他致畸因子　如孕妇过量饮酒、吸烟、缺氧、缺碘、缺乏维生素等。

护理应用

1. 掌握人体胚胎学知识，深刻理解围产期和围生期的概念，在妇产科护理中有利于对孕（产）妇、胎（婴）儿采取适当的孕、产妇的卫生保健及护理措施。

2. 掌握先天畸形的概念和致畸因素，可正确地指导孕（产）妇如何避免畸形的发生。

【一章一练】

一、名词解释

1. 受精　2. 卵裂　3. 植入　4. 蜕膜　5. 围生期　6. 围产期　7. 胎盘屏障　8. 绒毛膜　9. 脐带　10. 羊膜

二、填空题

1. 胚胎的第________周以前为早期发育阶段，也称________期；第________以后为胎儿期。

2. 受精时，精子向卵细胞趋向性运动，并释放________，逐渐溶解________、________及________，即进入卵细胞内，卵细胞在精子激发下完成________分裂。雌、雄原核融合后形成________。

3. 囊胚内腔称______，腔内的一端有一群细胞称______，其余壁细胞称______，此时，囊胚外周的________已消失。

4. 囊胚植入后的子宫内膜称________，由________、________的________构成，在胎儿分娩时脱落。

5. 在胚体周围形成的临时结构称________，包括________、________、________和________等。

6. 绒毛膜朝向基蜕膜的部分称________，它形成胎盘的________部，朝向包蜕膜的部分称________。

7. 羊膜腔向胚体腹侧扩大时，将________和________包于圆索状的体蒂（脐带）内。

8. 胎盘的血液循环由______和______两部分组成，两者借胎盘屏障进行______，互不混合，属两个________体系。

9. 胎儿房间隔右面尾侧部分有一孔，称______。右心房的血经此孔流入______。

10. 临床上先天畸形的致畸因素包括________、________两个方面。

三、选择题

1. 关于人体胚胎学的说法错误的是
   A. 从受精卵开始
   B. 从囊胚植入子宫内膜开始
   C. 过程 266 天或 38 周
   D. 第 1～8 周为胚胎期
   E. 第 9～38 周为胎儿期

2. 关于受精的意义，错误的是
   A. 受精标志着新生命的开始
   B. 受精卵恢复 46 条染色体
   C. 受精卵内同时有双亲的遗传物质
   D. 决定性别
   E. 精子中的 Y 染色体与卵细胞中的 X 染色体，结合形成两个新个体

3. 受精正常部位是
   A. 输卵管伞
   B. 输卵管壶腹部
   C. 子宫腔或腹膜腔
   D. 输卵管峡部
   E. 输卵管子宫部

4. 关于植入的说法正确的是
   A. 在受精后第 5～6 天开始，第 11～12 天结束
   B. 受精即开始植入
   C. 植入是受精卵进入子宫腔的过程
   D. 植入是受精卵植入子宫内膜的过程
   E. 指桑葚胚埋入子宫的过程

5. 关于蜕膜的说法错误的是
   A. 囊胚植入后的子宫内膜称蜕膜
   B. 蜕膜是胚胎的附属结构
   C. 分为底蜕膜、包蜕膜和壁蜕膜
   D. 蜕膜对胎儿生长发育影响不大
   E. 底蜕膜是胎儿的母体部
6. 囊胚正常的植入部位是
   A. 输卵管壶腹部
   B. 输卵管子宫部
   C. 子宫腔上部
   D. 子宫腔下部
   E. 子宫颈管
7. 关于胎盘的说法正确的是
   A. 外胚层与内胚层的细胞紧密相贴形成的圆盘状结构
   B. 由滋养层形成两层盘状结构
   C. 是内、外胚层之间的细胞，呈盘状
   D. 是细胞滋养层与合体滋养层形成的盘状结构
   E. 是羊膜与卵黄囊形成的圆盘状结构
8. 绒毛膜是
   A. 滋养层形成的
   B. 胚外中胚层形成的
   C. 胚外中胚层与滋养层形成的
   D. 细胞滋养层和合体滋养层形成的
   E. 羊膜形成的
9. 关于羊膜说法错误的是
   A. 来源于外胚层细胞
   B. 为半透明的薄膜
   C. 可产生羊水
   D. 随胚体卷曲卷入脐带内
   E. 可随羊水的增多使羊膜腔增大
10. 胎儿正常羊水量是
   A. 50～100 ml
   B. 200～500 ml
   C. 400～800 ml
   D. 1000～1500 ml
   E. 1500～2000 ml
11. 关于脐带的说法错误的是
   A. 连接胎盘和胎儿的脐部
   B. 长 40～60 cm
   C. 内存一条脐动脉、两条脐静脉
   D. 过长或过短均影响胎儿的生长发育
   E. 外包羊膜，内有卵黄囊、尿囊及脐动、静脉
12. 关于胎盘的说法，错误的是
   A. 呈圆盘状，重约 500 g，直径 15～20 cm
   B. 胎儿面光滑，中央有脐带相连
   C. 母体面粗糙
   D. 胎盘小叶间有胎盘间隔
   E. 绒毛间隙内有血液，是母体与胎儿的混合血
13. 关于胎盘屏障的说法错误的是
   A. 有些药物可以通过胎盘进入胎儿体内
   B. 由合体滋养层、细胞滋养层、基膜、绒毛膜内结缔组织、毛细血管基膜、内皮构成
   C. 可阻止细菌、病毒进入胎盘
   D. 某些细菌、病毒偶可通过屏障
   E. 是胎儿血与母体血进行物质交换所通过的结构
14. 胎儿出生后不应该出现的是
   A. 肺开始呼吸
   B. 出生 2 年后卵圆孔可以相通
   C. 脐动、静脉闭锁形成韧带
   D. 肺循环建立
   E. 动脉导管闭锁形成动脉韧带
15. 下列与先天畸形无关的因素是
   A. 遗传因素
   B. 物理因素
   C. 化学因素
   D. 母体感染病毒性疾病
   E. 母体体内激素因素

四、简答题

1. 简述受精条件、时间、地点。
2. 简述胎盘的形成，结构及功能。
3. 简述胎儿血液循环特点及出生后的变化。
4. 简述先天畸形的致畸因素。

学习要求

1. 结合教材认真做好“一章一练”，本章课程结束后考试，进行学习效果检测，使阶段性学习效果得以巩固。

2. 要认真对照书中插图，深刻理解“学习目标”规定的内容，并认真理解“护理应用”内容，把人体结构知识与护理专业知识有机地联系起来。

3. 描绘插图。

（邵忠富　屈　丹）

实验指导

实验一　显微镜的构造和使用

【实验材料】

1. 普通光学显微镜

2. 组织蜡块

3. 任选某器官的组织切片

【实验内容】

1. 介绍光学显微镜和电子显微镜（由教师操作，示教）

（1）光学显微镜的构造：

1）机械部分：包括镜座、镜臂、镜筒、调节螺旋（调节焦距，分粗调和微调）、旋转盘（安装物镜的结构）、载物台（放置标本切片的平台）。

2）光学部分：包括目镜（与眼接触部分 10x）、物镜（与切片接触的镜头，有低倍镜 10x 和高倍镜 40x）、聚光镜（装在载物台下面，可将光源聚集在载物台中央孔）。

（2）电子显微镜的构造（包括透射电镜和扫描电镜）：

电子显微镜是以电子束为光源，以电磁场作为透镜，电子束在电磁场的作用下偏转，产生聚焦放大，放大的图像成像于荧光屏，可照相记录。电镜下所观察的结构代表亚细胞水平，称电镜结构。

透射电镜观察的组织需制备成 50～80nm 的超薄切片，用重金属盐电子染色后观察。

扫描电镜主要用来观察组织细胞的表面形貌，被观察的样品无需制备成超薄切片。

2. 实践操作

观察细胞、训练显微镜使用并观察细胞结构。

实验二　基本组织的微细结构

【实验材料】

1. 小肠或胃的组织切片（HE 染色）

2. 气管水平切片（HE 染色）

3. 食管切片（HE 染色）

4. 肾实质切片（HE 染色）

5. 疏松结缔组织切片或铺片（HE 染色）

6. 骨骼肌组织切片（HE 染色）

7. 心肌组织切片（HE染色）
8. 长骨切片（HE染色）或磨片
9. 人血涂片（Wright或Giemsa染色）

【实验内容】

一、观察上皮组织

1. 单层柱状上皮（小肠或胃切片HE染色）

(1) 肉眼观察：辨出玻片的上、下面，并分辨出黏膜面（此层多凸凹）。

(2) 低倍镜观察：可见黏膜面上有大量的指状突起，选择典型的指状突起固定（备高倍镜观察）。

(3) 高倍镜观察：可见上皮细胞呈单层柱状围绕指状突起呈紧密排列，细胞核呈椭圆形或杆状，多位于细胞的基部。在小肠切片上，柱状细胞间夹杂有杯状细胞，该种细胞游离面上呈开放状，无微绒毛，上宽下窄，核位于基底部。

(4) 绘出单层柱状上皮组织在高倍镜下的图像。

2. 单层立方上皮（肾实质切片HE染色）

(1) 肉眼观察：辨出切片的上、下面。

(2) 低倍镜观察：找到肾皮质（内有大量的远端小管）。

(3) 高倍镜观察：可见肾皮质内的远端小管，其管壁上主要是紧密排列的单层柱状细胞，细胞核圆形，位于细胞中央。

3. 复层扁平上皮（食管切片HE染色）

(1) 肉眼观察：辨出切片的上、下面并辨出食管的管腔面。

(2) 低倍镜观察：在管腔面上，可见多层紧密排列的细胞构成。

(3) 高倍镜观察：食管黏膜层的表层细胞侧面观呈扁平梭形，中间层呈不规则形，基底部细胞呈小立方状，表层细胞的核呈梭形或杆状位于细胞的中央，中间层细胞核呈椭圆形，基底层细胞核呈圆形，位于细胞中央。

4. 疏松结缔组织切片（大网膜组织经胎盘蓝处理切片HE染色）

(1) 肉眼观察：辨出切片的上、下面。

(2) 低倍镜观察：可见粗细不等纵横交错的纤维，细胞散在其间。

(3) 高倍镜观察：可见粉红色呈波浪状、有分枝的为胶原纤维；纤维细染色深、有分枝的为弹性纤维。细胞成分主要有成纤维细胞、巨噬细胞、脂肪细胞等。成纤维细胞数量较多，细胞质淡红色，细胞核椭圆形，染成紫蓝色。巨噬细胞形态不规则，细胞质中有吞噬的胎盘蓝颗粒（深蓝色），细胞核略小呈圆形，染色较深（紫蓝色）。其间散在一些脂肪细胞（空泡状核被脂滴挤到细胞的边缘，呈扁圆形）。

5. 透明软骨（器官横切HE染色）

(1) 肉眼观察：辨出切片的上、下面。

(2) 低倍镜观察：染成紫蓝色的部位是软骨组织的基质，在基质内散在的点状物是软骨细胞，软骨细胞的周围有透亮区，为软骨囊。软骨组织外面呈粉红色的部分是软骨膜。

(3) 高倍镜观察：软骨基质呈淡紫蓝色。软骨细胞大小不等，靠近软骨边缘部的软骨细胞小，呈扁椭圆形，中央部细胞较大，呈椭圆形或圆形，常见2～4个大小不等的细胞成群存在于一个软骨囊内，称为同源细胞，它们都是来自同一个母细胞。软骨组织的外面是软骨膜，由致密结缔组织构成。

6. 血涂片（Wright或Giemsa染色）

（1）肉眼观察：辨识涂片的上、下面。

（2）低倍镜观察：选择涂片薄、染色淡的部位观察，可见视野中大量无核并染成粉红色的红细胞、少量核被染成紫蓝色的白细胞以及小块状集群存在的血小板。

（3）高倍镜观察：重点观察白细胞（辨识中性粒细胞、嗜酸性粒细胞、嗜碱性粒细胞、单核细胞、淋巴细胞）。

7. 肌组织（骨骼肌切片、平滑肌切片、心肌切片）

（1）骨骼肌切片（HE染色）：

1）肉眼观察：辨识切片的上、下面。

2）低倍镜观察：找到染成粉红色的区域为骨骼肌。可见纵行、横行的骨骼肌纤维。

3）高倍镜观察：找到典型的骨骼肌纤维，可清楚地见到明暗相间的横纹。

（2）平滑肌切片（小肠切片HE染色）、心肌切片

二、示教（幻灯、多媒体）

观察各种上皮组织、结缔组织、肌组织、神经组织。

实验三　运动系统

一、全身骨骼

【实验材料】

1. 长骨端冠状剖面标本、脱钙骨标本、去有机质标本
2. 躯干骨标本（椎骨、肋骨、胸骨、胸廓、脊柱）
3. 四肢骨标本（上肢骨标本、下肢骨、骨盆标本）
4. 颅骨标本（整颅标本、颅骨水平切标本、分离颅骨标本、新生儿颅骨标本）
5. 全身骨架标本、模型

【实验内容】

1. 骨的形态（长骨、短骨、扁骨、不规则骨）

2. 骨的构造（通过长骨的剖面标本显示骨密质、骨松质、骨小梁、骨膜、骨髓及骨髓腔）

3. 椎骨的一般形态结构（椎体1个、椎弓1个、椎孔1个、突起7个、椎间孔）

4. 各部椎骨的形态特征（颈椎7个、胸椎12个、腰椎5个、骶椎1个、尾椎1个）

（1）颈椎：椎体小、椎孔大、上下关节面平、横突上有横突孔。第2～6颈椎棘突末端分叉；第1颈椎呈环状，称寰椎；第2颈椎椎体上有齿突，称枢椎；第7颈椎棘突

最长，末端呈结节状，是计数椎骨的重要标志，称隆椎。

（2）胸椎：椎体平面观呈心形，椎孔小，椎体侧面和横突上都有与肋相关节的关节凹，棘突长、向后下方倾斜，整体观呈叠瓦状，关节突呈冠状位。

（3）腰椎：椎体大，棘突短，呈板状，水平后伸。

（4）骶骨：由5块骶椎融合而成，呈三角形，前面凹，有4对骶前孔，后面凸，正中线上隆起，称骶中嵴；其外侧有4对骶后孔，骶骨内的纵行管道称骶管，骶中嵴的下端向下凸起，称骶角，骶角间的裂孔称骶管裂孔，是麻醉时进针的重要标志；骶骨前面上缘向前突出，称骶岬；骶骨的侧面有与髋骨相关节的耳状关节面。

（5）尾骨：由4块退化的尾椎融合而成。

5. 在脊柱整体观上，注意观察椎间孔及脊柱的整体运动。

6. 胸骨

胸骨为扁骨，上宽下窄，上端是胸骨柄，下端是剑突，之间是胸骨体，柄体之间向前突出称胸骨角，该结构是计数肋骨的重要标志；胸骨侧面有与肋软骨相关节的关节面。

7. 肋骨

重点观察肋骨的形态和结构。肋骨呈弓形，由椎骨端和胸骨端及之间的肋骨体构成。

椎骨端有肋小头、肋结节和之间变细的肋颈；肋的下缘内面有一浅沟称肋沟，是肋间血管和神经走行的压痕。

特殊肋：第1肋小，呈水平位，与胸骨间以软骨结合，上面有斜角肌结节及锁骨下动静脉沟；第7肋最长。第1～7肋为真肋，第8～10肋其肋软骨形成肋弓，称假肋。第11～12肋的前端游离于腹前壁肌内，称浮肋（游离肋）。

8. 四肢骨

（1）上肢骨：

1）上肢带骨：

肩胛骨：关节盂、喙突、肩胛冈、肩峰、冈上窝、冈下窝、肩胛下窝、肩胛下角

锁骨：内侧端（胸骨端）、外侧端（肩峰端）

2）游离上肢骨：

肱骨
- 上端（肱骨头、大结节、小结节、节间沟、外科颈）
- 体干部（三角肌粗隆、桡神经沟）
- 下端（肱骨小头、肱骨滑车、鹰嘴窝、内上髁、外上髁、尺神经沟、冠突窝）

桡骨
- 上端（桡骨头、环状关节面、桡骨粗隆、尺骨切迹、桡骨颈）
- 下端（桡骨茎突、桡腕关节面、尺切迹）

尺骨
- 上端（鹰嘴、冠突、滑车切迹、桡切迹）
- 下端（尺骨头、尺骨茎突）

腕骨、掌骨、指骨：各腕骨的名称、排序。各掌骨和指骨的名称。

（2）下肢骨：

1）下肢带骨：

髋骨：髋骨是髂骨、坐骨、耻骨等三块骨性融合而成，髂骨在上，坐、耻骨在下，

三者围成闭孔。上部有髂嵴、髂前上棘、髂后上棘，前缘与耻骨间融合成髂耻隆起，耻骨上有尺骨结节、耻骨梳、弓状线。两耻骨间的向对面称耻骨联合面。后缘有坐骨棘、坐骨大切迹、坐骨小切迹、坐骨结节。自骶岬、弓状线、尺骨结节到耻骨联合上缘间的连线即是大、小骨盆的分界线。外面中份有髋臼窝。

2）游离下肢骨：

股骨：股骨是全身最长的骨，分上下两端和体干部。

上端（股骨头、股骨颈、大转子、小转子、转子间嵴、转子窝）
下端（内侧髁、外侧髁、髁间窝、内上髁、外上髁）
体干部（后面有臀肌粗隆）

髌骨：分前后两面，上为髌底，下为髌尖，后为关节面。

胫骨：是上大下小三棱形骨，分上下两端和体干部，前上部向前凸出的结构称胫骨粗隆、向下延续为胫骨前嵴。

上端（膝关节面、内侧髁、外侧髁）
下端（内踝、踝关节面）

腓骨 上端（腓骨头、胫腓关节面）
下端（外踝）

足骨：各跗骨、跖骨、趾骨的名称、排序。

9. 颅骨（23块）

脑颅（8块） 成对的：顶骨、颞骨
单个的：额骨、筛骨、蝶骨、枕骨

面颅（15块） 成对的：鼻骨、上颌骨、下鼻甲骨、腭骨、颧骨、泪骨
单个的：犁骨、下颌骨、舌骨

颅底内面观：颅前窝（筛板、筛孔）；颅中窝（垂体窝、视神经孔、眶上裂、圆孔、卵圆孔、棘孔、三叉神经半月节压迹、破裂孔）；颅后窝（枕大孔、舌下神经管内口、横窦沟、乙状窦沟、颈静脉孔、内耳门）。

颅底外面观：鼻后孔、枕大孔、颈静脉孔、颈动脉管外口、茎突、乳突、下颌窝、关节结节、枕外隆凸。

颅前面观：眶、眶上切迹（孔）、眶下孔、鼻泪管、眶上裂、眶下裂、骨性鼻腔、上鼻甲、中鼻甲、下鼻甲、上鼻道、中鼻道、下鼻道。

颅侧面观：外耳门、外耳道、颧弓、颞窝、翼点。

鼻旁窦：额窦、上颌窦、蝶窦、筛窦。

下颌骨：有下颌支、下颌体、髁突、冠突、下颌孔、颏孔、下颌角、牙槽突。

二、骨连结

【实验材料】

1. 关节的基本结构标本
2. 椎骨间连结标本、显示椎间盘标本
3. 胸廓标本、脊柱标本
4. 骨盆标本

5. 肩、肘、腕关节标本

6. 髋、膝、踝关节标本

7. 颞下颌关节标本

【实验内容】

1. 展示关节的基本结构（关节面、关节腔、关节囊）以及关节的辅助结构（韧带、关节面软骨、关节唇、关节盘）

2. 脊柱的整体观（前面观、后面观、侧面观）及脊柱的运动

3. 观察椎骨间的连结，前纵韧带、后纵韧带、黄韧带、项韧带，椎间关节，观察椎间孔与椎间血管和神经的关系，肋椎关节，骶髂关节

4. 观察胸廓的组成和形态结构，胸廓的上口、下口，肋间隙，肋弓，胸肋关节

5. 上肢骨连结

肩关节：肩关节的组成，关节囊的特点及运动。

肘关节：肘关节的组成，肱桡关节、肱尺关节及关节囊和周围的韧带，肘关节的运动。腕关节：腕关节的组成及运动。

6. 下肢骨连结

骨盆：骨盆的组成，骶髂关节和周围的韧带，观察大、小骨盆的分界。

髋关节：髋关节的组成，关节囊及囊内、外韧带，关节的运动。

膝关节：膝关节的组成，关节周围韧带，关节腔内前、后交叉韧带，内、外侧半月板，膝关节的运动。

踝关节：踝关节的组成，关节囊周围的韧带及踝关节的运动。

7. 颞下颌关节

颞下颌关节的组成，关节囊，关节盘及关节的运动。

三、骨骼肌

【实验材料】

1. 肌总论标本

2. 全身肌肉标本

【实验内容】

1. 观察肌的形态，肌腹和肌腱（腱膜）的关系，浅、深筋膜

2. 观察躯干肌（胸肌、腹肌、背肌、盆底肌）

3. 观察四肢肌

（1）上肢肌：肩肌、臂肌（前、后群）、前、后群、手肌。

（2）下肢肌：髋肌、大腿肌（前、后群）、小腿肌、足肌。

4. 观察头肌、颈肌

（1）头肌：表情肌、咀嚼肌。

（2）颈肌：颈浅层肌，舌骨上、下肌群，胸锁乳突肌，深层的前、中、后斜角肌及斜角间隙。

实验四　消化系统

一、消化系统的大体结构

【实验材料】

1. 可拆卸的人体半身模型，头、颈部正中矢状切模型，食管、胃、小肠、大肠、直肠模型，肝、胰、胆囊模型，口腔模型、各牙模型。

2. 胸、腹腔打开的标本，咽部展示标本，展示各网膜、系膜及全部小肠、大肠、直肠的标本，展示肝、胰、十二指肠、胆囊及胆管的标本。

【实验内容】

1. 结合标本及模型观察口腔（包括外观结构），咽的形态、位置、结构，同学互相观察咽峡的结构。

2. 借助标本及模型观察各部消化管的形态、位置、结构特征，各网膜、系膜的结构特征，各部小肠、大肠和直肠等剖开标本，观察其黏膜皱襞的形态特点。

3. 借助标本及模型观察肝、胰、十二指肠、胆囊、胆管系统的形态、位置、结构。

二、消化系统的组织结构

【实验材料】

1. 食管、胃、小肠、大肠切片

2. 肝、胰切片

【实验内容】

1. 观察食管的组织结构

(1) 低倍镜：分辨出黏膜层、黏膜下层、肌层、外膜等四层结构。

(2) 高倍镜：观察黏膜上皮层部分，可见表层细胞呈梭形、扁平，深层细胞不规则，基底层细胞呈小立方状。上皮层的深面为固有层，该层由少量的疏松结缔组织构成，内有小的血管、淋巴管、神经，深面为纵行的黏膜肌层。黏膜肌层深面为黏膜下层，黏膜下层为疏松结缔组织，内含有较大的血管、神经丛和食管腺（黏液性腺）。肌层为内环行、外纵形平滑肌（中、上段位骨骼肌）。外膜由纤维组织构成。

2. 观察胃的组织结构

(1) 低倍镜：分辨胃壁的四层组织结构。

(2) 高倍镜：黏膜层可见有许多突起，突起间有凹陷，称胃小凹；黏膜上皮为单层柱状上皮，细胞界限清楚，细胞质染色较淡，细胞核呈卵圆形，位于细胞的基底部；固有层内有含有大量的胃底腺，少量的结缔组织，以及较小的血管、淋巴管、神经纤维；黏膜肌层由内环行、外纵形平滑肌构成。黏膜下层主要是疏松结缔组织，内有较大的血管、淋巴管、神经丛。肌层为内斜行、中环行、外纵行平滑肌。外膜由疏松结缔组织和间皮构成。

胃腺为管状，主细胞多见于腺的中下部，细胞呈锥体形，核圆形，位于细胞的基底部，细胞质染色深，呈淡蓝色。壁细胞多分布于腺的中份，细胞较大，呈圆形或锥形，核圆形，位于细胞中央，胞质染色淡，呈粉红色。颈黏液细胞较小，多位于腺的颈部，胞核、胞质的染色都较淡。

3. 观察小肠的组织结构（空肠、回肠）

（1）低倍镜：分辨小肠壁的四层结构。

（2）高倍镜：黏膜层表面有许多指状突起的绒毛，单层柱状上皮覆盖绒毛的表面，柱状细胞间夹有许多杯状细胞，且越接近空肠，杯状细胞越多，其下面是固有层，主要由疏松结缔组织构成，内含丰富的毛细血管、平滑肌纤维，每个绒毛内都有1～2条纵行的毛细淋巴管，称为中央乳糜管，该层在空肠有孤立的淋巴小结，在回肠除有孤立的淋巴小结外还有大量的集合淋巴小结（有的可达黏膜下层）。黏膜下层由疏松结缔组织构成，内含较大的血管、淋巴管、小肠腺（十二指肠腺可穿过黏膜肌层达黏膜下层）。肌层为内环行、外纵形平滑肌。外膜为浆膜。

4. 观察肝组织

（1）低倍镜：肝实质被结缔组织分隔成许多大小不定、形态不规则的肝小叶，肝小叶之间的组织称小叶间结缔组织；几个肝小叶之间有一结缔组织较多的区域，内含小叶间动脉、小叶间静脉、小叶间单管等三种结构，这个区称为门管区。

（2）高倍镜：观察肝小叶（绘图）。

肝小叶平面观：肝细胞呈索状，并以中央静脉为中心呈放射状排列（肝细胞索），立体观呈板状（肝板）。

中央静脉：是肝小叶中央的管腔不规则管道，关闭不完整，与肝血窦相通。

肝板：平面观呈索条状，较大呈多边形，细胞核圆形，位于细胞中央。

肝血窦：为相邻两肝板间衬附的毛细血管内皮间的腔隙（毛细血管），内皮与肝板间的间隙称窦周隙（迪塞间隙）。

门管区：该区内有三种管道，小叶间动脉管腔圆而小、壁厚，主要是平滑肌；小叶间静脉管腔大、壁薄、不规则；小叶间胆管管壁由单层立方状上皮构成。

5. 观察胰腺组织

（1）低倍镜：辨识胰腺组织的内分泌部（胰岛）和外分泌部。

（2）高倍镜：胰岛是胰腺外分泌部腺泡间的岛状结构，外分泌部腺泡染色较深，胰岛染色较淡。腺泡壁细胞呈锥状，核圆形位于细胞中央。胰岛（内分泌部）由A、B、D细胞构成，A细胞较大，染色深，位于胰岛的周边。B细胞小，染色淡，占据胰岛的大部分，核圆，位于细胞中央。D细胞小，位于A、B细胞之间。

实验五　呼吸系统

一、呼吸系统的大体结构

【实验材料】

1. 头部正中矢状切标本、模型
2. 喉、气管、支气管标本（离体）及模型
3. 人体躯干标本及半身模型

【实验内容】

1. 同学间互相观察外鼻。

2. 观察头、颈部矢状切标本及模型，观察鼻腔、咽、喉的位置及结构。

3. 观察喉、气管、支气管离体标本及模型。

4. 观察肺的形态、结构、位置，左、右肺的分叶及肺门的结构。

二、呼吸系统的组织结构

【实验材料】

1. 气管切片

2. 肺切片

【实验内容】

1. 观察气管切片

(1) 低倍镜：辨识气管壁的三层结构（黏膜层、黏膜下层、外膜）。

(2) 高倍镜：

1）黏膜层：黏膜上皮为假复层纤毛柱状上皮，细胞间夹有大量的杯状细胞。深面为固有层。

2）黏膜下层：由疏松结缔组织、腺体、血管、淋巴管、神经等构成。外膜由半环状透明软骨及结缔组织构成，软骨缺口处有平滑肌和结缔组织。

2. 观察肺切片

(1) 低倍镜：观察肺内各段支气管、肺泡。

(2) 高倍镜：观察肺内各段支气管管壁的变化，肺泡的特点，肺泡隔及肺泡隔内的毛细血管（绘图）。

实验六　泌尿系统

一、泌尿系统的大体结构

【实验材料】

1. 人体腹腔打开的标本、半身模型

2. 离体泌尿系统标本（男、女性）；肾、输尿管、膀胱、尿道模型（男、女性）

3. 男、女性盆部正中矢状切面标本及模型

二、泌尿系统的组织结构

【实验材料】

1. 肾的组织切片

2. 膀胱的组织切片

【实验内容】

1. 观察肾的组织结构

(1) 低倍镜：辨识肾皮质、肾髓质。

（2）高倍镜：观察肾皮质，肾小球囊、肾小球的血管极和尿极、球旁细胞、致密斑、近端小管、远端小管、肾小管管壁的上皮细胞（绘图）。

2. 观察膀胱组织结构

（1）低倍镜：辨识膀胱壁的三层结构（黏膜层、肌层、外膜）。

（2）高倍镜：

1）黏膜层：上皮层，为变移上皮（属复层）。

2）肌层：为平滑肌。

3）外膜：除膀胱上部是浆膜外，其余部分为纤维膜。

实验七　男性生殖系统

一、男性生殖系统的大体结构

【实验材料】

1. 男性人体半身模型

2. 男性盆部正中矢状切面标本、模型

3. 男性离体生殖器标本、模型

【实验内容】

1. 在人体半身模型上观察男性生殖器的形态、结构、位置。

2. 观察男性生殖器的标本，各器官的形态、结构（阴茎、阴囊、睾丸、输精管、前列腺、精囊、尿道）。

二、男性生殖器官的组织结构

【实验材料】

睾丸的组织切片

【实验内容】

低倍镜：辨识睾丸纵隔、睾丸小隔、睾丸小叶。

高倍镜：观察生精小管及管壁上发育不同阶段的精细胞、睾丸间质、睾丸间质细胞。

实验八　女性生殖系统

一、女性生殖系统的大体结构

【实验材料】

1. 女性盆部正中矢状切面标本、模型

2. 离体女性生殖器官标本、模型（卵巢、输卵管、子宫、阴道）

【实验内容】

在标本模型上观察女性生殖器官的形态、结构、位置。

二、女性生殖系统的组织结构

【实验材料】

1. 卵巢组织切片

2. 子宫组织切片

【实验内容】

1. 观察卵巢组织切片

(1) 低倍镜：辨识卵巢组织的皮质和髓质。皮质由发育不同阶段的卵泡、黄体和少量结缔组织构成；髓质位于皮质深部，由疏松结缔组织和血管构成。

(2) 高倍镜：观察皮质内发育不同阶段的卵泡，重点观察生长卵泡，卵丘、卵细胞、透明带、放射冠（绘图）、黄体。

2. 观察子宫组织切片

(1) 低倍镜：辨识子宫壁的三层结构（内膜、肌层、外膜）。内膜由上皮及固有层构成，上皮层是单层柱状上皮，上皮层向深部组织深入凹陷，称子宫腺（为单管状腺），开口于子宫腔。

(2) 高倍镜：观察子宫内膜，子宫内膜上皮是单层柱状上皮，染色较深，下面是固有层，由较致密的结缔组织构成，内含大量的子宫腺和较丰富的血管、淋巴管。肌层很厚，属平滑肌，内含许多血管。

实验九　脉管系统

一、心血管系统

(一) 心血管系统的大体结构

【实验材料】

1. 人体半身模型、全身骨架（带全身血管的模型）

2. 心脏标本、模型

3. 全身血管标本，头部浅静脉模型，上、下肢浅静脉标本

【实验内容】

1. 观察心脏外形、结构、位置，冠状血管的发出、走行、分布。

2. 观察心脏开窗标本、模型，了解心脏内部结构。

3. 在全身血管的标本上，按大、中、小的顺序（头部、胸部、腹部、四肢）依次观察全身的动、静脉。

(二) 心血管系统的组织结构

【实验材料】

1. 心壁切片

2. 肺组织切片

3. 大动脉、大静脉切片

【实验内容】

1. 观察心壁切片（内皮、内皮下层、浦肯野细胞）、心肌层、心外膜（浆膜）。

2. 观察大动脉与大静脉切片及其内膜、内弹性膜、中膜、外膜。

3. 通过观察肺组织切片，观察肺间质中的小动脉、小静脉的结构特点。

二、淋巴系统

淋巴系统包括淋巴管道和淋巴器官。

（一）淋巴系统大体结构

【实验材料】

1. 显示全身淋巴管、淋巴结群的模型

2. 显示胸导管、中央乳糜池的模型

3. 脾模型及脾淋巴结的剖面模型

【实验内容】

1. 观察全身淋巴管和淋巴结群。

2. 观察半身人体模型后壁上脊柱前方的胸导管和乳糜池。

3. 观察脾的形态、结构、位置。

4. 观察脾和淋巴结的实质剖面模型，了解淋巴器官实质的内部大体结构。

（二）淋巴结和脾的组织结构

【实验材料】

1. 淋巴结的组织切片

2. 脾的组织切片

【实验内容】

1. 观察淋巴结组织切片

（1）低倍镜：辨识淋巴结实质的皮质和髓质，皮质在外周部染色深，髓质在中央染色浅。

（2）高倍镜：观察皮质，可见皮质浅层内有淋巴组织聚集而成的圆形的结构，称淋巴小结，淋巴小结的中央细胞较大，染色淡，为生发中心，弥散在淋巴小结之间的淋巴组织为副皮质区，淋巴小结与被膜及小梁之间的间隙称淋巴窦（窦内的细胞是网状细胞、巨噬细胞）。

2. 观察脾组织切片

（1）低倍镜：辨识脾的红髓、白髓；白髓在脾实质内形成的淋巴小结和淋巴鞘；存在于白髓之间的脾索和脾窦。

（2）高倍镜：观察脾索内的细胞，脾索内含 B 淋巴细胞、网状细胞、巨噬细胞、红细胞；脾窦为不规则的网状间隙，内含巨噬细胞和淋巴细胞。

实验十　感觉器

感觉器包括：视器、前庭蜗器、皮肤。

一、感觉器的大体结构

【实验材料】

1. 眼球、前庭蜗器、皮肤的模型

2. 牛眼球剖面标本、前庭蜗器外耳及中耳标本

【实验内容】

1. 在模型和标本上观察眼球的形态、结构、位置。

2. 在模型和标本上观察前庭蜗器的形态、结构、位置。

二、皮肤的组织结构

皮肤由表皮、真皮和皮下组织构成。

【实验材料】

人手指皮肤切片

【实验内容】

1. 低倍镜：辨识皮肤的表皮、真皮和皮下组织。

2. 高倍镜：皮肤表皮是由复层扁平上皮构成，表皮可分为角质层（多层）、透明层（角化前细胞层）、颗粒层（2～3 层）、棘层（4～10 层）、基底层等五层细胞结构。真皮位于表皮的深面，由致密结缔组织构成。包括真皮乳头层和网状层。真皮乳头层内含有背囊的神经末梢（触觉小体、环层小体、游离神经末梢）。

实验十一　神经系统

神经系统由中枢神经系统和周围神经系统构成。

一、中枢神经系统

中枢神经系统由脑和脊髓构成。

【实验材料】

1. 整体脑及脑血管的模型、各部脑（脑干、小脑、间脑、端脑）的模型

2. 显示整体脑、各部脑的标本。脑的各平面切面标本（显示脑的内部结构）

3. 显示脊髓位置的标本模型

4. 显示脑和脊髓被膜的标本、模型

【实验内容】

1. 在标本和模型上观察脑的形态、结构、位置，各部脑的形态结构和位置。

2. 在脑的不同水平切面上观察大脑的基底神经结，丘脑及内囊的形态、位置；观察脑干各部的形态结构及 12 对脑神经出（入）脑的部位；小脑的上、下、前面观的具体结构，与脑干间的第四脑室。

3. 在标本和模型上观察脑和脊髓被膜（软膜、蛛网膜、硬膜）及形成的结构（上矢状窦、下矢状窦、横窦、乙状窦）、脑室系统。

二、周围神经系统

周围神经系统由脑神经、脊神经和内脏神经构成。

【实验材料】

1. 各脑神经走行、分布的标本和模型

2. 各脊神经走行、分部的标本和模型

【实验内容】

1. 在标本和模型上观察 12 对脑神经出入脑的部位、走行和分布。

2. 在带有脊神经根及血管的脊柱标本上，观察及神经与椎间孔的关系。

3. 在带有全身周围神经的标本（模型）上，在带有血管、神经的全身肌肉标本上观察各部脊神经形成的神经丛（颈丛、臂丛、腰丛、骶尾丛）及自各神经丛发出的脊神经的名称、走行。

实验十二　内分泌系统

内分泌系统由内分泌细胞、内分泌组织和内分泌器官构成。

一、内分泌系统大体结构

【实验材料】

1. 喉及甲状腺标本、模型

2. 肾上腺标本、模型。人体半身模型（示腹后壁）

【实验内容】

1. 同学之间在教师的指导下互相触摸甲状腺，了解甲状腺的位置、形态、质地及其与喉的关系。

2. 在标本模型上观察甲状腺的形态、结构、位置。

3. 打开腹壁，显示腹后壁在标本、模型上观察肾上腺的形态、位置。

二、甲状腺、肾上腺的组织结构

【实验材料】

1. 甲状腺的组织切片

2. 肾上腺的组织切片

【实验内容】

1. 观察甲状腺的组织结构

（1）低倍镜：辨识甲状腺实质中的甲状腺滤泡及滤泡间组织。

（2）高倍镜：观察甲状腺滤泡，泡壁由单层立方上皮细胞构成，上皮细胞呈立方状或锥状，胞质染成粉红色，胞核圆位于细胞中央，泡腔内充满了粉红色的泡液；滤泡间有少量结缔组织，其内含有散在的泡旁细胞，细胞体积较大，核圆，位于细胞中央，细胞质色浅。

2. 观察肾上腺的组织结构

(1) 低倍镜：辨识肾上腺皮质和髓质。

(2) 高倍镜：观察皮质，分辨皮质由浅入深的球状、束状、网状三个带。球状带细胞小呈团状排列；束状带位于球状带深面，最厚，细胞大，呈索状纵向排列，索间为血窦；深面是网状带，细胞呈索网状排列。肾上腺中央区域为髓质，可见黄褐色的嗜铬细胞。

实验十三　胚胎学概要

胚胎学概要的内容包括人体早期发育、胎儿附属结构和胎儿血液循环。

【实验材料】

1. 胚胎早期发育各阶段的模型
2. 人体成形后各月份的胚胎标本
3. 胎儿附属结构（脐带）及胎盘的标本、模型

【实验内容】

1. 通过观察胚胎早期发育各阶段的模型了解人体发生、发育过程中的复杂变化。
2. 通过观察人体成形后各月份的变化了解人体生长发育的过程。
3. 观察胎儿附属结构，了解胎儿在生长发育过程中与母体之间的关系。

参考答案

绪论

一、名词解释

1. 组织是由形态相似、功能相关的细胞借细胞间组织结合在一起而构成。

2. 器官是指几种功能相关的组织结合成具有一定形态、并能完成一定生理功能的结构。

3. 系统是由一系列形态各异、功能相关的器官所构成。

4. 内脏是指大部分位于胸腔、腹腔、盆腔，并借一定孔（道）直接或间接与外界相通的器官。

5. 解剖学姿势为身体直立，双目平视正前方，上肢自然下垂，掌心朝前，两足并拢，足尖朝前。

二、填空题

1. 上皮组织　结缔组织　肌组织　神经组织

2. 头　颈　躯干　四肢

3. 矢状轴　冠状轴　垂直轴

三、选择题

1. A　2. E　3. C　4. A　5. E

四、简答题

1. 人体有运动系统、消化系统、呼吸系统、泌尿系统、生殖系统、脉管系统、感觉器、神经系统、内分泌系统等。

2. 轴：矢状轴、冠状轴、垂直轴；面：矢状面、冠状面、水平面。

第一章

一、名词解释

1. 单位膜指细胞外表面的膜状结构，电镜下为两暗夹一明的三层结构。

2. 细胞器指在细胞基质中具有一定形态、执行特定生理功能的亚细胞结构。

3. 指常染色质和异染色质不均匀地散在于核质中，平常染色较淡，当细胞分裂时，染色质变粗、变浓，变为染色体。

4. 细胞周期指细胞分裂过程中经历的每个时期，即从上一次细胞分裂结束到下一次细胞分裂结束的过程，包括分裂期和细胞间期。

二、填空题

1. 脂质双分子层　蛋白质　多糖
2. 核膜　核仁　染色质　核基质
3. 细胞周期　分裂期　细胞间期

三、选择题

1. A　2. C　3. E　4. B　5. A　6. E　7. D　8. B　9. E　10. E

四、简答题

1. ①核糖体，由 RNA 和蛋白质构成，是装备蛋白质的原料。

②内质网 { 粗面内质网　是装备蛋白质的场所
滑面内质网　功能复杂（肌浆网）

③线粒体，是为细胞本身生理功能提供能量的结构。

④高尔基复合体，由生成面、扁平囊和成熟面构成，是细胞内的“加工厂”。其功能是形成溶酶体、形成分泌颗粒。

⑤溶酶体，是存在于基质中的泡状小体，内含 60 多种酸性水解酶，具有很强的消化分解物质的能力，是细胞内的“消化器”。

⑥微体，是存在于基质中的泡状小体，内含过氧化氢酶和过氧化物酶，能分解、破坏过氧化氢，防止细胞氧中毒，是细胞内的“防毒小体”。

⑦中心体，由两个颗粒小体构成，细胞分裂时形成纺锤体，与细胞分裂有关。

⑧微丝、微管 { 微丝　与细胞运动、分裂以及细胞弹性有关
微管　与细胞内大分子移动以及细胞分裂有关

2. 细胞核是细胞遗传和代谢的控制中心，包括核膜、染色质、核仁、核基质等结构。

3. 细胞周期指细胞分裂过程中经历的每个时期，即从上一次细胞分裂结束到下一次细胞分裂结束的过程，包括细胞间期和分裂期。

第二章

一、名词解释

1. 组织液是毛细血管动脉端渗出的血浆成分。

2. 血浆是血液中的液体部分，约占血液容积的 55%，血浆中 90%是水，其余为血浆蛋白。

3. 血液从血管流出后，其内的纤维蛋白原变为纤维蛋白，血液发生凝固，血液凝固后析出的淡黄色透明液体称为血清。

4. 心血管、淋巴管内衬的单层扁平上皮称为内皮。

5. 衬于体腔内面和包于器官表面的上皮及肺泡上皮称为间皮。

二、填空题

1. 上皮组织　结缔组织　肌组织　神经组织
2. 被覆上皮　腺上皮
3. 纤毛　微绒毛
4. 紧密连接　中间连接　桥粒　缝隙连接
5. 腺　外分泌腺　内分泌腺
6. 动脉　物质交换
7. 两条 Z 线　肌原纤维
8. 胞体　突起　轴突　树突
9. 星形胶质细胞　少突胶质细胞　小胶质细胞　室管膜细胞
10. 感觉神经末梢　运动神经末梢

三、选择题

1. D　2. E　3. A　4. C　5. C　6. A　7. E　8. C　9. A　10. B
11. E　12. C　13. C　14. E　15. D　16. A　17. D　18. D　19. A　20. B

四、简答题

1. ①固定型细胞
   - 成纤维细胞：产生多种结缔组织中的纤维
   - 脂肪细胞：合成、贮存脂肪
   - 未分化的间充质细胞：可分化为成纤维细胞、平滑肌细胞及脂肪细胞

   ②游走型细胞
   - 巨噬细胞：吞噬功能
   - 肥大细胞：在过敏反应中，具抗凝血、扩张毛细血管、使支气管平滑肌收缩的作用
   - 浆细胞：产生免疫球蛋白，参与体液免疫

2. 肌组织
   - 心肌：通过收缩舒张推动血液循环
   - 平滑肌：分布于血管、淋巴管、内脏器官
   - 骨骼肌：是躯体运动器官，分布于头、颈、躯干和四肢

3. 血液
   - 血浆：占血液容积的 55%
   - 血细胞
     - 红细胞 (3.5～5.5)×10^{12}/L
     - 白细胞 (4～10)×10^{9}/L
       - 有粒白细胞
         - 中性粒细胞（50%～70%）
         - 嗜酸性粒细胞（0.5%～3%）
         - 嗜碱性粒细胞（0～1%）
       - 无粒白细胞
         - 淋巴细胞（20%～30%）
         - 单核细胞（3%～8%）
     - 血小板 (100～300)×10^{9}/L

   血红蛋白
   - 男：120～150 g/L
   - 女：105～135 g/L

4. ①按突起数量多少分为：单极神经元、双极神经元、假单极神经元、多极神经元

②按功能分为：感觉神经元、中间神经元、运动神经元

③按释放递质分为：胆碱能神经元、肾上腺素能神经元、肽能神经元

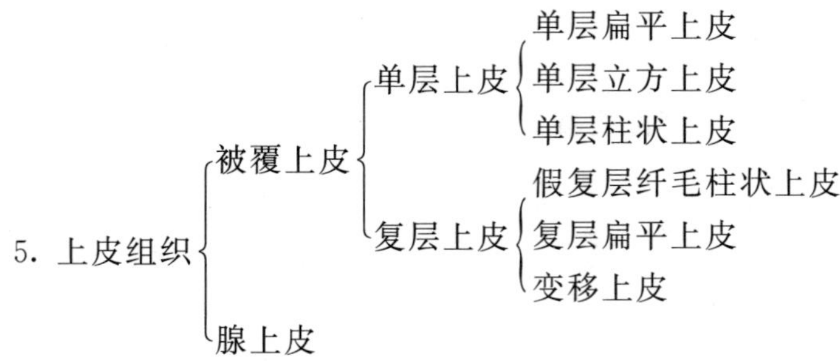

分布：被覆上皮分布于体腔内面、管腔器官内面，包于胸、腹、盆腔脏器表面。腺上皮形成外分泌腺和内分泌腺。

功能：保护、分泌、吸收等。

第三章

一、名词解释

1. 胸骨角是胸骨柄与胸骨体之间向前突出的结构。该处与第2肋骨相对，为重要骨性标志。

2. 鼻旁窦是颅骨内的一些含气小腔，包括额窦、蝶窦、筛窦、上颌窦。

3. 腹股沟管是腹前外侧壁肌在腹与股之间形成的一肌间裂隙，有上、下、内、外四壁，内（腹环）、外（皮下环）两口，男性通过的是精索，女性通过的是子宫圆韧带。

4. 颅囟是婴儿颅骨的特征，以前囟最大，约1岁半才完全骨化闭锁。

5. 骶角是骶外侧嵴的最下端向下突出的结构，两骶角之间是骶管裂孔，是一重要的骨性标志。

6. 椎间孔是椎骨连结中，椎间关节与上、下切迹间形成的孔，是脊神经和血管出入之处。

7. 翼点是颅骨的顶骨、颞骨、额骨、蝶骨之间在颞窝上方形成的“H”形的缝。该点的颅内面有脑膜中动脉通过。故遭打击易造成颅内硬膜外出血。

8. 椎间盘是两椎骨之间的纤维软骨垫，由外周的纤维环和中心的髓核构成。

9. 左右耻骨在骨盆正前方借纤维软骨垫连结形成耻骨联合，其上缘是小骨盆上口前方的标志，下缘是小骨盆下口前方的标志。

10. 腹股沟韧带是腹外斜肌下部腱膜增厚、紧张，连于髂前上嵴与耻骨结节之间的致密结缔组织，它是腹部与股部之间的界线。

二、填空题

1. 骨　骨连结　骨骼肌

2. 骨膜　骨质　骨髓
3. 长骨　短骨　扁骨　不规则骨
4. 关节面　关节囊　关节腔
5. 颈曲　胸曲　腰曲　骶曲
6. 膜化骨　软骨化骨
7. 食管裂孔　腔静脉裂孔　主动脉裂孔
8. 精索　子宫圆韧带
9. 第7　第3
10. 三角肌　臀大肌

三、选择题

1. D　2. B　3. E　4. A　5. B　6. B　7. E　8. E　9. D　10. A
11. E　12. A　13. A　14. C　15. A

四、简答题

1. 由骨、骨连结和骨骼肌组成。
骨：起杠杆作用。
骨连结：起枢纽作用。
骨骼肌：起动力作用。
肌肉牵引骨围绕关节产生运动。

2. 浅筋膜：位于皮肤和深筋膜之间，主要是结缔组织，含脂肪、浅静脉、浅淋巴管、神经等。

深筋膜：位于深部，形成肌间隔和血管神经鞘。

3. 呼吸肌
- 肋间肌
  - 肋间外肌收缩提肋，助吸气。
  - 肋间内肌收缩降肋，助呼气。
- 膈肌
  - 收缩，膈下降，助吸气。
  - 舒张，膈上升，助呼气。

4. 额窦：位于额骨内，开口于中鼻道。
蝶窦：位于蝶骨体内，开口于蝶筛隐窝和上鼻道。
筛窦：位于筛骨内，开口于中鼻道和上鼻道。
上颌窦：位于上颌骨体内（最大的一对），窦底低，窦口高，开口于中鼻道。

5. 骨盆由髋骨和骶骨借骨连结而成。自骶岬、弓状线、耻骨梳、耻骨联合上缘形成环行线，线以上为向上开放的大骨盆，线以下是呈桶状的小骨盆。小骨盆的下口前界为耻骨联合下缘，侧界为坐骨结节，后界为尾骨尖。

第四章

一、名词解释

1. 以悬雍垂向两侧延伸的两对黏膜皱襞，前为腭舌弓，后为腭咽弓，两弓与舌根共同形成咽峡，是口腔与咽的界限。

2. 肝门管区是在肝组织中几个肝小叶之间的结缔组织，其中有小叶间动、静脉，小叶间胆管等结构。

3. 直肠下端黏膜皱襞形成纵行皱襞（肛柱），下端以肛瓣相连续，如将肛柱下端与肛瓣连续起来看，是一环形的锯齿状，故称齿状线，该处是皮肤和黏膜分界处。

4. 胰腺组织的外分泌部（腺泡）之间夹杂一些大小不等的岛状结构，称为胰岛，有 A 细胞（产生胰高血糖素），B 细胞（产生胰岛素），D 细胞（产生生长抑素），PP 细胞（产生胰多肽）。

5. 十二指肠大乳头是在十二指肠降部中、下份内面，由胆总管和胰腺管汇合，穿十二指肠壁开口的结构。

二、填空题

1. 消化管　消化腺　上消化道　下消化道
2. 腭舌弓　腭咽弓　舌根
3. 起始部　15　与左主支气管交叉处　25　穿膈的食管裂孔处　40
4. 丝状乳头　菌状乳头　叶状乳头　轮廓乳头
5. 胃底部　胃体部
6. 上部　降部　下部　升部　十二指肠悬韧带
7. 肝小叶　窦周隙
8. 小叶间动脉　小叶间静脉　小叶间胆管
9. 胆囊底　胆囊体　胆囊颈　胆囊管

三、选择题

1. C　2. B　3. D　4. B　5. C　6. A　7. B　8. A　9. B　10. C
11. D　12. E　13. D　14. D　15. B

四、简答题

1. 消化系统由消化管（口腔、咽、食管、胃、小肠、大肠）和消化腺（唾液腺、肝、胰）构成。

2. 牙由露于表面的牙冠、围以牙龈的牙颈和位于牙槽骨内的牙根构成。

3. 上起于颅底，下于第六颈椎下缘续食管，后壁完整，前壁由上至下与鼻腔、口腔、喉相对，故分为鼻咽、口咽和喉咽三部，侧壁在鼻咽部，有咽鼓管圆枕和咽鼓管咽口，在喉咽部有梨状隐窝。

4. 肝细胞分泌胆汁→胆小管→小叶间胆管→小叶下胆管→左、右肝管→肝总管→胆总管→开口于十二指肠大乳头
肝总管↘胆囊管↗胆总管；胆囊管⇄胆囊

5. 肝呈楔形，分上（膈）、下（脏）两面，前、后两缘，肝的下面有一“H”形沟，即左、右纵沟和横沟。肝分为左、右两叶，肝大部分位于右季肋区，小部分位于腹上区和左季肋区。

第五章

一、名词解释

1. 喉以上（鼻、咽、喉）为上呼吸道；气管以下（气管、支气管）为下呼吸道。

2. 肺小叶是指以细支气管为中心及其所属的各结构，呈圆锥形，尖朝向肺门，底朝向肺表面。

3. 由自悬雍垂向两侧形成的腭舌弓、腭咽弓与舌根共同构成咽峡，是口腔与咽的界限。

4. 血-气屏障是肺泡内气体与肺泡壁毛细血管内红细胞间进行气血交换的屏障，包括肺泡上皮、基膜、毛细血管基膜与毛细血管内皮等四层结构。

5. 肋膈隐窝是肋胸膜与膈胸膜返折形成的深凹。

6. 纵隔是指胸廓上口与膈之间及两纵隔胸膜之间的结构，以胸骨角至第 4 胸椎下缘间的连线，以上为上纵隔，以下为下纵隔，下纵隔以心包为界，分前、中、后纵隔。

7. 副鼻窦指颅骨内存在的含气小腔，并借孔道与鼻腔相通，其黏膜相续，故鼻黏膜炎症时，可引起副鼻窦炎。

二、填空题

1. 呼吸道　肺

2. 鼻阈　鼻前庭　固有鼻腔

3. 喉口　喉腔　喉前庭　喉中间腔和喉室　喉下腔

4. 鼻　咽　喉

5. 呼吸性细支气管　导气部　呼吸部

三、选择题

1. D　2. D　3. C　4. C　5. A　6. E　7. A　8. D　9. C　10. E

四、简答题

1. 呼吸系统由呼吸道（鼻、咽、喉、气管、支气管）和肺组成。

2. 副鼻窦是颅骨内的含气腔隙，各腔借孔道于鼻腔开口，其黏膜相连续，有额窦、蝶窦、筛窦、上颌窦等，以上颌窦为最大，而且窦底低，开口高，炎症时不易引流。

3. 血—气屏障是肺泡内气体与肺泡壁毛细血管内红细胞间进行气血交换的屏障。包括肺泡上皮、基膜、毛细血管基膜、内皮等四层结构。

4. 肺位于胸腔、纵隔两侧，为圆锥形实质性器官，其质地柔软，如海绵样，有一尖（肺尖）一底（肺底），两面（胸肋面、纵隔面），三缘（前缘、后缘、下缘）。纵隔面中份有支气管、血管、淋巴管和神经出入部位，称肺门。

5. 由于右主支气管较左主支气管走向垂直，而且粗、短，因而豆粒易坠入右主支气管。

第六章

一、名词解释

1. 肾的内缘凹陷，是肾盂、血管、神经出入肾的部位。

2. 肾门继续向内凹陷形成的腔隙称肾窦，其内容纳肾的血管、淋巴管、神经、肾盂、肾盏以及充填其间的脂肪组织。

3. 滤过屏障是指肾小球毛细血管内血浆成分滤至肾小囊内形成原尿所经过的结构，由有孔毛细血管内皮、无孔基膜和肾小球囊脏层（足细胞间隙）构成。

4. 指在膀胱的内面，两输尿管口与尿道内口之间黏膜为平滑的三角区，称膀胱三角。

二、填空题

1. 肾　输尿管　膀胱　尿道
2. 起始部　髂血管分叉处　穿膀胱壁处
3. 内膜　肌层　外膜　变移上皮
4. 膀胱尖　膀胱体　膀胱底　膀胱颈
5. 前方　3～5

三、选择题

1. A　2. C　3. B　4. B　5. B　6. A　7. E　8. C　9. E　10. A

四、简答题

1. 肾单位
   - 肾小体
     - 血管球
     - 肾小囊
   - 肾小管
     - 近端小管
     - 细段
     - 远端小管

2. 由毛细血管球内血浆成分经滤过膜进入肾小囊形成原尿，再流经近端小管、细段、远端小管，由肾小管周围毛细血管重吸收，经集合管、乳头管、乳头孔进入肾小盏，形成终尿，再经肾大盏、肾盂、输尿管送到膀胱贮存，达一定量后在神经系统调节下经尿道排出体外。

第七章

一、名词解释

1. 排卵后卵泡壁留于卵巢内发育，血管长入形成黄色细胞团，产生孕激素和少量的雌激素，如排卵并受精形成的黄体，称妊娠黄体，将存在5～6个月；排卵未受精形成的黄体为月经黄体，仅存在14天。

2. 卵巢每28天有一个卵泡发育成熟并排卵，子宫内膜功能层也随其发生周期性脱落，称月经周期，分增生期、分泌期和月经期。

3. 乳房皮肤和胸肌筋膜及腺叶之间有许多结缔组织束，称乳房悬韧带，对乳腺有支持作用，当腺组织癌变时，该韧带挛缩，牵拉皮肤形成“橘皮样变”，是乳癌早期征兆之一。

4. 在生精小管之间的结缔组织中存在的三五成群的细胞称睾丸间质细胞，产生男性激素（雄激素），促进精子的发生、生殖器官发育及第二性征发育。

5. 阴道穹指阴道上端与子宫颈阴道部之间形成一个环形间隙，以后穹为最深，是临床检测骨盆径线和腹腔积液抽取的常用部位。

6. 会阴指封闭小骨盆下口的所有组织，前界为耻骨联合下缘，后界为尾骨尖，侧界为两侧坐骨结节、耻骨下支、坐骨支、骶结节韧带，将两坐骨结节连线，将其分为前为尿生殖三角，后为肛门三角。

二、填空题

1. 外生殖器　内生殖器
2. 睾丸　卵巢
3. 前列腺部　膜部　海绵体部
4. 耻骨下弯　耻骨前弯　耻骨前弯
5. 起始部　膜部　外口　外口
6. 生精小管　卵泡
7. 卵巢周期　增生期　分泌期　月经期
8. 受精　妊娠黄体　月经黄体

三、选择题

1. B　2. E　3. C　4. A　5. E　6. B　7. A　8. B　9. D　10. D
11. E　12. C　13. E

四、简答题

1. 生殖系
   - 男性生殖系
     - 内生殖器　睾丸、附睾、输精管、射精管、精囊、前列腺、尿道球腺
     - 外生殖器　阴茎、阴囊
   - 女性生殖系
     - 内生殖器　卵巢、输卵管、子宫、阴道
     - 外生殖器　阴阜、大阴唇、小阴唇、阴蒂、阴道前庭、前庭大腺

功能：产生生殖细胞及性激素。

2. 于生精小管管壁上发生：

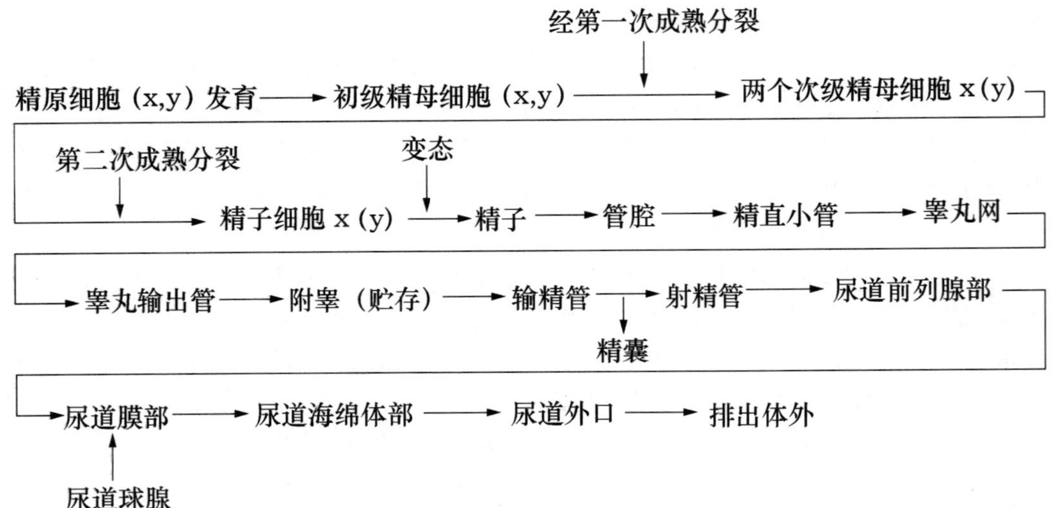

3. 输卵管分子宫部、峡部、壶腹部，游离端的指状突起称输卵管伞，是辨识输卵管的标志，受精最适合部位是壶腹部，结扎最适合部位是峡部。

4. 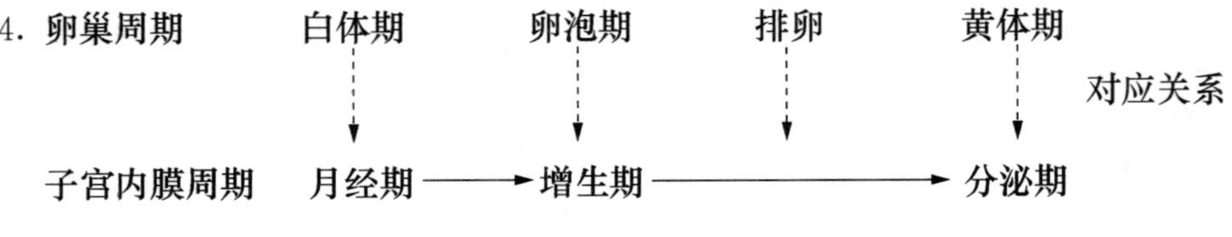

第八章

一、名词解释

1. 腹膜是指衬贴在腹盆壁内面和覆盖腹、盆腔脏器表面的浆膜。衬贴在腹盆壁内面的浆膜称壁层，覆盖于脏器表面的称脏层，脏、壁两层之间的腔隙称腹膜腔。

2. 直肠子宫陷凹是指腹膜腔下壁、子宫与直肠之间的凹陷，该凹陷位置最低，是腹腔积液存留部位。

3. 在腹盆腔具有系膜的器官，借系膜固定于腹后壁，系膜为双层腹膜结构，凡是具有系膜的器官，其移动性都较大。

4. 网膜孔指在肝胃韧带和肝十二指肠韧带后方进入网膜囊的通道。

二、填空题

1. 腹膜腔　输卵管

2. 系膜　小肠系膜　乙状结肠系膜　横结肠系膜

3. 膀胱直肠陷凹　直肠子宫陷凹

三、选择题

1. E　2. A　3. A　4. C　5. E　6. E　7. C　8. A　9. B　10. D

四、简答题

1. 衬贴腹盆壁内面和覆盖盆腔器官表面的浆膜称腹膜，前者为腹膜壁层，后者为脏层，脏、壁两层之间的腔隙为腹膜腔。男性的腹膜腔是密闭的，女性腹膜腔借输卵管与外界间接相通。

2. 因为人体腹腔上部腹膜的吸收能力强，而下部吸收能力弱，为了减缓手术后渗出的毒素吸收速度，故需采取半卧位。

第九章

一、名词解释

1. 血液在以心脏为中心及周围密闭的血管内周而复始的流动，称血液循环，包括大、小循环和微循环。

2. 心包是包于心和大血管根部的膜性囊，由纤维性心包和浆膜性心包构成，纤维性心包在外面，有限制心脏过度扩张的作用，浆膜性心包分脏、壁两层，壁层衬于纤维性心包内面，脏层包于心脏表面，二者之间的腔称心包腔，腔内有少许浆液，以减少心脏与心包间的摩擦。

3. 心传导系由特化的心肌细胞构成，包括窦房结，房室结，房室束，左、右束支，浦肯野纤维。

4. 乳糜池是胸导管的起始部，是由左、右腰干和一条肠干在第一腰椎前方汇合而成。

5. 动脉韧带是肺动脉分叉与主动脉弓之间的结缔组织束，是胚胎时动脉导管闭锁留下的遗迹。

二、填空题

1. 心血管系　淋巴系
2. 左前下　第5　1
3. 心内膜　基层　外膜
4. 肺静脉　左房室口
5. 上腔静脉口　下腔静脉口　冠状窦口　右房室口
6. 卵圆窝　胚胎
7. 膜性部　肌性部
8. 手背静脉网的桡侧　腋静脉
9. 皮质　髓质　淋巴窦
10. 白髓　红髓

三、选择题

1. C　2. D　3. B　4. D　5. D　6. A　7. B　8. D　9. A　10. E
11. C　12. A　13. C

四、简答题

1.

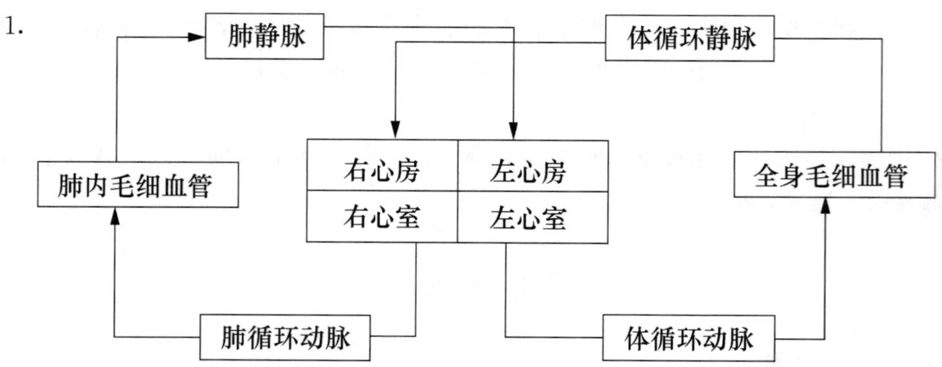

2. 上肢：手背静脉网、头静脉、贵要静脉、肘正中静脉；头部：颞浅静脉属支。

3. 临床持续测中心静脉压时常选择锁骨下静脉、颈内静脉、股静脉进行静脉穿刺；临床动脉穿刺，常选颈总动脉、桡动脉、股动脉。其意义可进行放置心血管支架、介入治疗等操作。

4. 手背静脉网（桡侧）⟶头静脉⟶腋静脉⟶锁骨下静脉⟶头臂静脉⟶上腔静脉⟶右心房⟶右心室⟶肺动脉⟶肺（炎症部位）。

5. 心肺复苏时，应选择左锁骨中线第 5 肋间内 1 cm 进行按压。

第十章

一、名词解释

1. 巩膜静脉窦是指角膜与巩膜交界处的环形静脉，是收集房水的静脉。

2. 瞳孔是虹膜中央的圆孔，在神经系统调节下瞳孔括约肌和瞳孔开大肌可开大、缩小，以调节进入眼球光线的量。

3. 视神经盘指在视网膜后部中央鼻侧，有一白色的盘状隆起，是视网膜节细胞轴突集中在此穿过眼球壁形成视神经的部位（生理盲点）。

4. 在视网膜视神经盘颞侧约 4 mm 处有一黄色小斑，其中央略凹称中央凹。此处是对光最敏感之处。

5. 咽鼓管是咽至鼓室之间的一个通道，二者黏膜相连续，故咽炎（上呼吸道感染）时易引起中耳炎。

6. 泪点指眼内眦上、下各有一小孔，是上、下细小管的开口。

7. 甲沟是指（趾）甲的甲襞与甲体之间的沟，是易发生感染的部位。

8. 毛囊是指毛根周围的囊状结构，临床常见毛囊炎。

9. 毛根和毛囊下端较膨大，底部向内凹陷，结缔组织突入其内，称毛乳头，对毛的生长起重要作用。

10. 眼房指角膜与晶状体之间的腔隙，内有睫状体产生的房水，借虹膜将其分为前房和后房，二者借虹膜中央的瞳孔相通。

11. 鼓室位于颞骨岩部，是中耳的主要结构，向外隔鼓膜邻外耳道，向前内借咽鼓管通咽，向内邻内耳。内有听小骨，内衬黏膜，借咽鼓管黏膜与咽黏膜连续，故咽炎时易引起中耳炎。

二、填空题

1. 视网膜　血管膜　巩膜
2. 房水　晶状体　玻璃体
3. 色素细胞层　视细胞层　神经细胞层
4. 角膜　缩小　开大
5. 角膜　房水　晶状体　玻璃体
6. 耳郭　外耳道　鼓膜
7. 鼓室　咽鼓管　乳突小房
8. 锤骨　砧骨　镫骨
9. 表皮　真皮
10. 体毛　汗腺　皮脂腺　甲

三、选择题

1. E　2. E　3. A　4. B　5. B　6. C　7. A　8. A　9. A　10. A

四、简答题

1. 瞳孔是虹膜中央的一个圆孔，其周围有两种平滑肌（瞳孔括约肌和瞳孔开大肌），二肌根据光线的强弱在内脏运动神经支配下调节光线进入眼球的量，当光线强时，瞳孔缩小，光线弱时，瞳孔开大。

2. 睫状体产生房水⟶后房$\xrightarrow{\text{经瞳孔}}$前房⟶虹膜角膜角⟶巩膜静脉窦

3. 泪器由泪腺和泪道组成。泪腺产生泪液；泪道包括泪点、泪小管、泪囊和鼻泪管。鼻泪管开口于下鼻道。

4. 位于眼球前方，分上、下睑，由外向内为皮肤、皮下组织、眼轮匝肌、睑板、睑结膜，在睑缘上生有睫毛，有阻挡沙尘的作用，可保护眼球。

5. 临床检查听力采取两种方法：

①气导：秒表（声音）⟶外耳门⟶外耳道⟶鼓膜⟶听小骨（振动前庭窗和蜗窗）⟶使内耳外淋巴振动引起膜迷路内的内淋巴共振，于是振动了蜗管基底膜上的毛细胞⟶蜗螺旋神经节⟶听神经⟶脑桥蜗核⟶内侧膝状体$\xrightarrow{\text{听辐射}}$大脑颞横回。

②骨导：音叉（振动）⟶振动颅骨⟶使内耳外淋巴振动引起膜迷路内的内淋巴共振，于是振动了蜗管基底膜上的毛细胞⟶蜗螺旋神经节⟶听神经⟶脑桥蜗核⟶内侧睫状体$\xrightarrow{\text{听辐射}}$大脑颞横回。

6. 皮内注射是将药物注射至表皮与真皮之间，如“皮试”。皮下注射是将药物注射至皮下组织（真皮以下与肌肉之间）。

第十一章

一、名词解释

1. 神经元胞体与树突于中枢神经系统内集中存在的结构称灰质。

2. 神经元长的突起在中枢神经系统集中存在，由于突起外包髓鞘，呈白色，故称白质。

3. 神经核指在中枢神经系统内髓质中，成群（团）存在的神经元胞体与树突，具有单独的生理功能。

4. 网状结构指在中枢神经系统的纤维纵横交错，将灰质穿插分散的结构，是非特异性上行激动系统，有维持大脑觉醒、调节肌张力和内脏活动等功能。

5. 硬膜外腔指骨膜与硬脑（脊）膜间的腔隙，内有神经根、血管等结构。

6. 蛛网膜下隙指蛛网膜与软脑（脊）膜之间的腔隙，内含脑脊液。

7. 脑室指在脑髓质内存在的腔隙，内有脉络丛，产生脑脊液。

8. 位于大脑基底部，是颈内动脉与椎动脉入颅后形成的基底动脉，发出大脑后动脉，大脑后动脉发出后经交通动脉使椎动脉与颈内动脉相连，这样即形成了完整的动脉环，故称基底动脉环。

二、填空题

1. 脑　脊髓
2. 脊神经　脑神经　内脏神经
3. 躯体运动性的　内脏运动性的　感觉性的
4. 脑干　小脑　间脑　端脑
5. 延髓　脑桥　中脑
6. 尾状核　垂状核　丘脑
7. 脑室　脉络丛　后正中正孔　后外侧孔　蛛网膜下隙
8. 躯体运动　躯体感觉　内脏运动　内脏感觉
9. 交感神经　副交感神经
10. 坐骨结节　大转子　腘窝
11. 中央前回　中央旁小叶
12. 中央后回　中央旁小叶
13. 额下回　角回　缘上回
14. 枕叶　颞横回
15. 管理平衡　调节肌张力　协调肌运动

三、选择题

1. C　2. A　3. B　4. D　5. C　6. A　7. B　8. B　9. B　10. A　11. E
12. B　13. B　14. E　15. D　16. C　17. B　18. D　19. C　20. B　21. A

四、简答题

1. 躯体运动区：中央前回和中央旁小叶前份。

躯体感觉区：中央后回和中央旁小叶后份。

视区：枕叶。

听区：颞横回。

2. 运动性语言中枢

①说话中枢：额下回右份。

②书写语言中枢：额中回后份。

感觉性语言中枢

①视觉语言中枢：角回。

②听觉语言中枢：缘上回。

3. 脊髓的反射功能，如排便反射、肱二头肌反射、膝腱反射等。

脊髓的传导功能，是周围神经与脑之间信息传导所经过的结构。

4. ①脑干：传导功能，是脊髓与小脑、大脑信息传导的必经结构。

②小脑管理人体平衡，调节肌张力，协调肌运动。

5. 内囊是位于尾状核、豆状核与丘脑间，往来于大脑、小脑、脑干和脊髓的纤维束。

前肢：额桥束属纤维行系传导束；膝：皮质核束是大脑运动神经元纤维到对侧脑干脑神经运动核团的纤维束；后肢：前部是皮质脊髓束，管理对侧半身肢体的躯体运动，枕部视、听辐射。

6.
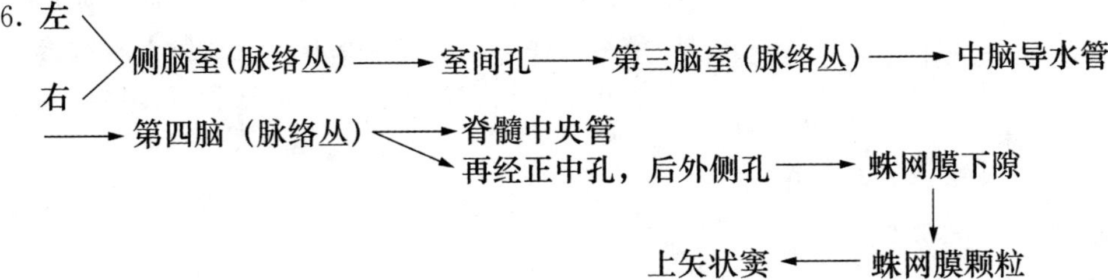

第十二章

一、名词解释

1. 属无管腺，发生时来自被覆上皮，后与被覆上皮脱离，形成团块或囊泡状，组织内有丰富的毛细血管和毛细淋巴管，分泌物直接入血送至全身。

2. 内分泌腺产生分泌物称激素。随血液循环送至靶细胞、靶组织、靶器官。

3. 内分泌系统产生激素，直接专门作用于某些器官，称靶器官。

4. 神经—体液调节指内分泌系统产生的激素与神经系统共同对人体进行调节，神经系统对内分泌系统进行调节控制，内分泌系统对神经系统也有调节控制作用，二者对全身各系统的调节是协调统一的。

二、填空题

1. 内分泌细胞　内分泌器官　组织
2. 甲状腺　甲状旁腺　肾上腺　脑垂体　胰岛　间质细胞　黄体　卵泡壁细胞
3. 甲状腺素　提高机体代谢率　神经兴奋性　生长发育
4. 球状带　束状带　网状带
5. 甲状腺侧叶　甲状旁腺素　破骨细胞　钙　血钙
6. 腺垂体　神经垂体

三、选择题

1. A　2. A　3. B　4. A　5. A　6. A　7. B　8. E　9. A　10. A

四、简答题

1. 甲状腺呈“H”形，实质性器官，位于喉与上段气管两侧，峡位于2～4气管软骨前方。甲状腺滤泡上皮细胞产生甲状腺素，能提高机体代谢率、神经兴奋性及促进生长、发育。滤旁细胞产生降钙素，使血钙下降，与甲状旁腺细胞产生的甲状旁腺激素共同调节血钙。

2. 肾上腺表面有薄层结缔组织被膜，深部为实质，实质由浅入深为球状带（产生盐皮质激素调节水盐代谢）；束状带（产生糖皮质激素，调节脂肪和蛋白质的代谢）；网状带（产生以雄激素为主及少量的雌激素）。

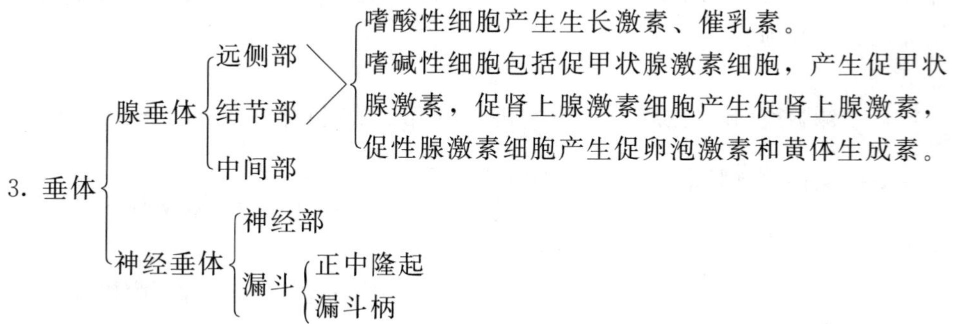

第十三章

一、名词解释

1. 成熟的精子、卵子结合过程称受精。
2. 受精卵的分裂过程称卵裂，从二细胞期、四细胞期、八细胞期到桑葚胚。
3. 囊胚（细胞）埋入子宫内膜的过程，称植入。
4. 妊娠层的子宫内膜功能层在分娩时将随胎儿娩出而脱落，称蜕膜（包蜕膜、壁蜕膜、底蜕膜）。
5. 妊娠26周至出生后4周这段时间为围生期（产前、产中、产后）。
6. 妊娠28周至产后一周这段时间称围产期（产中、产后）。

7. 母体血与胎儿血在各自封闭的管道内循环，互不相混，但进行物质交换，它们进行物质交换所经过的结构称胎盘屏障（由合体滋养层、基膜、绒毛内结缔组织、毛细血管基膜和内皮构成）。

8. 绒毛膜指绒毛膜内滋养层和胚外中胚层向囊胚表面突起形成绒毛面得名。

9. 脐带是一圆柱（索）状结构，是连接胎口与母体间的一个重要结构，足月胎儿长 40～60 cm，直径约 1.5 cm。

10. 羊膜为半透明薄膜状，由羊膜上皮和胚外中胚层组成，最初羊膜附于胚盘边缘，随胎盘向腹侧卷曲，羊膜附着缘也被卷到腹侧，最后附着于胎儿脐带根部，使胎儿完全游离于羊膜腔内。羊膜腔内充满了由羊膜细胞产生的羊水。

二、填空题

1. 8　成胚期　9 周
2. 顶体酶　放射冠　透明带　卵细胞膜　第二次成熟　受精卵
3. 囊胚腔　内细胞群　滋养层　透明带
4. 蜕膜　包蜕膜　壁蜕膜　底蜕膜
5. 胎膜　绒毛膜　卵黄囊　羊膜　脐带
6. 丛密绒毛膜　胎儿部　平滑绒毛膜
7. 卵黄囊尿囊　部分胚外体腔
8. 胎儿部　母体部　物质交换　独立的
9. 卵圆孔　左心房
10. 遗传因素　环境因素

三、选择题

1. B　2. E　3. B　4. A　5. D　6. C　7. A　8. C　9. D　10. D
11. C　12. E　13. C　14. B　15. E

四、简答题

1. 条件：两性生殖细胞必须发育成熟，两性生殖管道必须通畅，男性精液量必须在 2～5 ml，并且精子数量必须在 3 亿～5 亿个，精子获能，与卵子相遇时次级卵母细胞必须完成第二次成熟分裂。

时间：受精必须发生在排卵后 12 小时之内。

地点：受精必须发生在输卵管壶腹部。

2. 形态结构：胎盘由胎儿的丛密绒毛膜和母体子宫的基蜕膜形成，呈圆盘状，胎儿面光滑，中央有脐带相连；母体面粗糙，可见 15～20 个胎盘小叶。

3. 特点：胎儿时期：①心房间隔借卵圆孔，左右心房相通。②肺动脉和主动脉弓之间借动脉导管相通。③两条脐动脉，通过脐带将胎儿血送至胎盘。④一条脐静脉将在胎盘与母体进行物质交换的血经脐带-脐静脉导管-胎儿肝静脉-下腔静脉送到胎儿右心房。

变化：①新生儿房间隔卵圆孔闭锁变成卵圆窝。②动脉导管变为动脉韧带。③脐动脉变成两条脐动脉韧带。④脐静脉导管变成脐静脉韧带。

4．一是遗传因素：包括亲代畸形血缘遗传和受精卵成胚体细胞核染色体畸变。

二是环境因素：①生物性致畸因子，如风疹病毒、巨细胞病菌、单纯疱疹病毒、弓形体、梅毒螺旋体等。

②物理性致畸因子：各种射线、机械性压迫和损伤。

③化学性致畸因子：企业排出的“三废”、农药、食品添加剂、防腐剂、某些化学药物。

④其他致畸因子：饮酒、吸烟、缺氧、缺碘、缺维生素等。